安心孕产大百科

〔日〕千国宏文　赤川元　仁科秀则◎主编

杜晓静◎译

河北科学技术出版社

CONTENTS

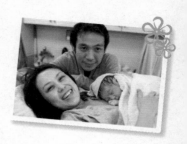

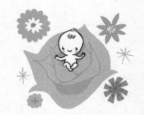
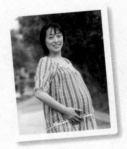
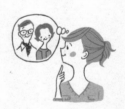
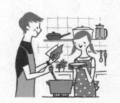
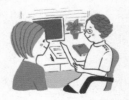

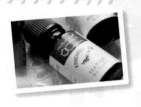

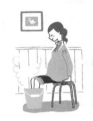

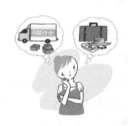

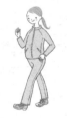

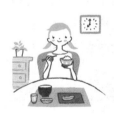

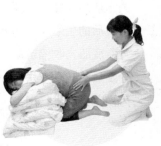

CONTENTS

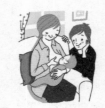

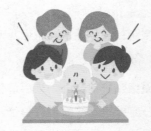

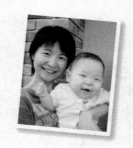

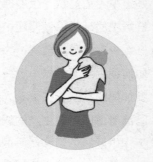

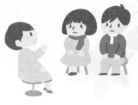

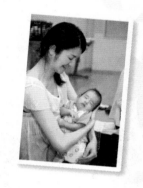

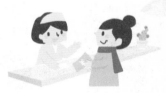

本书的使用方法

第一部分 宝宝的成长与妈妈身体的变化
详细介绍了怀胎10月的妊娠经过、孕妇健康检查等相关事宜，并告诉你如何看懂复杂的超声波图像。

第二部分 为舒适的妊娠生活与顺产提供的建议
以妇产医院实际使用的分娩计划为例，总结了使妊娠生活更为舒适的方法，以及为了顺产在孕期需要做到的事情，非常实用。

第三部分 运动、体重管理、饮食和营养
介绍了健康的孕期生活、顺产所需的体重管理、饮食管理方法以及妇产医院的营养师精心研制的烹调方法。

第四部分 迎接分娩
介绍了分娩的基础知识、缓解阵痛的方法和正确的呼吸法，连产后的住院生活都有详细介绍。准妈妈们看了之后，对分娩的不安与担忧都可以消除了。

第五部分 产后身体恢复与出院后的生活
除了介绍产后身体恢复法、调养方法、体型恢复法外，还包括了新爸爸该做的事情。

第六部分 妊娠、分娩以及身体可能遇到的问题
介绍了妊娠期间、分娩时以及产后可能遇到的问题，包括可能会对妊娠造成影响的疾病和感染症等。准妈妈们感觉身体不舒服时可以随时翻阅。

第七部分 新生儿头3个月的照料方法
介绍了新生儿头3个月的照料方法以及宝宝成长、生病时的注意事项。并对出生3个月后宝宝开始接种的疫苗进行了解说。

特色1
通过插图，宝宝每个月的成长经过一目了然，并且还能清楚地看到腹中胎儿的情况。此外，对每个月宝宝的情况以及妈妈身体的变化都通过插图进行了详细的解说。

特色2
孕妇健康检查时，即使很多妈妈认真听了医生的说明，但是对超声波照片上的标示还是不知所云。本书通过插图进行解说，非常容易理解。有的页码还配有清晰的3D照片，连宝宝的表情都可以看得清清楚楚。

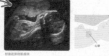

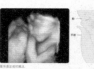

第一部分

特色3
详细地介绍了一个月中妈妈与宝宝的情况、妈妈的身体状况、日常生活中需要特别注意的地方和必做的事项等。

特色5
为了产后能够顺利哺乳，这里对妊娠期间的乳房保养方法进行了详细的讲解。使用插图进行介绍，非常方便准妈妈们学习。

特色4
所谓的分娩计划，是指类似于分娩计划书的东西。这里附带范例，在您制定计划时可做参考。

第二部分

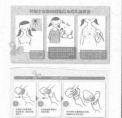

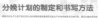

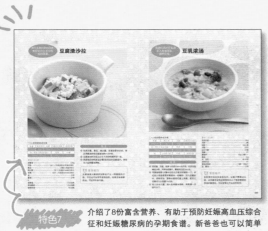
豆腐渣沙拉　　豆乳浓汤

特色7
介绍了8份富含营养、有助于预防妊娠高血压综合征和妊娠糖尿病的孕期食谱。新爸爸也可以简单操作。

特色6
除了妇产医院正在实施的孕妇游泳之外，这里还介绍了孕妇瑜伽的相关情况。计划开始运动的准妈妈们可以用来参考。

第三部分

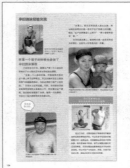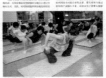
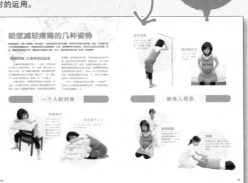

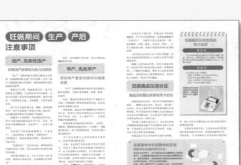
妊娠期间　生产　产后
注意事项

特色8
以图解的方式介绍了在助产士的指导下缓解阵痛的方法，方便准妈妈们的平时练习，以及在分娩时的运用。

第四部分

助您减轻疼痛的几种姿势

一个人的时候　　请他人帮助

第五部分

特色9
详细地介绍了在怀孕、分娩及产后可能遇到的一些问题及病症。有疑似症状出现时，可以随时查阅。

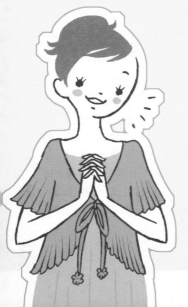

乐在其中的育儿生活　授乳

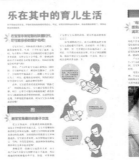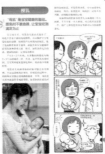

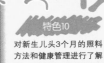
特色10
对新生儿头3个月的照料方法和健康管理进行了解说。并介绍了从产后3个月开始接踵而来的婴幼儿疫苗，非常实用噢！

第六部分

7

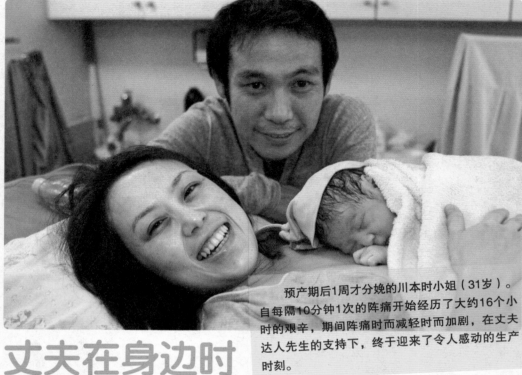

预产期后1周才分娩的川本时小姐（31岁）。自每隔10分钟1次的阵痛开始经历了大约16个小时的艰辛，期间阵痛时而减轻时而加剧，在丈夫达人先生的支持下，终于迎来了令人感动的生产时刻。

丈夫在身边时心里就有底气，可以安心分娩

过了预产期仍然没有分娩征兆，焦急等待的日子

川本时小姐的预产期为2008年10月17日。怀揣着即将与宝宝相见的喜悦，时小姐焦急地等待着阵痛的到来，可是预产期过了之后仍然毫无生产的征兆。20日这天，她来到诊疗所，接受了NST（无刺激胎心监护）检查。当然，宝宝很健康。但宝宝似乎很享受待在妈妈温暖的子宫里，丝毫没有"我要出生"的意思。焦急难耐的时小姐又等了2天，终于在预产期5天后的10月22日傍晚有了感觉。"这一刻终于来了！"时小姐坚信分娩在即了。果然，第二天阵痛便如期而至，24日凌晨开始变为了每隔10分钟1次。

时小姐立即给医院打了电话，但由于当天上午医院已经预定了2次NST，所以不得不在家中待到9点才到医院接受了诊察。

用抹精油、熏艾等各种方法促进分娩

9点到了医院，10点15分接受了赤川医生的诊察。此时宫口已经开至5~6cm，时小姐随即办了住院手续。之后的阵痛间隔时而为5分钟，时而更长。时小姐感觉并不是很快就要分娩，所以表情看起来稍稍从容了一些。

快到正午时，助产士高岛小姐使用促进子宫收缩的"肉豆蔻"精油给时小姐做腰腹按摩，并建议时小姐再做一些上下楼梯的练习，

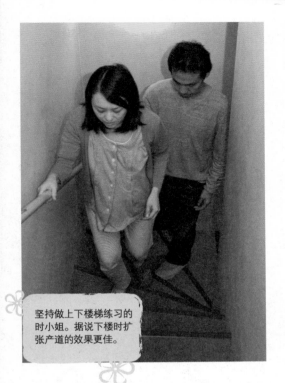

坚持做上下楼梯练习的时小姐。据说下楼时扩张产道的效果更佳。

一步步地促进分娩，助产士高岛小姐用尽了各种办法。

17点40分，时小姐再次尝试上下楼梯的练习。她一边走一边小声地喊着"加油、加油"，丈夫达人则在一旁关切问道："还好吗？"夫妻二人为度过这段艰辛的时光共同努力着。

躺在分娩台上大约30分钟后，婴儿平安降生

18点左右，助产士安装上分娩监视装置，在观测阵痛强度后，检测到宫口已经开到了8~9cm。时小姐的喊叫声也比之前更大了，看起来十分痛苦。几番阵痛过后，宫口终于全

于是她便在丈夫达人先生的陪伴下爬了几趟楼梯。阵痛时，她不得不紧握扶手或坐下来休息，以使疼痛稍稍缓解一些。"真的好痛，还要继续吗？"疼痛难忍的她终于忍不住向高岛小姐求助。"只剩下3趟了，加油！"在高岛小姐的劝说下，时小姐继续坚持练习，达人先生自然也是全程陪同。皇天不负苦心人，阵痛终于变得有规律起来。

之后，高岛小姐将精油瓶置于待产室内，"真好闻啊！"时小姐露出了安宁的神色。似乎上下楼梯的练习有了效果，此时宫口已开至8cm。但是，在房间里稍做休息之后，阵痛依然很微弱，接下来就不得不使用艾草包了。熏艾过程是将干燥的艾草装入专用的器械内，孕妇坐在上面，披上塑料罩衫，从器械中释放出含有艾草成分的蒸汽，使孕妇的身体湿润。高岛小姐介绍道："身体湿润可以促进分娩，所以有时候也可以泡澡，但是（宫口）开到8cm的状态下就不适合泡澡了，熏艾更加奏效。"为了

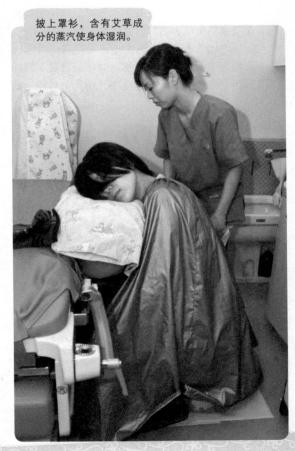

披上罩衫，含有艾草成分的蒸汽使身体湿润。

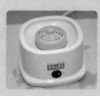

将艾草装入装置中（右）。安装步骤（下）。安上座面，产妇就可以舒服地坐上去。

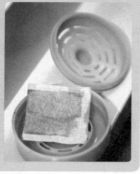

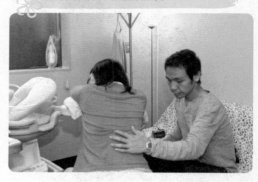

全程陪护的达人先生正在给坐在调整椅上缓解阵痛的妻子做腰部按摩。

开，时小姐便被转移到产房。到产房后，时小姐坐上了生产专用的椅子，达人先生从背后支撑着她。

　　助产士高田小姐轻声说："先生，请握住太太的手……时小姐开始吸气、吐气，可以看见宝宝的头了。"在她的引导下，时小姐摸到了宝宝的头部，之后的生产被转到了分娩台。

　　19点7分，赤川医生进入了产房，可能是看到医生后终于放心了吧，时小姐的脸上瞬间露出了一丝笑容。与此同时，助产士对外面的

达人说："先生请进！"她的话还未说完，达人就已经来到分娩台上的妻子身边，紧紧地握起她的手。"比起吸气，更要注意呼气方法，肩膀放松。"赤川医生平稳地说道。强烈地阵

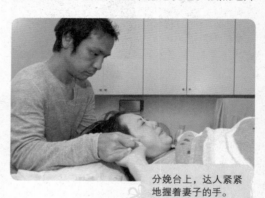

分娩台上，达人紧紧地握着妻子的手。

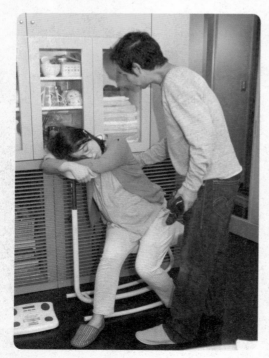

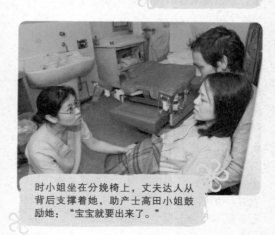

时小姐坐在分娩椅上，丈夫达人从背后支撑着她，助产士高田小姐鼓励她："宝宝就要出来了。"

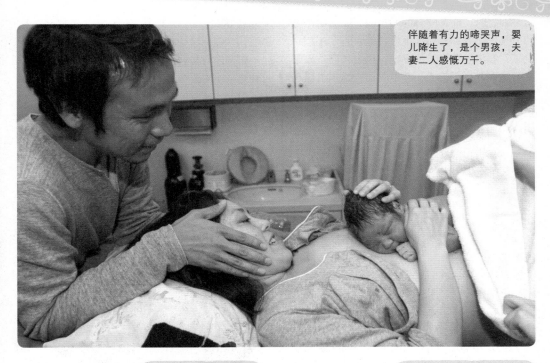

伴随着有力的啼哭声，婴儿降生了，是个男孩，夫妻二人感慨万千。

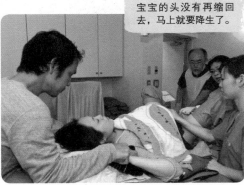

宝宝的头没有再缩回去，马上就要降生了。

赤川医生正在赞许共同见证分娩时刻的夫妻二人。

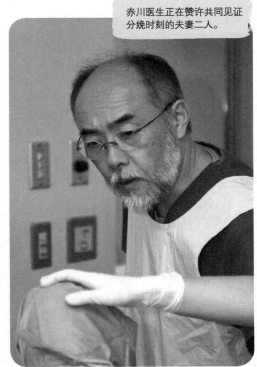

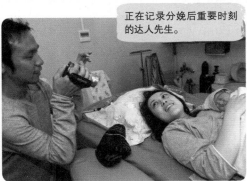

正在记录分娩后重要时刻的达人先生。

痛来临之时，痛苦呻吟的时小姐只能集中全身的力气。接着，赤川医生鼓励她说："还差一点了，心里想着可爱的宝宝，用力！"达人则紧紧地握着妻子的手，并不时地为她拭去额头上的汗珠，轻声地说着"加油"，为她鼓劲。强烈的阵痛再次来临，时小姐的叫声近乎悲鸣。"宝宝的头没有再缩回去，快唤他出来吧！""用力的方式很棒！"赤川医生、高田小姐、高岛小姐不断鼓励着时小姐。

"阵痛来了。"时小姐说道，并深深地吸了口气。高田小姐忙说："这时候别憋气，使劲呼出来，放松！"几秒钟后，只听见产房里"哇……"的一声，19点24分，男婴降生了！把宝宝抱在怀里，时小姐感慨地对儿子说："你真棒！"达人则双手抚着妻子的额头说："你也很棒！"终于见到了爸爸妈妈，宝宝也似乎放心了下来，他停止了哭泣，靠在妈妈的怀里，一副怡然自得的样子。在接受测量之后，擦拭干净的宝宝被再次抱回妈妈身边吮吸乳汁。看着努力寻找乳头的宝宝，妈妈一脸吃惊地说："他在寻找我的乳头呢！"随即露出了安心的笑容。

一段对夫妻来说不可替代的经历

从每隔10分钟1次的阵痛开始共16个小时。"昨夜几乎没合眼，很辛苦。但我能做的

唯有守在她的身旁……不过这是很好的经历啊！"见证了宝宝的降生后，达人感叹道。时小姐回顾分娩过程时也说道："丈夫的守护让我感觉更有底气，很安心。虽然很疼，但助产士们的关怀真是无微不至……"

预产期后1周出生的宝宝被起名为"恭大"。在父母的精心呵护下，小恭大一定会健健康康地茁壮成长。

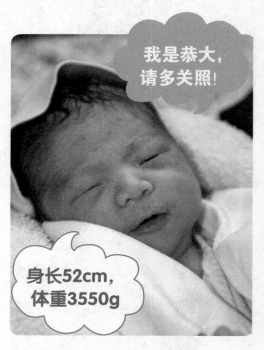

我是恭大，请多关照！

身长52cm，体重3550g

●川本时小姐的分娩经过

10月22日	
17点	见红
10月24日	
3点	阵痛频率变为10分钟1次
9点	接受检查，做NST，随即入院
12点22分	上下楼梯练习
12点40分	待产室中放入精油瓶，宫口开至8cm
14点14分	熏艾
17点40分	上下楼梯练习
18点03分	用分娩监测装置检查，宫口开至8~9cm
18点56分	宫口全开，进入产房
19点12分	婴儿露出头部
19点24分	婴儿降生

从每隔10分钟1次
的阵痛开始
长达16个小时

第一部分

宝宝的成长与
妈妈身体的变化

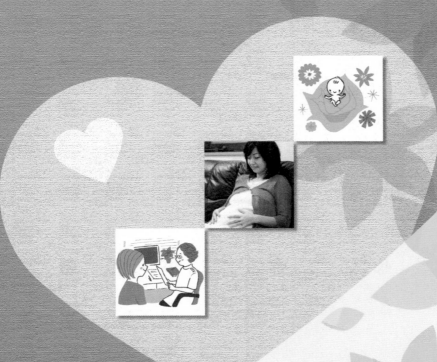

神奇的受孕经过及胎内构造早知晓

所谓妊娠，是指存活概率大约为1亿分之1的精子与卵子的结合，是不是感觉很神奇呢？无论是做好妊娠准备的人，还是已经有了妊娠征兆的准妈妈，都来了解一下生命起源的故事，珍视腹中的宝贝，并好好孕育他（她）吧！

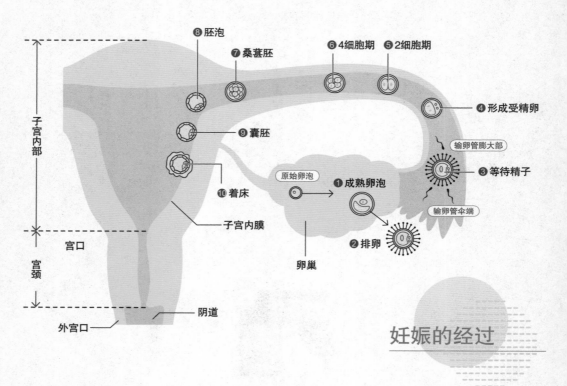

妊娠的经过

1 女性持有数百万个能够形成卵子的原始卵泡，到了青春期，每个月就会有几个成长为成熟卵泡。

2 到了每个月的排卵期，成熟卵泡中就会有一个卵子生成、排出，这个过程就是排卵。

3 从卵泡中排出的卵子，被输卵管伞端接收进入管内。进入输卵管的卵子到输卵管膨大处等待精子的到来。

4 性交时有大约1亿个精子进入阴道，但大多数都因为不适应阴道内的酸性环境而死亡。剩下数十或数百个生命力旺盛的精子瞄准卵子游动，其中一个与卵子结合受精。之后，卵子与精子的染色体结合，形成受精卵。最初直径只有约0.2mm。

5 两天后发生第一次分裂，形成两个卵裂球。

6 进而细胞又重复分裂两次，一边成长一边在输卵管中部朝着子宫移动。

7 到达子宫的入口时，形成了形似桑葚的"桑葚胚"。

8 桑葚胚慢慢变化为胚泡，并附着在子宫内膜上。

9 最后形成囊胚。

10 囊胚附着在厚实、松软的子宫内膜上，继续进行细胞分裂，形成胎儿和胎盘。

280天
是什么守护着腹中胎儿

胎盘

宝宝从母体的血液中摄取营养和氧气，通过胎盘排出无用的二氧化碳和代谢废物。胎盘会分泌黄体激素和雌激素，这些激素有助于宝宝的成长和维持怀孕。胎盘还能够防止细菌的侵入，但是酒精、尼古丁、咖啡因和药物等物质能够穿过胎盘。

羊水

充满子宫腔内的液体。能够保护宝宝免受外界的冲击。宝宝通过吞咽羊水，练习生理代谢。

脐带

连接胎盘和宝宝的管状结构。分为脐动脉和脐静脉，脐带能够将氧气和营养输送给宝宝，并将代谢废物输送回母体。如果说胎盘是宝宝的生命源泉，那么脐带就是宝宝的生命线。

卵膜

包裹宝宝和羊水的囊膜。保护宝宝免受细菌和病毒的侵害。生产时卵膜破裂羊水流出，这种现象叫做破水。

被子宫精心呵护的宝宝不断地发育，最后降临到我们的世界

从囊胚附着在子宫的那一刻起就是怀孕了。刚刚植入子宫内膜的囊胚被"胎囊"包裹着，此时进行超声波检查，只能看得到胎囊。

此后，子宫中就开始进行宝宝发育的各种准备了。囊胚的外侧形成一种叫做绒毛的组织，这便是胎盘的基础。一开始宝宝从一种叫做"卵黄囊"的膜囊中摄取营养，而在胎盘和脐带发挥作用以后，宝宝便开始通过这些渠道从母体获取营养，并在羊水的保护下不断发育。280天之后，0.2mm左右的受精卵就成长为重约3kg、高约50cm的胎儿了。

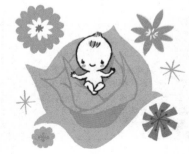

等到瓜熟蒂落时，伴随着阵痛，借助母亲肌体的力量，小婴儿便呱呱坠地了。

受精卵到达子宫，280天的孕期生活就此开启

妊娠第1周

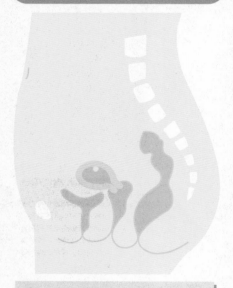

妊娠的信号

体质敏感的人在停经的同时，会出现嗜睡、乏累等妊娠信号，但大部分人都不会意识到自己怀孕了。而如果测量体温的话，就会发现体温要比正常值稍微高出一些。这是因为，女性的体温分为自经期起至下次排卵大约2周的"低温期"，以及排卵后至经期前大约2周的"高温期"。由于怀孕后不再排卵，"高温期"会持续不断，进而导致体温居高不下。如果持续时间超过16天，那么很有可能是怀孕了。

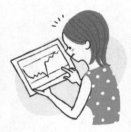

基础体温持续高温

如果过了下个经期仍然处于高温期状态，很有可能就是怀孕了。

子宫的情况与妈妈身体的变化

为了迎接受精卵，如同鸡蛋大小的子宫的内膜开始变得柔软、厚实。在受精卵附着后，子宫开始分泌出大量的雌性激素以使妊娠继续。这个时候大部分人还感觉不到自己怀孕了。

发热、乏累、嗜睡

怀孕3周左右，仍然没有意识到已孕，但身体会有嗜睡、乏累、发热等不适。

宝宝的情况

在排卵期受精的受精卵附着于子宫内膜。经过多次细胞分裂后，不久便形成"胎芽"，并向"胎儿"进化。这个时期还没有形成胎盘，所以胎芽只能从卵黄囊中摄取营养。

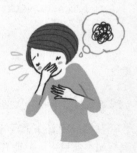

口味突变

例如，一直以来对甜食都提不起兴趣，却突然变得特别想吃甜食，而对平时吃惯的事物却突然没有胃口，口味上突然发生了变化。

开启对妊娠有意识的生活，对药物和嗜好用品等要特别注意

生活小常识
妊娠1个月

使用验孕棒的时机

怀孕后，尿液中将含有大量名为人体绒膜促性腺激素(HCG)的激素。用验孕棒沾上尿液，如果怀孕了，验孕棒上的药物成分就会与HCG发生反应呈现阳性。使用验孕棒的好处是可以尽早知道是否怀孕。

验孕棒应该在经期一周后仍不见来潮时使用。使用过早，可能会没有什么反应。如果迟迟不见来潮，即使验孕棒呈阴性，也要到医院检查。

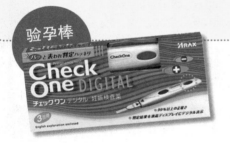

验孕棒一分钟即可判定。观察窗出现紫红色线为阳性。

想要宝宝了……

对那些想怀孕的女性来说，知晓自己的基础体温、排卵期等是非常重要的。此外，还要远离烟酒，以准备随时迎接宝宝。如果感觉可能怀孕了却又不太确定，在服用药物或者拍摄X光片时一定要咨询医生。另外，趁怀孕这个机会，把熬夜、饮食不规律、偏食等坏习惯都统统改正吧！

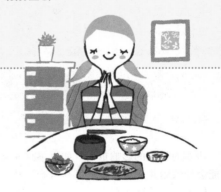

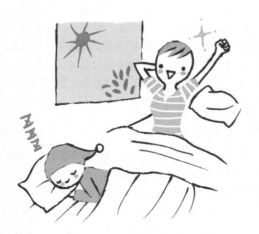

需要在怀孕前摄取叶酸吗？

叶酸是一种水溶性B族维生素，有助于促进细胞增殖并提供身体发育所必需的DNA。因此，在开始形成宝宝器官基础的妊娠初期积极摄取叶酸，可以预防裂脑儿、无脑儿等神经系统发育缺陷症。除了平时多吃富含叶酸的菠菜、花茎甘蓝、黄麻等蔬菜外，通过一定量的保健品来补充效果会更好。建议准妈妈们在怀孕头三个月内多摄取一些叶酸。

不要错把着床出血当做月经来潮

受精卵顺利着床后，身体并不会发生明显的变化，大部分人都无法自知。但是，身体内已经确确实实地开始为孕育宝宝做准备了，比如黄体酮和雌性激素的大量分泌等。此外，子宫内膜中的胎盘基础也开始形成。

自怀孕开始月经便暂停来潮，很多人都是通过这一点才意识到自己怀孕了。凡是月经周期规律的人，如果过了经期5~7天后仍不见来潮，就有必要想一想自己是不是怀孕了。

但值得注意的一点是，有时即使已经怀孕了，在经期还会出现出血现象。这种情况叫做"着床出血"，也就是白带中夹杂着血丝的情况，很多人都将此误会为月经来潮。月经是持续5~7天的出血，而着床出血只持续1～2天。有时错把着床出血当做月经，生活还像平时一样继续，但反应过来后就会发现"这个月的月经不太正常啊"。这个时候，要到医院做个检查，看看是不是怀孕了。

特别是对那些准备要孩子的夫妻来说，提高怀孕的意识敏感度是非常重要的。

怀孕初期注意远离烟、酒、药、辐射等

烟

不仅是孕妇，家人也要禁烟

吸烟对妊娠的影响重大。如果孕妇吸烟，可能会导致胎儿无法吸收氧气和营养、发育迟缓、体重轻，甚至会有流产、早产的危险。所以，有吸烟史的妇女一旦发现自己怀孕，请立即停止吸烟。此外，吸二手烟与吸烟一样危害重大。家庭成员应该全面戒烟，外出就餐时也要选择在禁烟区就坐。

宝宝出生后，如果家中有人吸烟，也会使宝宝吸到二手烟。所以，为了宝宝的健康成长，一定要彻底执行家庭禁烟。

酒

严禁孕期持续饮酒

孕期饮酒，血液中的酒精成分会通过胎盘被宝宝吸收。如果孕前喜欢喝酒，在得知怀孕后立即戒酒，是不会影响宝宝发育的。怀孕后饮啤酒2瓶，就可能会导致宝宝的脑部或脸部异常，甚至会引起胎儿酒精综合征。

药、保健品

特别在怀孕初期不要自行判断

孕期服用激素制剂、华法林、精神病类等药物可能导致胎儿畸形。特别是妊娠4~15周时，是胎儿的中枢器官等重要器官正在形成的时期。虽然市面上出售的感冒药等药物本身并没有什么问题，但为了安全起见，服用前一定要咨询一下医生的意见，千万不可自行判断。特别是患有宿疾的需要长期服药的女性，在考虑怀孕时最好听听医生怎么说。

另外，脂溶性维生素A、D等保健品摄取过量，也可能导致胎儿畸形。经常服用复合维生素的准妈妈们尤其需要注意。

咖啡因

稀释或减量

咖啡因具有使中枢神经兴奋、利尿等功能。咖啡、红茶、绿茶等饮品中都含有大量的咖啡因。如果孕妇饮用了，咖啡因就会经由胎盘影响到胎儿，因此妊娠期间还是少饮为妙。另外，2008年1月，美国的健康机构曾发表研究称"同完全不喝咖啡的孕妇相比，每天喝2杯以上咖啡的孕妇流产风险指数要高出2倍"。虽然此研究的准确性尚不能确定，但凡事还是要小心为上。

如果确实很想喝咖啡，可尝试着把咖啡冲得稀一些，或者减少咖啡的使用量并加入牛奶，将其制作成牛奶咖啡等。

辐射

不必过于担忧

不少妈妈都因为在得知怀孕前接受过胸腔X光检查而终日忧心忡忡。但事实上，微量的辐射是不会对宝宝产生什么影响的。腹部检查的辐射量虽然稍大一些，但也不至于构成对宝宝的威胁。即使在不知怀孕的情况下拍了X光片，只要确定胎心正常就可以放心了。

如果感觉自己可能怀孕了，可偏偏又有许多X光检查要做的话，一定不要为此太过焦虑。可以先将检查推后，在确定自己是否怀孕之后再做。

运动

孕期应该全面杜绝剧烈运动

妊娠期间应该全面杜绝马拉松、滑雪、溜冰等容易摔倒的运动。等到妊娠四五个月、流产的危险降低后，才能开始游泳、散步等运动。另外，在开展各项运动之前，请先咨询一下医生的意见。

烫发、染发

肚子不明显时对胎儿没有影响

许多人都担忧妊娠期间烫发染发，药水成分会不会渗入体内，对宝宝造成不良影响。事实上是没有关系的。但当你妊娠后期肚子很大时情况就不一样了，既无法找到舒适的姿势洗头，长时间坐着还会感到非常辛苦。所以，趁着肚子还没凸显、行动还比较方便的时候，快点去把头发打理好吧。

风疹

对风疹没有免疫能力的人，怀孕前16周时要特别注意

对风疹没有免疫能力的准妈妈如果在怀孕前16周内感染风疹，就有可能导致宝宝出现先天性风疹综合征。

所谓先天性风疹综合征，指的是白内障、心脏异常、先天性耳聋3大病症。而从前感染过风疹、接种过风疹疫苗或对风疹有免疫能力的准妈妈便可安心，否则就要做好应对措施。

妊娠初期，即使通过血液检查得知自己不具备风疹免疫能力，也不可亲自接种疫苗。但是，为了防止感染，可以由丈夫等抗体弱、无抗体的同住家庭成员接种疫苗。

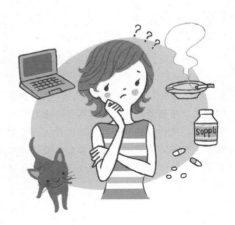

此外，还要避免在怀孕前16周到人群密集的地方去，并注意不要与感染病人接触，以彻底预防感染。如果前16周不幸感染风疹，应立刻到相关医疗机构治疗。

制使用。

有些种类不可在孕期使用，应特别注意

有些精油在孕期使用，可能会导致流产或腹胀等。所以，进行香薰时一定要先确认清楚。花茶中虽然不含咖啡因，并且还有舒缓功效，但有些花茶会刺激子宫收缩，如茴香、黄春菊、树莓叶、肉桂、姜等都需要控

孕期不可接触流浪猫

被宠物传染的病症叫做"人畜共通传染病"。其中，通过口腔感染猫身上的弓形虫会给妊娠带来很大麻烦。

传染源是猫的粪便，虽然不会直接进入口腔，但通过吸入飘散在干燥空气里的粪便就有可能导致传染。如果在初期弓形虫抗体呈阴性，那么在室内长期养猫也没有关系。切记不要接触流浪猫。万一被传染上了，可以用乙酰螺旋霉素治疗。

问与答

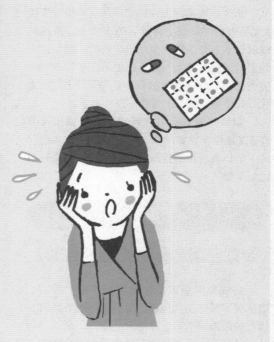

问 我好像在受精的日子里服用了药物，该怎么办呢？

怀孕前30天里服用药物不会导致宝宝畸形，但有可能会导致流产。如果受精时期服用了药物，在超声波图像中确认好胎儿的心跳便可放心。此后若再服药的话就要注意了，不可自行判断，一定要咨询医生的意见。

问 怀疑是在夫妻双方烂醉的状态下受精的怎么办？

喝酒之后，酒精可通过汗液等体液排出体外。精液也是体液的一种，所以可能含有酒精，但受精只是在传递遗传信息，也就是形成具有受精能力的受精卵并使其附着在子宫上。如果说有影响，就会如药物一样导致流产。而酒精的影响主要表现在后期，如果孕妇继续饮酒，就有可能导致宝宝出现酒精综合征，所以还是控制饮酒为妙。

初期
4~7周

妊娠2个月

感觉自己有可能怀孕了，就尽早到医院检查

妊娠第7周 身长约2~3cm，体重约4g

子宫的情况与妈妈身体的变化

虽然子宫增大了一圈，但肉眼根本无法察觉。然而，由于膀胱受到压迫，会感觉上厕所的次数增加了。此外，还会明显感到诸如乳房肿胀、乳头变敏感等身体变化。此时，有些人会有明显的妊娠反应，也有些人则毫无感觉。这个阶段，很多人都会到妇产科做检查。

宝宝的情况

宝宝在妊娠前7周叫做"胎芽"，之后才形成"胎儿"。7周左右时，宝宝的头部和躯干大小相当，甚至还可以看到腮和尾巴。此时，胎盘、脐带等组织已经形成。宝宝的主要器官基础、大脑、脊髓等中枢神经和耳目神经也在慢慢形成。

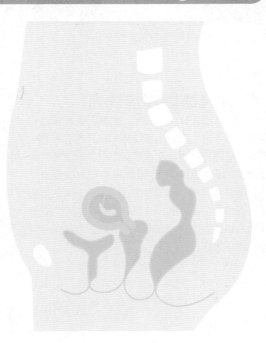

从超声波图像中看到的宝宝

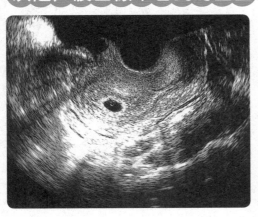

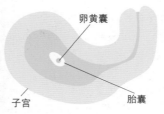

卵黄囊

子宫

胎囊

妊娠
第5周

着床不久，可见胎囊
包裹着宝宝的黑点就是胎囊。其中看似一个白窟窿的"卵黄囊"在胎盘形成以前一直负责为宝宝提供营养的工作。胎囊还有个特征，就是在其周围可见白色的细线。

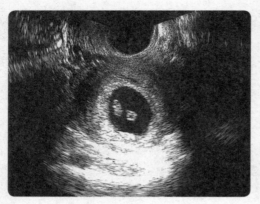

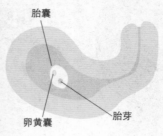

胎囊

妊娠
第6周

卵黄囊

胎芽

可以确认的"变成胎儿的芽儿"——胎芽
卵黄囊右侧部分为胎芽。如果超声波时可以看到胎芽并确认胎心，则可判断为正常妊娠，流产的风险也大大排除。之后宝宝便开始迅速地成长。

生活中凡事以宝宝优先

过了经期仍不见来潮，很多人便开始意识到自己怀孕了。有人用验孕棒测试，也有人会立刻到医院进行检查。在选择医院时，除了要参考有经验的妈妈们给出的建议和杂志上的信息之外，还要考虑到出行是否方便。最近，有些诊所虽然不经营接生业务，只提供妇科检查，但是只要其是和值得信赖的妇产医院有正规合作关系的都可放心选择。

当医生告知已确认怀孕时，妊娠生活便正式开始了。从这时起，就要时刻想着"宝宝就是头等大事"，而接下来的生活也要一切以诞下健康宝宝为中心。

到了第5周，除了发热、乏累、嗜睡之外，还可能出现恶心、想吐等妊娠反应。这个时期要特别注意预防流产。如果出现了出血、腹痛等不良症状，应及时到医院检查。等到妊娠6~7周，经超声波检查确认胎心之后，流产的担忧便可大大解除，但仍要记住凡事不可大意。

形成宝宝身体基础的重要时期

此时宝宝的头和躯干大小相当，还可以看到腮和尾巴的部位，看起来好像是别的什么动物，但是人的身体基础正在迅速成型。怀孕

4周左右，大脑、脊髓等中枢神经开始形成。5周时，肠胃、肝脏、心脏等内脏器官开始分化。到了第6周，耳、鼻、口、目、手、足开始成型，作为胎盘根基的绒毛也开始增加，脐带迅速发育。子宫中很快建立起了联系妈妈和宝宝的"基础设备"。

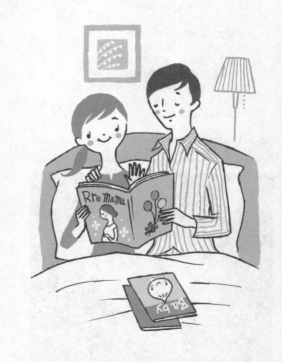

凡事以宝宝优先，注意生活中保持心身安宁

夫妻俩多谈谈怀孕的事儿吧

妻子腹中的小生命是夫妻二人的共同结晶。丈夫虽然没有亲身体验妊娠过程，也应该尽到责任，体贴身心都在承受压力的妻子。话虽如此，但毕竟男士对"妊娠"毫无头绪，所以夫妻俩应该多多交流，一起阅读相关的书籍、杂志等，携手并进，共同努力。报名参加一些妈妈教室、双亲教室也是个不错的方法。

另外，由于妊娠反应无法烹制气味敏感的料理，这时候就需要丈夫来帮忙。积极地做家务也是对妻子的一种支持。

感到乏累、困倦，那是宝宝在说"妈妈，快休息"

乏累、困倦是怀孕征兆之一。或许有人会感到奇怪，"我怎么大白天的会困呢"。关于这种症状，有研究称是因为妊娠造成激素变化，还有称这是身体要求休息的反应。这时，请不要对困意抗争，乖乖躺下睡个午觉，让身体放松一下吧！另外，应该杜绝疲劳驾驶，由丈夫或家人代驾。工作中的孕妇应该得到单位的理解，让孕妇适当休息。

到医院检查，确认是否怀孕吧

莫拖延，尽早到医院检查

如果出现了妊娠征兆，应在经期后1周到医院检查，确认是否怀孕。许多人用市面上购买的验孕棒测试结果呈阳性，便认为"反正已经知道怀孕了，不用着急去医院了"。但只有经过超声波检查才能知道受精卵是否正常着床。

宫外孕时验孕棒也会呈阳性，置之不理就会出现大麻烦。

所以，如果感觉可能怀孕了，为了妈妈和宝宝的健康安全，就请尽早到医院检查吧！

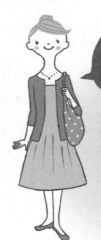

适合初诊的服装（连衣裙）

如果穿裤装，请不要佩戴不方便的腰带。穿裙子就可以直接接受检查了。

妊娠周数的计数方法

时期	月数	周数	妊娠情况	定期检查
初期	1个月	0	0周0日为最后一次月经的开始日	每4周1次
		1		
		2	2周0日为平均排卵日	
		3	受精卵在子宫着床，妊娠开始	
	2个月	4		
		5	用验孕棒查出阳性妊娠反应	
		6	确认子宫内的胎囊	
		7	确认胎心	
	3个月	8	妊娠反应时期，也有人会没有反应	
		9		
		10		
		11		
	4个月	12 ~ 15	大部分人停止妊娠反应 胎盘形成，流产风险降低	
中期	5、6个月	16 ~ 23	母子安定 在医生的许可下，可开展孕期运动	每2周1次
	7个月	24 ~ 27	随着肚子增大，容易引起腰痛、静脉曲张等，许多人开始感受到胎动	
晚期	8、9个月	28 ~ 35	增大的肚子压迫胃和膀胱，出现消化不良和尿频	
	10个月	36 ~ 39	妊娠37周以后称为"足月"，随时生产都没有问题	每周1次
		40	40周0日为预产期	2天1次，或每天到医院接受 NST
		41	41周前都属于正产期范围	
		42	42周以后为"过产期"	

CCCCCCCCCCCCCCCCCCCC

初诊必备物品

1 现金
（约800~1600元人民币）

2 健康保险证
健康保险对健康的孕妇并不适用，但初诊建档时需要使用。

3 基础体温表（如果有现成的带上）

4 文具
记录下次检查的时间等事项时可派上用场

5 纸巾
如果内诊有出血的话可以用上

初诊流程

确认受精卵是否在子宫中着床

初诊的最大目的就是确认受精卵是否顺利地在子宫中着床。怀孕第5周时还无法确认胎心，所以大约1周后（第6周）要再次到医院检查，确认胎心。预产期是通过末次月经来计算的，之后根据排卵期和受精时机可能会再做修改。

不同的医院初诊接受的诊察和检查也不尽相同。在此以西那妇科医院的初诊为例向您介绍，可供您初诊时参考。

1 前台挂号

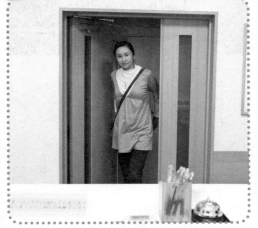

建议提前打电话了解高峰时间。有的医院实行预约制。

2 填写问诊单

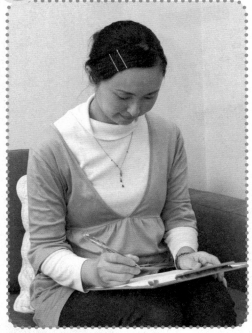

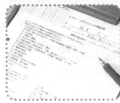

以问答的形式了解孕妇平时月经周期、最后一次来月经的日子、月经的情况、怀孕史、流产史等，请正确填写。

3 尿检

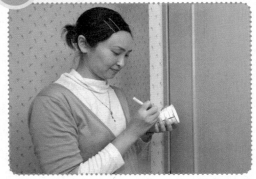

通过尿检判断是否怀孕。如果怀孕了，尿液中会含有大量HCG（人体绒膜促性腺激素）激素，妊娠反应就会呈阳性。

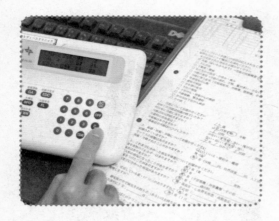

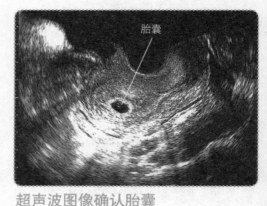

胎囊

超声波图像确认胎囊

如果受精卵在子宫内着床，则可以看到包裹胎儿的袋状物——胎囊。

4 问诊

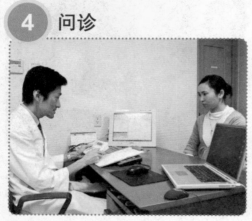

医生看着问诊单进行问诊了解，计算出预产期。

6 听医生讲解

医生将记录下制作电子病历时所需要的信息。如果有什么顾虑，可以向医生咨询。

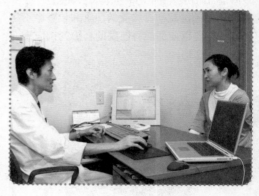

5 内诊、超声波检查

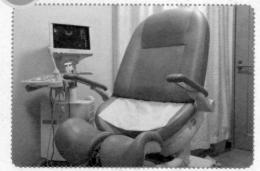

通过内诊判断子宫的大小和硬度以及是否长有息肉等。接着通过超声波检查，确认受精卵是否着床。内诊台左侧就是超声波仪，前面摆着一个话筒形状的探头从阴道进入子宫，观测子宫情况。

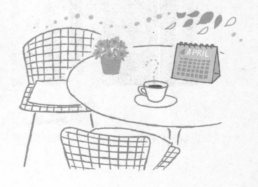

胎儿尚不稳定，要特别注意身体发冷、疲劳等

妊娠第11周 身长约8~9cm，体重约30g

子宫的情况与妈妈身体的变化

怀孕前如同鸡蛋大小的子宫到第11周时变为拳头大小。子宫增大的部位压迫膀胱、直肠等周边的脏器，容易出现尿频、便秘等症状，脚腕、耻骨等可能会出现疼痛现象。

宝宝的情况

尾巴和鳃完全消失，从第8周开始变成"胎儿"，头、躯干和腿部的区分变得明显，呈"3头身"状。肝脏、胃、肾脏等重要器官开始工作，宝宝开始吞咽羊水并进行排尿。这时胎盘尚未形成，但宝宝已经开始了通过脐带从母体吸收营养的准备。

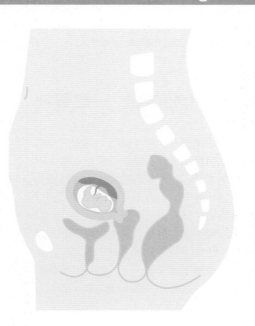

从超声波图像中看到的宝宝

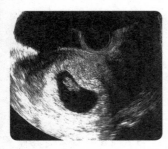
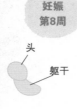

妊娠第8周

头

躯干

头和躯干呈"2头身"状
左上方部位是头，右下方部位是躯干，呈"2头身"状。看起来还不成人形，但画面中可以确认心脏的跳动。生命线——脐带开始形成。

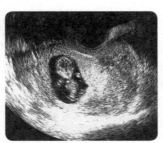
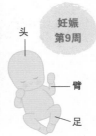

妊娠第9周

头

臂

足

可以清晰地辨别手足，初具人形
可以判断出双手、双腿的位置，头部变得更大，开始形成人形。从现在开始，宝宝便开始从妈妈体内吸收营养、茁壮成长。

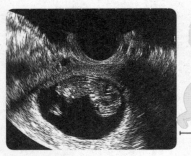

妊娠
第10周

脊柱

冠臀径

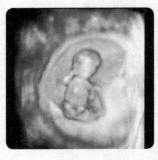
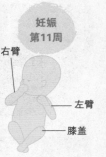

妊娠
第11周

右臂

左臂

膝盖

脊椎骨清晰可辨
图像上两个"+"号部位之间是宝宝的头部到臀部的长度，叫做"冠臀径"。可以判断宝宝的脊椎骨已经形成。

通过3D图像可以清晰地判断手足
右臂处于脸部旁，置于胸前的则是左臂。可以看到膝盖弯曲的样子。通过4D图像，还可以看到宝宝活动的样子。

妊娠反应十分辛苦，一定要补足水分

做饭时突然想吐、肚子饿时会感到十分恶心、每天都困得不行等，妊娠反应对有些人来说是比较辛苦的。此外，妊娠反应的症状还会因人而异，比如有的人会不自觉地流口水，口味也变得特别奇怪。由于不能好好吃饭，一时间可能会清瘦不少。但这个时候大可不必太过在意体重，能吃下什么就尽量吃，尤其要注意补充水分。如果连水都喝不下，就有可能是患上了妊娠恶阻，这时，一定不能耽搁，必须立

刻前往医院就诊。

逐步进化成人形

虽然皮肤还是透明的，甚至可以看到血管和内脏，但额头、下巴、眼睑已经渐渐形成，指甲也长了出来，宝宝正在向人形模样进化。内脏器官也开始工作，肝脏开始造血，宝宝也开始了吞咽羊水，有时还会排尿。

这时，胎盘还没有完全形成，但已经开始了通过脐带向宝宝输送营养的准备。

**生活小常识
妊娠2个月** **为了平安地迎接安定期，生活中需要照料好身体**

总是感到乏累的时候……

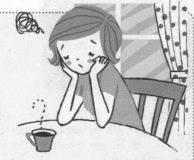

许多人在怀孕初期总感觉疲惫。身体疲惫是妊娠反应的一种，有人说这是因为胎盘还没有形成，妊娠情况还不太稳定，为了保护腹中宝宝，体内的激素开始发挥作用，让准妈妈们不致于过于辛劳。

如果感觉乏累的话，就坐下来或者躺一躺，让身体好好休息一会儿吧！

情绪低落的时候……

产妇忧郁症是指由产后激素突然变化而引起的症状，在妊娠期间反而不容易出现情绪低落。但也有因为妊娠反应过于激烈、初次怀孕心里不安、身边没有可以倾诉的对象等原因而导致孕期忧郁的情况。但独自烦恼也不能解决问题。

当情绪低落时，找有孕产经验的亲朋好友聊聊，或者到医院咨询助产士等都是不错的办法。妊娠反应结束，进入安定期后，心情自然而然就平复了。

选择平跟鞋

孕前喜欢穿高跟鞋的朋友孕期请选择平跟鞋。高跟鞋容易摔跤，这是十分危险的，而且还会给腰部增加不少负担。

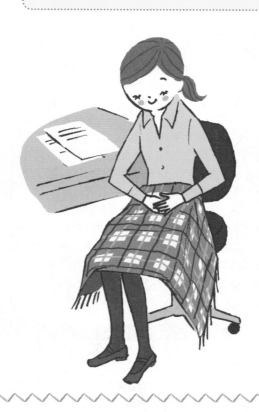

注意保暖，照料好母子身体

胎儿还没有进入安定期，仍有流产的风险，所以凡事不可操劳，要注意放慢生活节奏。此外，还要特别注意下半身保暖。为了防止小腹着凉，可在短裤外多穿条棉裤。坐着工作时，用毯子盖着膝盖。夏日空调不要开得过凉。另外，孕期也不宜长时间站立，如果工作需要长时间站立，不妨借怀孕之机提出申请调换岗位吧。

有妊娠反应的妈妈们，快来寻找自己的应对方法吧

不必拘泥于营养方面的事情，能吃下什么就吃什么

恶心、呕吐是妊娠反应最常见的症状。怀孕后为了促进受精卵发育，子宫内的绒毛组织分泌出大量HCG（人体绒膜促性腺激素）。据说恶心、呕吐等妊娠反应的产生就是因为这种激素刺激到了脑部的呕吐中枢。等到妊娠第13~14周时，HCG分泌量减少，大部分的妊娠反应都开始减轻。

许多人担心因为妊娠反应没有食欲，会对宝宝产生不良影响。事实上，这个时期妈妈体内储存的营养已经足够促使宝宝发育。只要吃下能吃的东西，保存体力就可以了。除了孕吐，嗜睡也是妊娠反应的一种表现。

妊娠反应期间，大部分孕妇都有自己能够吃下的和完全不想吃的东西。这时就应该想吃什么就吃什么，不用拘泥于营养的平衡。不想做饭的时候，也可以吃些咸菜和速冻食品，这样就不用麻烦了。

妊娠反应的主要症状

恶心、呕吐
尤其是在空腹或晨起的时候会恶心、反胃、呕吐。

对食物的喜好发生变化
之前一直很喜欢的食物现在可能吃不下了，想吃的反而是以前不喜欢的东西。此外，还倾向于一些重口味的食物，比如酸味食物等。

嗜睡
白天也会有强烈的困意，身体感觉乏累、乏力。

对气味变得敏感起来
觉得米饭的味道、生鲜市场的气味、某些清新剂的气味恶心。

其他
容易流口水、打嗝、口中发黏等。

妊娠反应对策

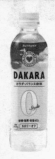

补充水分
严重的孕吐可能导致脱水症状，所以需要及时补充水分。难以下咽的时候，不妨补充一些运动型功能饮料。

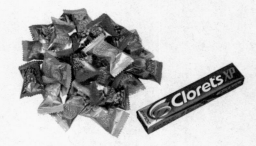

随身携带糖果或口香糖等
嘴里发黏或感觉恶心时，不妨尝试一下薄荷味口香糖或酸味的糖果。

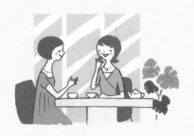

调整心情

与其一个人待在家里，不如去参加一些工作或外出会友、散步等，寻找自己的放松方法。

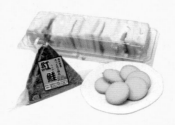

吃些有胃口的食物

空腹时最容易引起妊娠反应，所以肚子空了就及时吃点有胃口的东西，比如小袋装的三明治等。此外，再在包里备些饼干吧！

肚子里有宝宝

好好利用孕妇标志吧

公共交通中，大肚子的孕妇很容易被让座。可是肚子尚未凸显时，便很难引起他人的注意。为了孕妇在整个孕期都能得到关注，"孕妇标志"便应运而生。孕妇只需到交通机构的窗口申请就可办理（日本）。妊娠反应期间使用公共交通出行时，把孕妇标志佩戴在能被人看见的地方即可。

拿着母子健康手册，感受初为人母的喜悦

孕期至产后长期使用的重要手册

得知怀孕并用超声波确认胎囊后，就可以去办理母子健康手册了。各地办理母子健康手册的方法和手续各不相同，请咨询相关部门后及时办理。孕妇本人身体不适难以出行时，可由丈夫或家人代为办理，但需要携带全部个人资料。

每次孕妇健康检查时都需要携带母子健康手册，方便记录孕期中的检查结果、生产情况等。产后还要记录宝宝体检、预防针注射、生病等事项，据此可以了解宝宝的健康状况。母子健康手册非常重要，可以和医保卡等放在一起随身携带，以备不时之需。

母子健康手册不仅可以用来记录育儿的点点滴滴，宝宝长大后还能将此作为珍贵的回忆，所以妈妈们一定要妥善保管。

提交妊娠通知时可以获得的服务

孕妇咨询指导

向保健所提出申请，就可获得与保健师和助产士当面交流的机会。
患有严重妊娠高血压综合征的孕妇还可获得上门服务。

参加地方主办的妈妈教室、双亲教室

可参加保健中心等举办的妈妈教室、双亲教室等。

针对妊娠高血压综合征等疾病的疗养援助

健康保险证不适用于正常妊娠的情况，但如果患有妊娠高血压综合征、妊娠糖尿病以及在妊娠期间或分娩时出现异常的情况下就可使用。

※各地、各医院《母子健康手册》的内容和孕妇可享受的服务都不一样。

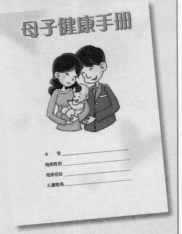

母子健康手册的内容

医院填写事项 ───────

1 妊娠周数
接受产检的妊娠周数。
2 宫高
检查从耻骨到子宫顶端的高度。怀孕12周后每次产检都要测量。
3 腹围
仰卧时，经肚脐绕腹1周的长度。
4 血压、水肿、尿蛋白
为了尽早发现妊娠高血压综合征而进行的检查。检查水肿和尿蛋白时，如果连续出现2次"+"号，便需要引起注意。高压超过140mm，低压超过90mm则视为高血压。
5 血糖
为了尽早发现妊娠糖尿病做的检查。如果检查结果连续出现"+"号，便需要引起注意。
6 其他
特殊检查
根据血液检查结果需要进行的检查记录。胎位等也记录在此项中。
7 体重
1周内300~500g，1月内1.2~2kg均为正常值。如果超出正常范围需要引起注意。
8 特殊指示事项
根据检查结果，孕妇在治疗或者静养时需要注意的事项记录。
9 梅毒血清反应、乙肝抗原检查两项均在怀孕初期进行。

10 血型检查
记录孕妇血型（A型、B型、O型、AB型或Rh型），以防出现需要输血的紧急情况。

孕妇填写事项 ───────

11 末次月经开始日期
作为计算妊娠周数和预产期等的标准。
12 本次怀孕的初诊日期
接受医生检查、确认怀孕的日期。
13 感觉胎动日期
第一次感受到胎动的日期。初产妇一般在20周左右，经产妇一般在18周左右，跟个人体质有关。
14 预产期
根据末次月经开始日计算，也可根据超声波检查结果由医生告知。

守护宝宝的胎盘已经形成，母子进入安定期

妊娠第15周 身长约15cm，体重约120g

子宫的情况与妈妈身体的变化

子宫达到新生儿头部大小，肚子微微凸显。胎盘形成，开始通过脐带向宝宝供给营养。大部分人停止妊娠反应，但也有人仍然有反应。由于基础体温下降，乏累现象逐渐消除。

宝宝的情况

羊水量增加，宝宝开始吞咽羊水并排便。手脚活动次数增多，通过4D图像可以看到宝宝活动的样子。内脏器官不断发育，手脚的骨头和肌肉迅速生长。皮肤由透明转为不透明。

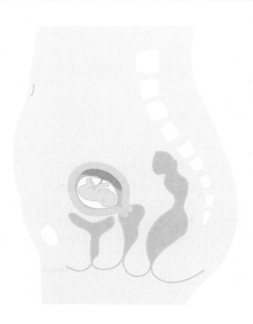

从超声波图像中看到的宝宝

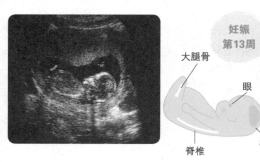

妊娠第13周

大腿骨
眼
脊椎
脑

可以清晰地看见大脑和大腿骨
头部中较白的部分是大脑，背部可见的白线是脊椎骨，腿部方向可以看见大腿骨。闭着眼睛平躺，就像睡着了一样，不知道有没有做梦呢？

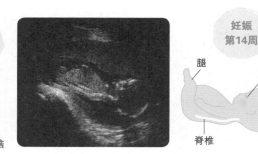

妊娠第14周

腿
眼
脊椎

抬着腿吗？
宝宝看起来就像在抬着腿睡觉。脸部较黑的地方是眼睛。是不是很像睡在软绵绵的床上呢？脊椎已经变得很清晰了。

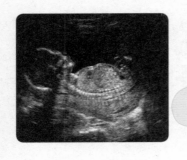

妊娠
第15周

心脏 膀胱

脊椎

妊娠
第16周

右手

左手

膝盖

肘

可以清晰地看见心脏、膀胱
侧脸的轮廓已经十分清晰。胸腔处的黑点就是心脏,靠近大腿的黑点是膀胱。可以看见宝宝蜷曲着腿的样子。

在思考着什么?
3D图像中呈现的宝宝,左手抱着脑门儿,右手置于耳际,好像在思考问题。可以清晰地看见宝宝握拳的样子。

妊娠反应消除后,便要开始考虑营养平衡的问题

许多人的妊娠反应渐渐消除,这是因为已经习惯了怀孕状态。到15周时,胎盘完全形成,流产的风险大大降低,同时脐带把宝宝和妈妈联系在一起,宝宝开始从妈妈体内吸收营养和氧气。

妈妈们要时刻想着宝宝的健康是由自己来守护的,所以为了给宝宝输送优质的营养,一定要注意保持营养平衡的饮食生活。特别是要在每天的饮食中注意摄取容易缺失的钙和铁等营养元素。

也有人在妊娠反应消除后开始暴饮暴食。这个时期容易因为摄取过多热量而导致体重激增,所以万万不可大意。把握孕期吸收营养的要诀,杜绝肥胖。

腹中活跃的胎动

此时腹中宝宝的内脏和骨骼已经完成发育,手脚开始频繁活动。想象着腹中活泼健康的宝宝,保持平稳的心情,愉快地度过孕期生活吧。

生活小常识
妊娠4个月

在保持舒适的妊娠生活的同时,开始学习分娩相关的知识

开始预防妊娠纹

妊娠纹主要是由于腹部和乳房变大后皮肤被外力牵拉,使皮下组织损伤或断裂而形成的一条线,有些人早在15周的时候就会出现。预防妊娠纹需要持续做皮肤按摩,另外,还需注意不要过度肥胖。妊娠纹一旦生成便无法消退,所以一定要提前防范!

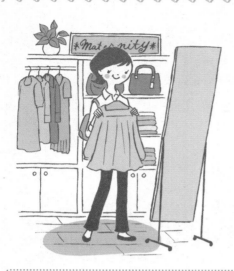

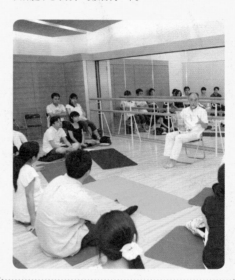

参加前期妈妈教室
或双亲教室

　　许多医院都会举办妈妈教室或双亲教室。医生与助产士会对孕期生活、饮食、乳房保养以及孕期可能出现的问题等必备知识做出指导。有些地方还会奖励一同参加双亲教室的夫妇。也有的培训班不是由医院承办，而由保健中心承办，可以咨询一下。

开始准备孕妇服和
孕妇内衣吧

　　随着子宫不断增大，腹部开始凸显出来。是时候换上宽松的孕妇服和孕妇内衣了。虽然可以通过网购等形式购买，但在商店试穿后可以选到更为合身的衣服。购买胸罩时，建议选择舒适、柔软的质地，以适应孕期增大的乳房。内裤方面，最好选择能够包裹肚脐、透气性较好的款式。

根据妊娠周数与自己的体型
备齐各种孕妇内衣

孕妇内衣是根据体型变化来准备的。在此介绍了最符合妊娠初期到产后各个时期的内衣,供您选购时参考。

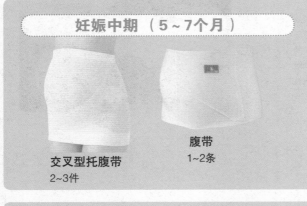

孕初期(2~4个月)

纯棉无钢圈胸罩
2~3件

孕妇内裤
5~6条

妊娠初期身体比较敏感,选择内衣时需要特别注意

怀孕初期往往会伴随着孕吐和流产的危险,属于不安定的时期。得知怀孕后,首先需要准备的就是孕妇专用的内衣裤。为了预防着凉,内裤要选择能够严实地包裹住腹部的款式。材质方面推荐选择亲肤性、透气性较好的材质。

妊娠中期(5~7个月)

交叉型托腹带
2~3件

腹带
1~2条

使用腹带支撑不断隆起的肚子

妊娠中期,随着肚子不断隆起,身体重心发生变化,容易引起腰痛。腹带有方便穿戴型和可以调节型等多种类型。多准备几种来应对外出、休闲等不同情况吧!

孕晚期(8~10个月)

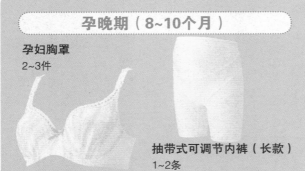

孕妇胸罩
2~3件

抽带式可调节内裤(长款)
1~2条

预备好哺乳胸罩方便产后使用

妊娠晚期胸围激增,不断隆起的肚子使胃部有压迫感。提前准备好产褥内裤、妊娠晚期和产后哺乳两用的胸罩会很方便。此外,长款的孕妇内裤也可以减轻腰部的负担。

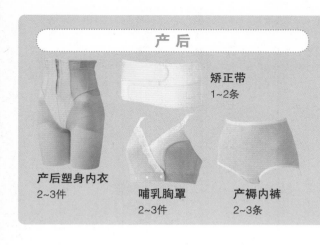

产后

矫正带
1~2条

产后塑身内衣
2~3件

哺乳胸罩
2~3件

产褥内裤
2~3条

对产后松弛的身材进行调整
子宫逐渐收缩，大约6周后恢复到原来的大小。同时，骨盆也渐渐恢复。这个阶段可通过合身的内衣、内裤来调整体型。使用不当会产生副作用，所以千万不要过于紧绷身体，应该循序渐进地进行调整。

从第16周起开始注意预防妊娠纹

妊娠纹在腹部和乳房急剧增大时生成

　　皮肤由表皮、真皮、皮下组织三层构成。由于位于最底层的皮下组织伸缩性不如表皮和真皮那么强，当腹部和乳房急剧增大时，皮下组织无法跟上皮肤拉伸的速度，就会导致表皮和真皮断裂。断裂的皮肤慢慢凹陷、变薄，最后就会出现一条紫红色的线状斑痕即妊娠纹。

　　妊娠纹不仅出现在腹部和乳房上，堆积脂肪、皮肤被拉伸的小腿肚和大腿上也容易出现。虽然产后妊娠纹的颜色会变得不那么显眼，但妊娠纹一旦生成就再也无法消除了。

　　妊娠纹的大敌就是肥胖，所以一定要谨防突然变胖而导致皮肤被过度拉抻。建议从第16周起开始进行有助于预防妊娠纹的按摩，使皮肤变得柔软、富有弹性。

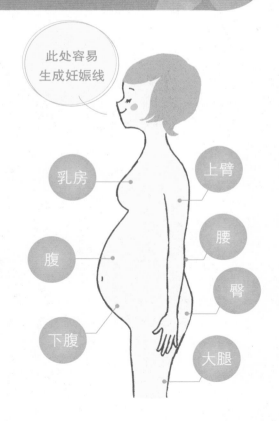

此处容易生成妊娠线

乳房

上臂

腰

腹

臀

下腹

大腿

预防妊娠纹的按摩

在刚泡完澡、皮肤最柔软的时候，抹上些凡士林或按摩霜来按摩吧。但是腹胀的时候要注意停止按摩。

腹部按摩

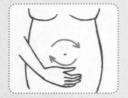

在肚脐周围顺时针按摩7~10次。

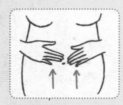

用手掌从耻骨向上按摩肚脐周围7~10次。

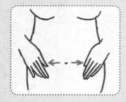

用全手掌从腹部中心向左右两侧按摩7~10次。

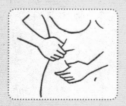

双手交替捏10次腹部皮肤。
怀孕晚期皮肤被大幅拉伸，可以使用其他按摩方式。

臀、大腿、手臂按摩

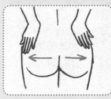

从臀部中央向两侧按摩，
再将手掌移动到腰部继续按摩7~10次。

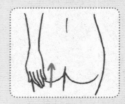

从大腿背面向上按摩臀部，重复10次。

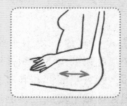

从臀部开始来回按摩大腿外侧，重复10次。

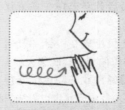

用手掌按摩手肘内侧到腋下的部位，
左右各7次。

妊娠纹霜
从妊娠16~17周开始使用保湿度较高的妊娠纹霜轻轻按摩皮肤，使皮肤富有弹性，防止摩擦干燥。推荐在预防妊娠纹时使用，腹胀时请停用。

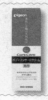

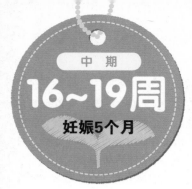

肚子越来越大的孕妇体型

妊娠第19周 身长约25cm，体重约300g

子宫的情况与妈妈身体的变化

肚子下方的子宫隆起，腹部明显凸起，一看就知道是位孕妇。由于乳腺增生，乳房比孕前增大一圈。乳头变黑，一直到妊娠结束。这个时期妊娠反应基本上完全消失。

宝宝的情况

在羊水中频繁活动，时而转身，时而踢踢子宫壁。头部大小占身长的四分之一左右，皮肤变厚并带有红色，开始生长胎毛。从4D图像中有时还能看见宝宝吮吸手指等动作。

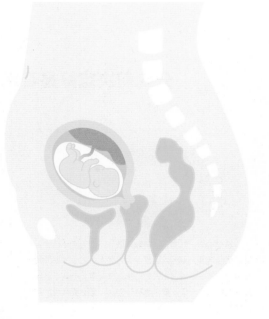

从超声波图像中看到的宝宝

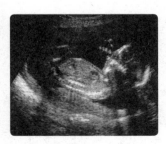

妊娠第17周

腿　手指　眼睛

胃　　心脏

心脏、胃等器官十分清晰

头部中较白的部分是大脑，背部可见的白线是脊椎骨，腿部方向可以看见大腿骨。闭着眼睛平卧，就像睡着了一样。

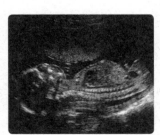

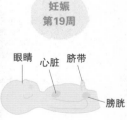

妊娠第19周

眼睛　心脏　脐带

膀胱

连接妈妈和宝宝的脐带变得十分清晰

可以看到心脏和膀胱的形状，确认宝宝的发育情况。右上方是脐带，它可是从母体获得营养的生命线！

宝宝和妈妈都迎来了安定期

子宫增大，肚子到肚脐下方明显隆起。随着腹部不断增大，内脏受到挤压，常常会出现消化不良、心悸、气喘等症状，这时要注意饮食时细嚼慢咽，动作的幅度不要太大。

有些人早在19周时就出现了胎动，这是宝宝健康、活泼的证明。此时，宝宝的心跳也开始活跃，将听诊器置于腹部时可以听见宝宝的心跳声。

正式开始体重管理

孕期生活进入中期后，脂肪变得容易堆积，体重飙升。这个阶段一定要注意饮食，谨防暴饮暴食。状态好的时候可以多走走路，并积极参加孕妇班，让身体活动起来。

另外，因为妊娠反应的问题，常常对刷牙敷衍了事的孕妇们要特别注意牙齿健康问题。可以到牙科做个检查，再次确认一下刷牙的方法，以防止蛀牙和牙龈炎的发生。

生活小常识 妊娠4个月

分娩前决定好是否回乡生产

旅行或出远门需考虑身体状况

这个阶段，妊娠反应消除，肚子还没有十分凸显，行动还比较方便。鉴于这些理由，许多人在这个时期开始考虑出门旅游。虽说可以转换心情是件好事，但怀孕后出门就需要万事小心了。制定旅行计划时，务必要考虑如何应对突发状况。

考虑回乡生产的准妈妈们请决定好"产地"

在P110中会详细说明回乡生产的相关事项，在此提醒妊娠5个月才决定回乡生产的妈妈们，要抓紧寻找接生医院了。由于地方的接生医院以及妇产科医生相对较少，有时很难找到理想的接生场所。所以，从现在开始就与家乡的父母多商量商量，事先收集好接生医院的信息吧！

开始进行乳房护理

打算母乳喂养的准妈妈们，不妨开始进行乳房的护理吧。对于凹陷或扁平等不方便哺乳的乳头，这时就可以开始做牵拉矫正护理了。如果在护理过程中出现腹胀，请立即停止。

妇产医院举办的妈妈教室中会对乳房护理进行说明，也有些机构会单独举办"乳房教室"。

发现子宫肌瘤后怎么办

子宫肌瘤属于子宫内的良性肿瘤，女性中每两三个人中就有一个患有此症。在这个时期，子宫肌瘤的症状最容易出现。特别是孕前就患有子宫肌瘤的准妈妈们，一旦出现腹胀、腹痛的情况，就应该立即就医。另外，有些人之前检查时虽然未发现子宫肌瘤，但如果经常发生腹胀、腹痛等情况，那么有可能就是子宫肌瘤，请立即接受检查。

参加孕妇运动，以实现安心孕产的目的

参加各类孕妇运动班

妊娠5个月时，妊娠反应消除，身体状态也比较安定。虽然肚子已经隆起，但行动还比较方便，是开始孕妇运动的最佳时期。

如果没有先兆流产和并发症的迹象，在咨询医生的意见后便可以开始运动。适当的孕妇运动有助于抑制体重增加、为生产存蓄体力等。有的妇产医院致力于孕妇运动，会提供游泳、瑜伽、孕妇操、芭蕾等各种课程班，一定要积极参加噢！

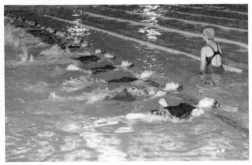
孕妇游泳

其他孕妇运动

大部分妇产医院开设的课程班都是练习孕妇操的，有的也提供芭蕾、呼啦舞等特色课程。

· 孕妇操
孕妇操是适合孕妇活动身体的有氧运动，能够有效地燃烧脂肪，防止孕妇过度肥胖。

· 孕妇芭蕾
练习芭蕾动作时注意调节气息，有助于吸入大量氧气，为生产存蓄体力。同时，古典音乐有助于放松身心。

· 孕妇呼啦舞
弯曲膝盖、踩踏阶梯等动作能够锻炼下身肌肉，有助于生产，同时还具有预防腰痛和便秘的功效。

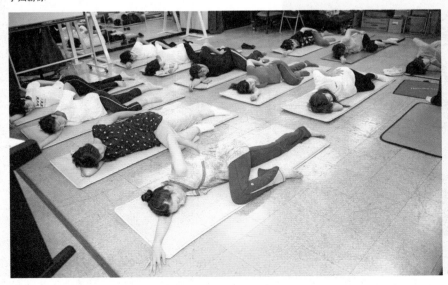
孕妇瑜伽

正式开始控制体重

平衡饮食，活动身体

这个时期妊娠反应结束，身心都进入了安定期。许多人因为心情"转晴"食欲也变得大好，这时就容易出现体重激增的情况，所以一定要注意体重管理。话虽如此，我们并不推荐节食减肥。节食容易导致宝宝营养不良、产下低出生体重儿。有数据显示低出生体重儿长大后易得成人病。正确的体重管理是指三餐正常饮食、控制甜食、适当运动等。

日常生活中可以通过改变一些习惯来消耗卡路里，比如乘坐公交时提前一个车站下车步行或者少乘电梯多走阶梯等。另外，天气好的日子里，多散步、走路也被视为减肥的好方法。

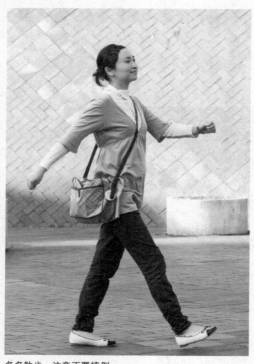

多多散步，注意不要摔倒。

孕期性生活

关于孕期性生活有许多不同的说法，有人认为怀孕后身体会本能地保护子宫，从而性欲减退，也有人则认为，怀孕后性欲反而更加强烈了。无论怎样，首先必须考虑的是如何诞下健康的宝宝。虽然经常听到"进入安定期就可以开始性生活了""只要不过于激烈就不会影响到胎儿"之类的说法。但事实上，即便进入安定期，怀孕本身对身体来说也是一种负荷。性交时，乳头受到刺激会引起子宫收缩，此外还要注意宫颈无力症和宫口张开等。有时性交后还有可能出现子宫张开、性交时腹胀或出血等症状。不可否认，孕期性生活中伴随着各种各样的风险。

特别是被确诊为先兆流/早产、低置胎盘的孕妇必须引起注意。正常孕妇在流产风险较高的前12周也应该避免性生活。之后，在性交时也不能以插入为目的，应该注意随时终止，动作要缓慢、轻柔。

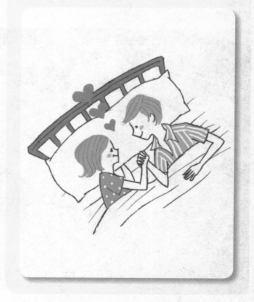

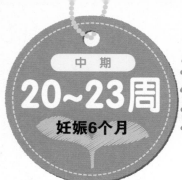

通过感受胎动，增强与宝宝的"一体感"

妊娠第23周 身长约30cm，体重约650g

子宫的情况与妈妈身体的变化

子宫增大到比成人的头部还要大一圈，宫底扩大至18~20cm，并上升到肚子的位置。由于身体重心移至前侧，为了保持平衡身体自然地向后仰。乳腺再次发育，有时还会分泌出乳汁。常常出现腿部抽筋和腰痛等症状。

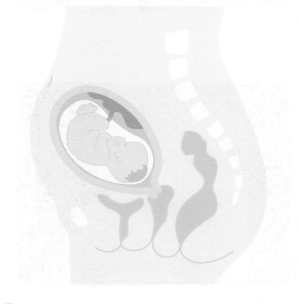

宝宝的情况

皮肤上满是皱纹，开始长出眉毛、睫毛等，眼睛可以时睁时闭。渐渐有了触觉、听觉、味觉和嗅觉。脑部出现大量皱褶，脑细胞分裂完成。

从超声波图像中看到的宝宝

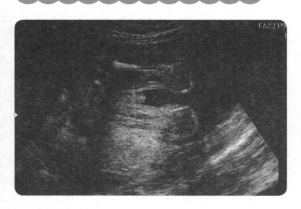

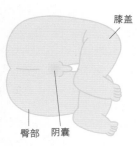

膝盖

妊娠
第23周

臀部　阴囊

可以清晰地辨别性别

这是从下往上看臀部的样子，知道男孩的特征在哪儿吗？宝宝向右曲着膝盖，好像在说："别这样看着人家嘛，好害羞啊！"

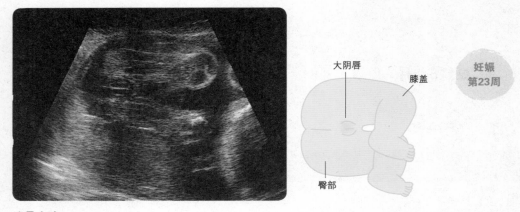

妊娠
第23周

大阴唇
膝盖
臀部

这是女孩
看见树叶形状的大阴唇,可以判断是女孩。到了第23周后,大部分宝宝的性别是可以判别的,但也有一些不能明确辨别。

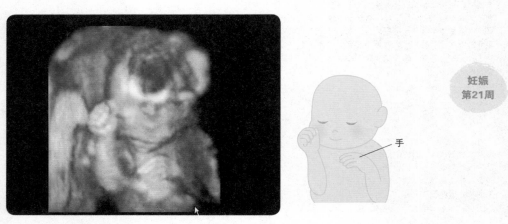

妊娠
第21周

手

右手握拳,在思考什么呢?
右手握着小拳头,左耳清晰可见。抿着小嘴,看起来好像在思考什么。

腹部不断增大,有时会腰酸背痛

由于腹部不断增大,身体自然而然向前突出,使腰部的负荷逐渐增加,许多孕妇都会感到腰痛。另外,下肢出现静脉曲张的孕妇也不断增加。这个时期,适度地活动身体或泡个热水澡都有助于促进血液循环。

除此之外,妊娠前期也有一段身心都比较安定的时期。之前已经开始运动的妈妈们要继续坚持,还没有开始的妈妈们应该在医生的同意下活动起来!

可以判别出宝宝的性别

许多男宝宝的精巢和女宝宝的卵巢已经开始发育,在超声波图像中可以看出性器的形状。想尽早知道宝宝性别的准妈妈们可以咨询医生,但这个时期,由于宝宝的姿势、皮肤厚度等原因,不能百分之百地判定性别,有时甚至直到出生前也不能明确地做出判断。但无论男女,宝宝的健康最为重要,不必太过介怀。

胎动次数的多少因人而异，感到胎动后，试着与宝宝对话吧

胎动是说明宝宝健康的信号

妊娠21~22周，大部分的孕妇都能感受到胎动，但具体感觉却各不相同。有的人感觉像冒气泡，有的人感觉像细微的脉搏跳动，所以很多人最初都没有意识到。随着宝宝的成长胎动也越来越明显，有人感到肚子被"咯噔"踢了一下，有人甚至会感觉肚子里有条鱼儿在游动。

感到胎动后，就试着和宝宝对话吧。通过对话不仅可以增加对宝宝的感情，妈妈的心情也会变得平静。

感受不到平日的胎动时……

胎动是指宝宝在子宫内的活动。这种刺激传递给母亲，在静躺时最容易感受到，而来回活动时则往往注意不到。

这个时期很多孕妇会因为感受不到胎动而担忧，不过只要在产检时确认宝宝健康，就可以放心了。

另一方面，也有些孕妇因为激烈的胎动而感到疼痛，便担心是不是早产的征兆，其实这种担心是多余的。到了妊娠末期，宝宝慢慢长大，宫内可供活动的空间便越来越少，宝宝施展不开，胎动就会减少一些。但如果半天左右都完全感受不到一点胎动的话，为了保险起见，还是到医院检查一下为好。

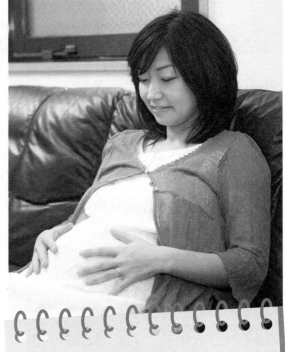

何为胎教？

从前提到胎教，大多数人的印象都是让宝宝听听英语或古典音乐等促进早教的行为。现在这种观念已经在慢慢淡化，多认为胎教就是指在感受到胎动的时候，通过和宝宝对话以培养母性的行为。

另外，和宝宝对话还具有使孕妇身心放松、向宝宝输入更多氧气、使子宫内环境变得更好等诸多功效。

说声"今天天气真好，心情也不错""这是爸爸的声音噢""早上好""晚安"等与宝宝互动和对话吧！

24~27周

妊娠7个月

腹部变得硕大，日常行动受到限制

妊娠第27周 身长约35cm，体重约1000g

子宫的情况与妈妈身体的变化

子宫扩大至肚脐下部附近，宫底增至23~26cm。由于腹部重力与激素的影响，骨盆关节变得松动，有时会感到剧烈的腰痛。这个阶段还可能出现便秘、痔疮、皮肤瘙痒等症状。胎动也更加强烈。

宝宝的情况

虽然皮肤表面满是皱纹，但随着皮下脂肪的增加，身体也变得丰满起来。大脑不断发育，已经可以控制身体动作了。因为宝宝在羊水中转动，可能会导致逆产。宝宝紧闭着双目，偶尔也会转动一下眼球。

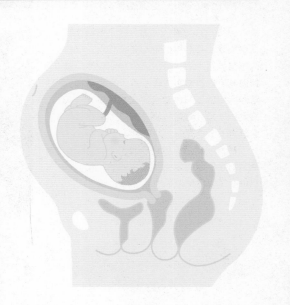

从超声波图像中看到的宝宝

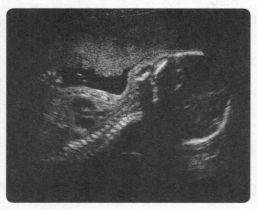

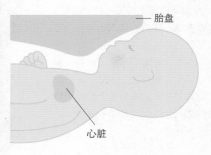

妊娠
第24周

—— 胎盘

心脏

好像在亲吻胎盘呢
宝宝脸部上方的部位就是胎盘，体内的代谢废物通过胎盘返回母体。在胸腔附近可以清晰地看见心脏，右手紧握着小拳头。

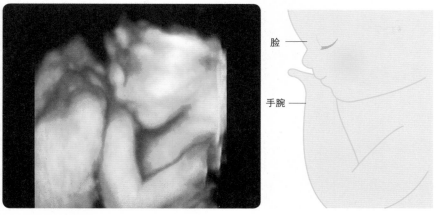

脸 ——

手腕 ——

妊娠
第25周

是不是正在打盹儿

左手腕支着下巴，看起来好像正在打着盹儿呢。这个阶段五官变得清晰起来，讨论一下"像爸爸还是像妈妈"的问题，颇有乐趣。

时刻谨记放慢动作节奏，以防摔倒

妊娠生活进入尾声，由于腹部急剧增大，小腿肚、大腿内侧等部位有可能会出现静脉曲张，并有腰痛、便秘、痔疮、腿脚水肿等症状。有时忘乎所以地快步行走会很容易摔倒，所以日常行动中一定要注意放慢节奏。

妊娠晚期保持仰卧的睡姿想必是非常辛苦的。这时采取侧卧（参照下图）会轻松一些。

宝宝的活动趋于活跃，有的孕妇甚至会因为强烈的胎动而难以入睡。这种情况下，就把它当做是宝宝健康成长的信号，努力克服一切艰辛吧！

注意腹胀、出血，预防早产

这个时期宝宝的鼻孔会逐渐形成，五官变得鲜明起来。

此时的宝宝具备了维持生命的基本机能，万一发生早产的话也是有可能继续成长的。但宝宝的呼吸功能还不成熟，所以一定要极力预防早产。特别要注意腹胀、出血等症状。

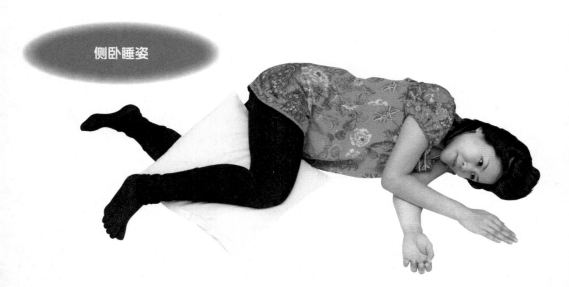

侧卧睡姿

早产先兆——腹胀、出血，一定要努力让自己保持镇静

**生理性腹胀与
病理性腹胀不同**

随着孕期生活不断推进，受到宝宝激烈胎动的影响容易出现腹胀现象。如果是生理性腹胀，只要保持静养便可消除。但如果长时间持续腹胀，并伴有出血症状的话，就有可能是早产的先兆，一定要尽快进行检查。

**参加后期
的妈妈教室**

在后期的妈妈教室中，对生产流程、缓解阵痛的方法、呼吸法等生产相关事宜及产后注意事项都会进行说明。有些妇产医院允许丈夫陪同生产，有需要的孕妇们可以同丈夫一起参加培训班。

**心悸、气喘
的次数增加**

由于腹部不断增大，全身血容量增加，心脏的负荷也随即加重。加上自主神经的调节机能减弱，时常会出现心悸、气喘等症状。在家出现心慌气短时，可以向左侧卧躺下。外出时，尽量不要爬楼梯，要乘坐直梯或扶梯，缓慢行走，注意放慢动作节奏。

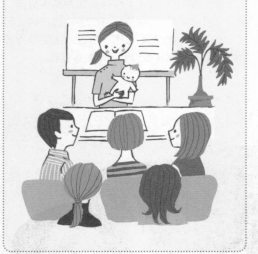

"腹胀"是什么感觉？

许多初产的孕妇被医生问询道"腹胀吗"时，都摸不清腹胀到底是什么感觉。"腹胀"时，会感到腹部被勒紧，痉挛、肚子发硬，有种膀胱被压迫而急于排尿的感觉。每个人的感觉不尽相同，但出现上述症状就应意识到可能是发生"腹胀"了。

行动时要顾及硕大的肚子

时刻记着不能像以往一样自如行动了

随着腹部不断增大并向前凸起，行动起来便不能像以往那样随心所欲了。例如，开门时会弄不清楚要保持多远的距离才合适，很难把握好距离感。由于身体难以保持平衡，一不小心就有摔倒的危险。此外，连坐下、穿鞋、起立等平时很容易就能做到的动作都需要下一番工夫才能完成。

对这个时期的孕妇的来说，最重要的是不要着急，时刻谨记放慢动作的节奏。即使是走路，也要注意放慢脚步。上下楼梯时，要确认好落脚的位置再踏出脚步。此时就不要再做弯腰的动作了。

负重的工作就交给准爸爸吧

从这个时期开始，准爸爸的作用就越来越明显了。比如自己难以剪脚趾甲、洗头时，就需要准爸爸来帮忙。还有，换灯泡、从高处取东西、拎购物包以及洗澡、打扫卫生等一切可能增加腹部负担的工作都全权拜托给准爸爸吧。

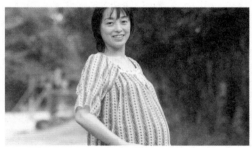

妊娠37周

基本动作

起身的方法

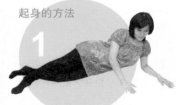

1 由于仰卧着起身时会向腹部受力，所以应该先侧过身来，用手支撑着起身。

2 在床上立起上身时，先用两手、两肘撑着支起身体。

3 以图中姿势缓慢地立起上身后再站起。如果是从床上起身，则先坐立起来，落脚后再下床。

坐

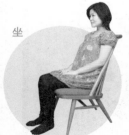

不要浅坐在边缘，要靠在椅背上稳稳地坐着。脚够不到地面时，置一个台子，让脚底稳定。

穿袜子的方法

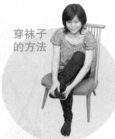

站着或坐在地板上穿袜子会难以保持平衡，可以坐在椅子或床上慢慢穿。

弯腰

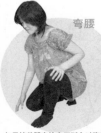

如果抻着腿直接弯腰则会对腹部施加压力。应该保持上身直立，屈起膝盖。

侧卧位睡姿

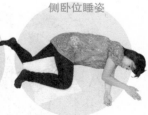

平躺时腹部承受压力，会使孕妇感到十分辛苦。建议采取侧卧位睡姿。

为分娩做准备，由准爸爸来做家务，建立家庭分工体制

准爸爸学会做家务，好处多多！

这时，平日里不干家务的丈夫们就需要改进了。妻子挺着大肚子行动十分不便，做丈夫的就要尽量多做些家务来减轻妻子的负担。特别是要掌握好烹调和打扫的技能，那么在妻子因妊娠反应不想做饭时，或者挺着大肚子站在厨房里十分辛苦时，丈夫就可以帮她安稳地度过难关了。

另外，因先兆流产、早产等住院或在家静养的情况下，丈夫如果会做家务，妻子便可不必操心饮食而安心静养了。对那些自称从来没有做过饭的人来说，翻开书从零学起恐怕十分困难。最近，有些料理教室开设了"男士料理讲座"，闲暇时不妨去听听吧！

为准爸爸开设料理教室的妇产医院

有的妇产医院配有"准爸爸专属料理教室"。星期六上午，由准爸爸准备料理同妻子共享烹调的特色环节受到了立志学习料理的准爸爸们的青睐。菜单可以选择咖喱饭、牛肉丁盖浇饭、饺子等许多品种。料理师会从备菜到盛盘——讲解，在老师的精心指导下，即使是从没握过菜刀的准爸爸们也可以露上一手了。

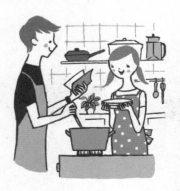

准爸爸烹调时的注意事项

烹调时，有的人喜欢对调味品和食材的用量比做精准计算，也有人喜欢目测估量。

若在妻子没有怀孕的情况下尚可不必过于在意，但高盐、高热量的饮食是导致妊娠高血压综合征的原因之一，所以烹调时必须注意口味清淡，保持食材原味等要点。

本书对妊娠中的营养摄取做了详细的解说。另外，本书还介绍了一些烹调法，可以作为您的参考。

此外，如果孕妇有体重激增的趋势，并且医生也建议控制饮食。吃饭时就要注意提醒妻子少吃一口米饭、小菜等。

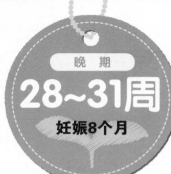

腹部变得沉甸甸，凡事要放慢速度

妊娠第31周 身长约40cm，体重约1500g

子宫的情况与妈妈身体的变化

宫底增至24~27cm，子宫上升至胸口附近。伴随着子宫的上升，胃部附近受到压迫，吃东西时总感觉被堵住了。上下楼梯变得越来越辛苦，腹胀的次数也增加了。

宝宝的情况

褶皱的皮肤因皮下脂肪的增加变得平滑，身体也变得圆润。在子宫中的位置也确定下来，大部分宝宝都固定了"头位"，将头部朝向下方。不过也有一些是逆产位。此外，听觉系统也基本发育完成。

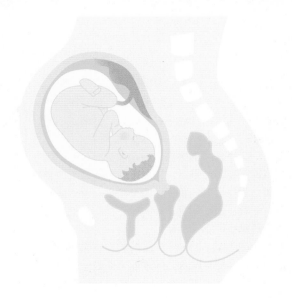

从超声波图像中看到的宝宝

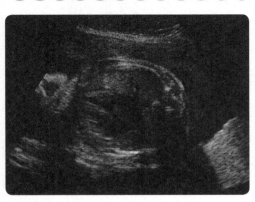

妊娠
第24周

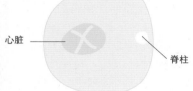

心脏

脊柱

可以看见心脏的四间"小屋"
这是从身体横截面来看的图像。脏器正在不断发育成长，到了妊娠30周，心脏的四间"小屋"（左右心室、心房）变得清晰可见。在右侧可以看见脊柱。

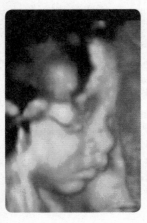

妊娠
第29周

好可爱
眼睑紧闭着的胎儿已然和
新生儿没有两样了。五官
变得十分清晰。是像妈
妈，还是像爸爸呢？

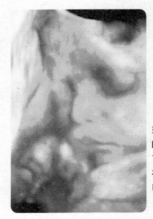

妊娠
第30周

轮廓清晰的面庞
眼鼻的轮廓已然很清晰
了。看起来是不是有点像
在生气呢？嘴型也变得分
明起来。

感到腹胀时，立刻休息

　　28周后就要步入妊娠末期了。随着腹部不断隆起，妈妈们已经难以看见自己的脚了，所以走路时一定要注意一些，防止摔倒。

　　一天中腹胀的次数也在增加。腹胀时，要立刻以侧卧体位躺下。休息之后感觉有所缓和的话，则是生理性腹胀，不必担心。若休息后仍未好转，则可能是早产的征兆，一定不可大意，需要尽早接受检查。

　　由于腹部不断增大，下身的血液循环变得不顺畅，容易出现水肿的现象。在泡澡时按摩一下小腿肚，或者在睡觉时把腿抬高，都可以有效预防水肿。

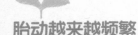 胎动越来越频繁

　　腹部增大的同时，宝宝也在不断地成长。这个时期，内脏器官、中枢神经等可以让宝宝自我生存的基本身体机能都已发育完成。肺部机能也完成了发育，宝宝正在一步一步地为适应出生以后的生活做准备。此时，胎动的感觉变得十分清晰，能够感受到宝宝在撞击子宫壁。是不是在和你撒娇呢？那么，在每天的生活中就好好呵护这个腹中的小家伙吧。此外，为了能够顺产，正在坚持游泳等孕妇运动的准妈妈们还要再接再厉！

开始为分娩前夕和产后做准备

　　距离预产期大约还有2个月。一定要认真接受每一次产检，确认宝宝成长情况的同时，也要注意预防体重激增。

　　这时就要开始购置住院时的必需品和婴儿用品等，为产前、产后做好准备。另外，无论知不知道宝宝的性别，准爸爸和准妈妈们都可以开始考虑宝宝的名字啦！

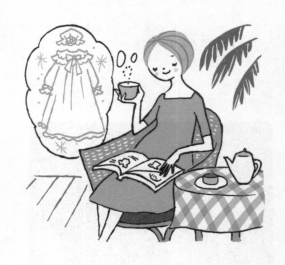

严防妊娠高血压综合征，即使被确诊为逆产也不必过于担心

饮食注意低盐、低热量，预防妊娠高血压综合征

妊娠8个月后，妊娠高血压综合征的风险增高。一般来说，孕妇年纪越大风险就越大，但也不乏例外。血压上升和蛋白尿是妊娠高血压综合征的两大症状，而体重增加、盐分摄取过多则是其主要诱因。所以，此前对饮食不太注意的孕妇们应该立即改正饮食习惯，选择低盐、低热量的食谱。一般情况下出现的征兆，在孕妇健康检查时都能测出。

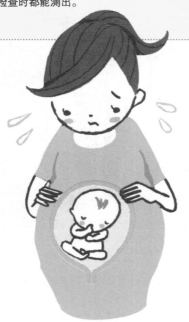

被诊断为逆产的不在少数

宝宝在羊水中或横或竖，四处转动。但是到这个阶段，由于宝宝长大，子宫空间变得狭小，多数宝宝都呈头部朝下的状态。有时也会出现头部朝上的情况，也有即使超声波图像显示为逆产，但到下次产检时又回到头位的情况。如果到了妊娠30周还没有恢复的话，可以在医院接受矫正逆产的针灸治疗或逆产体操指导。

容易水肿的时期若水肿久未消失应及时就医

腹部增大后导致下身血液循环不顺畅，容易出现水肿，而多数属于生理性水肿，一般会在晚上出现脸和手脚的水肿，但到了次日就会消失。如果次日早晨仍未消失就可能为病理性水肿，应及时就医。

妊娠晚期的生活要点
——娴静舒适的慢节奏生活

进入妊娠晚期后，由于腹部变得硕大，身体的重心难以把控，所以行动时要放慢节奏。虽然沉重的腹部会令准妈妈们感到不舒适，行动起来也不方便，但还是有必要进行适度的运动。天气好的日子里，给自己定下一个散步的目标，外出走走还可以调节心情。但是，外出时要注意带上母子健康手册、身份证等材料。

妊娠生活即将进入尾声，准妈妈们想将未完成的事情一口气干完的心情可以理解，但如果将一天的日程安排得太满，容易引起疲劳，甚至可能导致意外的发生。所以，建议准妈妈们将工作量控制在孕前的七成。

另外，妊娠晚期外出购物是非常容易导致疲劳的，所以婴儿用品和住院用品还是尽早备齐为好。一切准备齐全后，就保持愉悦的心情

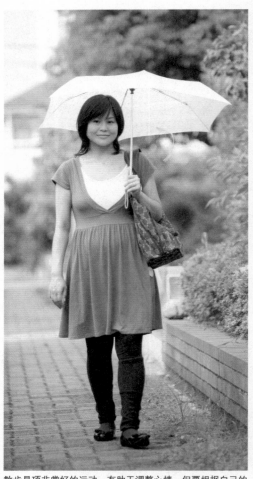

散步是项非常好的运动，有助于调整心情。但要根据自己的身体状况，不要过量运动。

期待着与宝宝的见面吧！这样对分娩也大有益处哦！

这个时期，做家务变得更加艰难。肚子沉甸甸的，长时间站在厨房里容易感到疲劳，腿脚也容易出现水肿……所以，一定要提醒自己"休息休息"，凡事不可勉强。

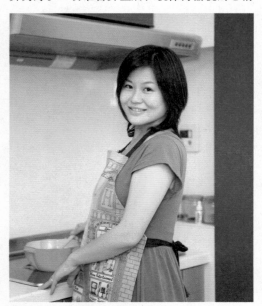

不要为家务过度操劳，感到疲惫后充分休息。

准备婴儿用品时想想是不是真的需要

近年来，婴儿用品层出不穷，令人应接不暇。这也想要，那也想要，但自己和宝宝真的用得上吗？一进婴幼儿用品店铺，"哇！好可爱啊！"就情不自禁地买下了不同大小的宝宝服，可有时到了那个阶段，季节却变换了，根本就穿不上。购买后又要为没地方存放、用不上而发愁，烦恼将没完没了，所以选择时一定要想想产品的功能和用途。

本书介绍了一些建议准备的婴儿用品可供参考，确认一下哪些是需要的，哪些是用不上的，然后把必需品都备齐即可。

打造宝宝的生活空间

分娩即日便开启了和宝宝的共同生活。为了迎接出院回家的宝宝，先同家人商量商量如何为宝宝打造一个舒适的生活空间吧。

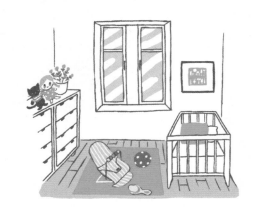

首先，选择通风、明亮的房间最为关键。为了方便平日里更换尿布和衣物等，应采取就近原则。另外，比起地毯，木地板更便于打扫，而且不易滋生螨虫。

产后的一段时间里，需要持续不分昼夜的短间隔地给宝宝喂奶。为了方便夜间哺乳，妈妈们别忘了在身边给宝宝腾出睡觉的地方哦！

建议准备的婴儿用品

分娩前需要准备的物品。婴儿床、新生儿用的儿童椅等也可租用

婴儿沐浴露

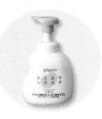

连体内衣
（2~3件）

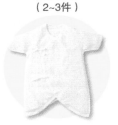

短内衣
（2~3件）

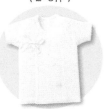

新生儿用纸尿裤

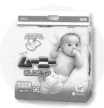

婴儿浴盆

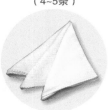

纱巾
（4~5条）

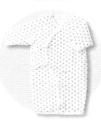

婴儿服

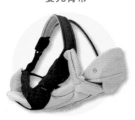

婴儿背带

大、小奶瓶各1支

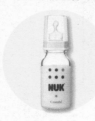

体温计

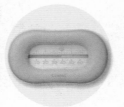

婴儿被

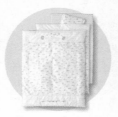

婴儿床

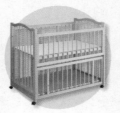

暖奶器

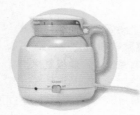

奶瓶消毒器

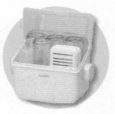

安抚奶嘴

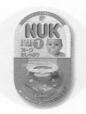

婴儿润肤露

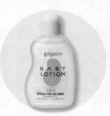

新生儿用指甲剪

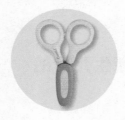

浴巾
（4~5条）

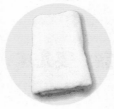

儿童椅

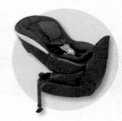

棉签

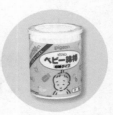

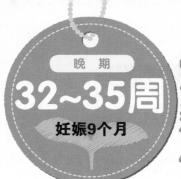

晚期
32~35周
妊娠9个月

宝宝的身体基本同新生儿无异，妈妈们要做好分娩准备

妊娠第32周 身长约50cm，体重约3000g

子宫的情况与妈妈身体的变化

宫底增至27~30cm，子宫上升至胸口附近。腹部的重量达到最高值，腿部压力加大，时常出现腿抽筋、脚跟疼痛等症状。胃和膀胱受到压迫，食欲下降，尿频更加严重。

宝宝的情况

皮肤已同新生儿无异，泛着粉色的光泽，皱纹和胎毛褪去不少。指尖上长出指甲，头发也开始生长。手脚灵活地活动着，但长大的身体已经不能在子宫中旋转了。

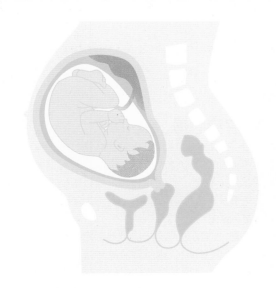

从超声波图像中看到的宝宝

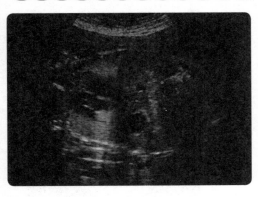

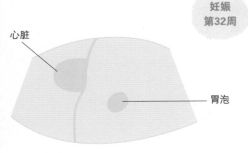

妊娠
第32周

心脏

胃泡

横膈膜、胃泡变得清晰
左侧是头部，右侧是腿部。可以看见心脏旁边的横膈膜（将腹腔与胸腔分隔的部位），稍下方看到的部位是胃泡（集留在胃里的气体）。有时还可以看到宝宝吞咽羊水时横膈膜抖动的样子。

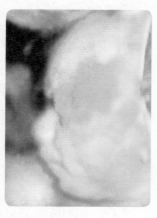

妊娠
第32周

紧致的小侧脸
也许宝宝正在思考着"爸爸妈妈在说什么呢",紧紧抿着小嘴。

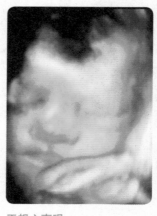

妊娠
第33周

正想心事呢
鼻孔和唇形已经十分清晰。鼓鼓的脸颊十分可爱!小手扶着下巴,在想什么呢?

时而感到心悸、胃积食

　　肚子大得惊人,可以看到皮肤被拉抻变薄的样子,肚脐也被撑大了。子宫上升到胸口处附近,压迫胃部、心脏和肺部。导致不能一次大量进食,有时还会感到胃灼热。如果没有食欲,要尽量少食多餐。

　　心悸、气喘的情况变得严重,此时孕妇要尽可能地缓慢行动。由于血液循环量的不断增多,再加上受到腹部重量的影响,双脚会出现水肿现象,严重时傍晚连鞋子也穿不进去。为了避免水肿的产生,休息时建议将脚部抬高。此外,变大的子宫会压迫周边器官,其中膀胱受影响最大。所以,一天中可能会重复多次出现刚刚上完厕所又想去的情况。

　　由于生产前阴道和子宫口变得柔软、松弛,有时会出现白带增多、外阴微肿、走路困难的情况。而如果白带增多,并伴随有瘙痒、炎症等症状的话,就请及时到医院就诊,医生会根据情况推荐使用合适的外用药膏等。

外观和新生儿无异, 但还是要在妈妈的腹中呆上一段时间

　　这个时候的胎儿已经长出了一头胎发,指甲也已长全,看起来和新生儿几乎没有什么差

别。到35周左右的时候,胎儿的呼吸系统和自律神经系统已经发育成熟,即便是早产,胎儿也能凭借自己的力量生存下来。但是,由于胎儿调节体温的能力还差一点,为了安全起见,还是要继续在母体中呆上一段时间。

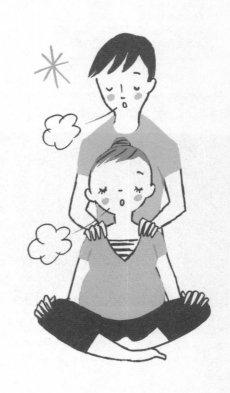

临产前的最终准备，练习呼吸法准备生产吧！

产假的生活有张有弛

劳动法规定，预产期15天前开始休产假，有的岗位可能会更早。但是根据自己的身体情况，如果觉得早点休息才能放心的话，那就和公司商量一下提前休假吧！

刚进入产假时生活突然变得松弛下来，吃完饭便躺下呼呼大睡……这样一来，有些孕妇的体重会急剧增加。所以，即便是休假回家之后，也要注意有规律的生活，尽量多活动身体，等待顺产吧！

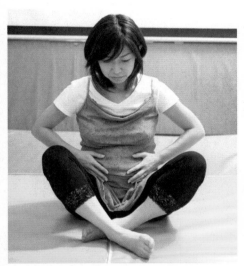

呼吸法的基本在于深呼吸。深吸一口气后慢慢地吐出来，一起练习吧！

练习呼吸法准备生产

复习一下在妈妈班和瑜伽教室学过的呼吸法，想象着生产的过程，坚持做生产的预演练习！孕妇在产前会接受拉玛泽呼吸法（以独特的"嘻、嘻、嘘"呼吸法为基础，使肌肉放松的生产呼吸法）训练，但是一到真正生产时，有些孕妇就不会做"嘻、嘻、嘘"了。所以，我们没有必要完全拘泥于拉玛泽呼吸法，还是先掌握住基本的深呼吸吧！

做好临产前身心的最后调整吧

妊娠第39周 身长约50cm，体重约3000g

子宫的情况与妈妈身体的变化

由于宫高的下垂，胃、胸部的憋闷感减轻。但同时也使膀胱受到的压迫增加，尿频情况更加严重。腹胀的次数也会增多，但是在腹胀不规则的情况下不会引起生产。临产时会有规则的腹胀和前驱阵痛。

宝宝的情况

乳状的胎脂逐渐脱落，胎毛基本消失，皮肤开始变得光滑。胎儿在子宫中头部朝下、身体蜷缩成一团。此时的胎儿已经完全入盆，胎动渐渐变少。

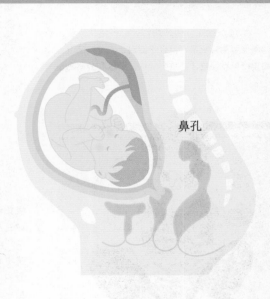

鼻孔

从超声波图像中看到的宝宝

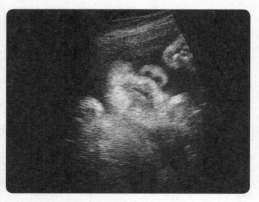

妊娠
第36周

鼻孔

嘴唇

鼻子和嘴唇变得清晰
连鼻孔都能清楚地看到了，嘴唇的形状也很清晰。小手好像正懒洋洋地揉着眼睛，是困了吗？等到妊娠36周的时候，胎儿就越来越有小宝宝的样子了。

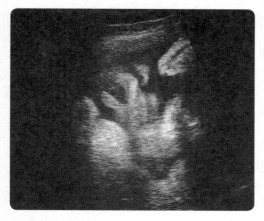

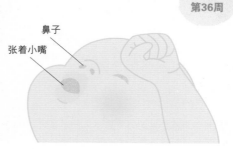

鼻子

张着小嘴

你是在叫"妈妈"吗?

可以看到宝宝正大大地张着小嘴。他脸颊圆润,感觉胖乎乎的。哦,睡得正香呢!

妊娠过了37周后什么时候生产都不足为奇

　　漫长的妊娠生活马上就要结束了。到妊娠第10个月,由于腹部极其沉重,孕妇们开始急切地期盼生产日的早日到来。

　　过了37周之后,什么时候生产都不足为奇了。此前容易腹胀而节制活动的孕妇们,也可以积极地进行一些活动了。为了保存临产前充分的体力,孕妇们要坚持摄取足够的营养并保持充足的睡眠,时刻做好待产的准备。

　　由于临产前骨盆变得松弛,脚跟和耻骨处可能会出现疼痛症状,这个时候要注意休息,以便能安然度过。

宝宝也开始做出世的准备了

　　腹中宝宝的身体器官已经完全发育。不仅通过胎盘从母体中获得了对抗疾病的免疫能力,体温调节能力也已经发育成熟,这个时候的宝宝随时可以开始分娩后的生活。

　　皮下脂肪增厚,胖乎乎的手脚变得柔软、光滑,越来越像小宝宝的体型。接近预产期时,宝宝开始头部冲下并体位下移,他也做好了出世的准备。

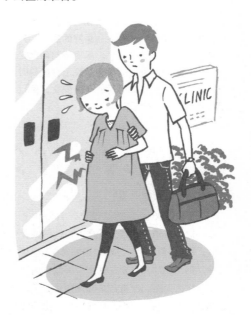

做好随时能够住院的准备！牢记临产的征兆！

确认联系方式

整理好阵痛产生时首要联系人的联系方式。提前确认好家人和朋友的联系方式，以便通知他们你的住院消息。需要搭乘出租车去医院的产妇，最好提前记下两三家出租车公司的电话号码。

随身携带母子健康手册、体检单和身份证

外出时突然发生阵痛的情况也不是没有可能，所以建议不要走远，以确保阵痛时能够马上抵达医院。外出时一定要随身携带母子健康手册、体检单和身份证。为了安全起见，最好一并带上手机，以便万一发生什么情况时可以随时联系他人。

住院的最终确认

提前做好随时能够住院的准备。把住院的行李分成住院必需的东西和不着急用的东西两份，如果遇到一个人去医院的情况，只需带上少量行李就可以了。尽可能简单地安排好自己住院时家里的事情。晚上住院的时候，妇产医院的入口可能会有所变化，所以要提前确认好入口在哪里。

牢记临产的征兆，以防错过生产的最佳时机

临产的征兆要么是阵痛，要么是见红或破水。多数情况下是从阵痛开始，但是也不排除有从见红或破水开始的情况。

阵痛，开始时是不规则的下腹部疼痛，慢慢变得规则。初产妇每隔10分钟发生1次规则的疼痛时，就需要住院待产了。

见红，由于包裹胎儿的囊膜从子宫脱落而引起的少量出血。是白带中混有血液的黏状液体。

破水，羊膜破裂，羊水流出。子宫上方的羊膜破裂时流出的羊水较少，下方破裂时羊水流量较多。

过了预产期怎么办？

预产期终究只是"预产"，所以并非一定是在预产期当天生产的。一般情况下，从第37周开始到第41周的第6天都属于"正产期"，只要在这个时间段之内都没有什么问题。但是到第42周以后，羊水急剧减少，胎儿的生存环境恶化。这个时候一般要尝试诱发分娩的方法。

生活小常识
妊娠10个月

一定要进行孕妇健康检查，确认妈妈和宝宝的身体状况

确认妈妈和宝宝健康状况的重要检查

从知道怀孕的那一刻起直至生产，孕妇定期去妇产医院进行妊娠过程确认的检查叫做孕妇健康检查。出诊不算是孕妇健康检查，当拿到母子健康手册可以进行健康检查记录时才是。就检查的次数来看，妊娠23周（6个月）之前每4周1次、妊娠24~35周每2周1次、妊娠36周（10个月）至生产每周1次。

孕妇健康检查是确认妊娠过程是否顺利、宝宝发育是否健康的重要检查。认真做好每次健康检查有助于及时发现流产、早产、子宫颈管无力症、妊娠高血压综合征、前置胎盘等症状，以便进行合适的指导和治疗。

一定要认真接受孕妇健康检查

通过孕妇健康检查，医生不仅能够确认孕妇是否有出血、腹胀腹痛的情况，还能确认上次检查之后自己所担心的情况有没有出现。孕妇如有白带颜色、气味异常、外阴和阴道瘙痒等不良反应时，要及时向医生汇报。健康检查的结果记录在母子健康手册中，在中途改变妇产医院的情况下，可以作为之后诊断的参考。

此外，也有孕妇认为"妊娠不是生病""健康检查费用太高"而拒绝接受检查。但是，谁也无法预料妊娠过程中会发生什么。比如，血压突然升高、正产期（37周以后）之前出现阵痛等情况都是有可能发生的。

目前，妇产科医生不足已经成为了一个社会问题。如果平时完全不进行健康检查，即使出现问题时匆匆赶到了医院，仍有可能出现因为医生不清楚妊娠过程而导致无法顺利治疗的情况。

所以，为了宝宝和妈妈的健康，一定要认真接受孕妇健康检查。

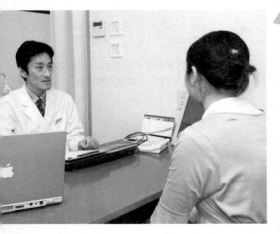

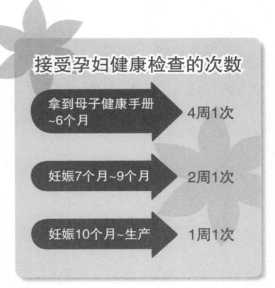

接受孕妇健康检查的次数

拿到母子健康手册~6个月 ➡ 4周1次

妊娠7个月~9个月 ➡ 2周1次

妊娠10个月~生产 ➡ 1周1次

先了解一下孕妇健康检查的流程吧

顺利进行健康检查的要点

拿到母子健康手册是孕妇健康检查的开始。但是有的妇产医院需要提前预约，所以前去检查时，还是事先确认一下比较好。

孕妇健康检查主要包括在此介绍的几种事项。妇产医院的超声波检查则是各不相同，有的医院每次健康检查时都要做，而有的医院则选择一定的次数进行。如果想要拿到每次的超声波图像，则需要在之前明确说明。因为内诊并不是每次都要进行的。

在健康检查时，孕妇要向医生报告上次检查之后发生的变化和自己担心的事情，所以平时可以做好相关记录以免检查时忘记。健康检查也是一次和助产士交流的机会，乳房的保护、生活上的琐事、对生产的不安和担心等都可以和助产士商量。

●孕妇健康检查流程

1 挂 号

出示母子健康手册和医保卡，同时还要填写必要的表格，办理相关手续。

2 测量体重

候诊室和诊察室里放有体重计。测量体重时最好脱掉外套，尽量保持每次的穿衣情况相同。

③ 测量血压

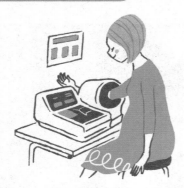

　　一般妇产医院的候诊室都放有全自动血压测量仪。到达医院之后稍加休息，等到平静时将手臂放到仪器筒中，自己进行测量。

④ 尿检

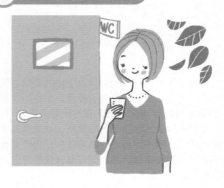

　　医院会给你一个尿检专用的纸杯（有的妇产医院将纸杯放置在洗手间里），在上面写上姓名，采集尿液，然后交到指定的窗口处。

⑤ 内诊、超声波检查

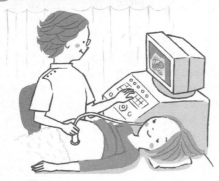

　　内诊就是医生将手指插入阴道内进行检查。超声波检查通过妊娠初期的经阴道超声波和妊娠12周以后的经腹部超声波扫描出宝宝的样子。

⑥ 腰围、宫高测量

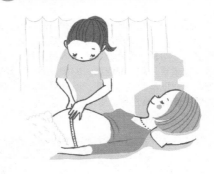

　　宫高的测量主要是在妊娠12周左右进行，测量从耻骨周围到子宫最高处的长度。腰围则是测量腹部最为凸出的地方。

⑦ 问诊

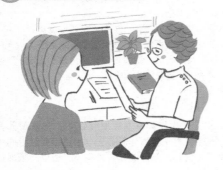

　　由医生说明健康检查的结果和某个时期的注意事项。

孕妇健康检查中所接受的诊察和检查

① 问诊

确认是否有出血、腹胀以及胎动的感觉。如果有出血的话，则会被问及血的颜色、出血的次数、是否伴有疼痛感、现在是否还在继续等细节。

妊娠中期会出现生理性的腹胀，如果稍加休息后腹胀感消失则不用担心。如果休息后仍然有腹胀感或者还伴随着疼痛，那么就尽量详细地把这些情况都告诉医生吧！

② 内诊

医生把手指轻轻插入阴道，检查子宫内部的情况。内诊时会用帘子隔开，所以是看不到医生脸的。妊娠初期，内诊之后还要进行经阴道超声波检查，妈妈可以一边看着腹中宝宝的样子一边听医生讲解。

内诊的目的根据妊娠周数的不同有所差异。初诊时是为了确认子宫的硬度、子宫口是否打开以及是否有息肉等问题。而妊娠18周左右时，则要检查是否有子宫颈管无力症的症状。24周左右时，是否有早产的征兆以及胎盘的位置，而等到妊娠37周之后，则需要确认下临产的征兆。

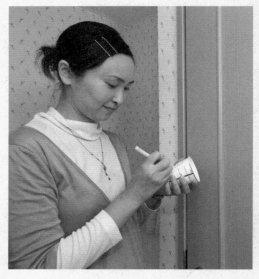

③ 测量体重

以初次测量的体重为基准，确定妊娠过程中的增重目标。如果每周增重500g以上，即每月增重2kg以上并有水肿现象出现的话，则有可能患上妊娠高血压综合征。所以，为了预防此症状的出现，每次测量体重尤为重要。

④ 测量血压

孕妇的正常血压值是收缩压100~130mmHg、舒张压60~80mmHg。如果超过了这个范围，收缩压高于140mmHg、舒张压高于90mmHg，就会有患上妊娠高血压综合征的危险。每次都进行血压的测量，有助于此症状的尽早发现和及时治疗。

⑤ 尿检

孕妇健康检查中进行尿检是为了确认尿液中是否有尿蛋白和尿糖。尿蛋白可能会出现1次"＋"，但如果下次检查中又变回"－"则无须担心，如果"＋"继续出现，则有可能患上妊娠高血压综合征。同样，如果尿糖持续出现，则会被怀疑是否患上了妊娠糖尿病，这个时候需要另外做检查。

⑥ 腰围、宫高测量

妊娠12周以前宫高在耻骨以下，无需测量宫高，只需要测量腰围。而鉴于羊水过多或过少的情况有可能引起腹部突然变大或变小，所以对腰围的

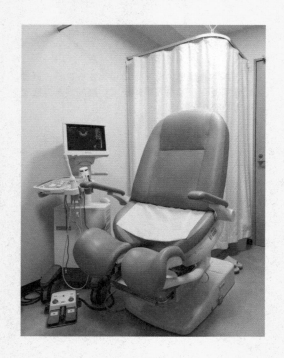

测量可以为诊断提供依据。

⑦ 水肿诊断

妊娠时体内的水分增多，所以身体出现一定程度的水肿现象也是在所难免的。以前，水肿是妊娠高血压综合征的三大症状之一，现在已经被排除了。但是，如果体重突然增加且有明显的水肿现象出现，就有患上妊娠高血压综合征的危险。妊娠中期以后，用手指按压胫骨，如果皮肤保持凹陷的话，则可证实为水肿。

⑧ 乳房检查

在妊娠中晚期，检查乳头是否便于婴儿吸吮。一般妇产医院都由助产士进行检查。

⑨ 超声波检查

妊娠12周之前，需要把超声探头从阴道插入体内，进而照射出子宫内部的样子（经阴道超声波）。

之后，则只需将探头放置在腹部进行扫描即可（经腹部超声波）。经腹部超声波检查可以分为二维、三维和四维超声波。二维超声波是将子宫内部的各个平面通过黑白素描的图像展现出来，据此判断胎儿的大小以及子宫内部是否异常，是医学诊断必不可少的一项检查，也是超声波检查中最为常见的模式。三维超声波是通过计算机将二维超声波图像合成为三维立体图像。四维超声波则是在三维超声波图像的基础上加以动画效果，例如打哈欠、吸吮手指等宝宝活动的样子都可以清楚地呈现出来。三维超声波在查看宝宝心脏内部细节构造方面具有优势，但是一般情况下仍然使用二维超声波并加以一定程度的估计，需要细节方面时则使用三维超声波。由于三维、四维超声波不是诊断的主要手段，所以在很多妇产医院都无法进行该项检查。不管怎样，准爸爸和准妈妈看到宝宝图像时，那种"兴奋"劲儿都是无以言表的。

此外，还有彩色超声波，主要用于观测胎儿的血液流动情况。

超声波图像中各符号所表达的意思

胎囊大小（GS）

胎儿所在的孕囊。妊娠五六周时通过超声波检查可以看到。

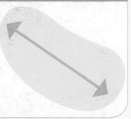

股骨长（FL）

胎儿大腿骨的长度，据此推测胎儿的体重。

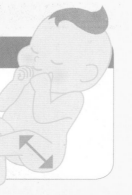

腹围（AC）

胎儿肚子的面积。通过BPD、AC、FL的综合数值算出胎儿的体重。

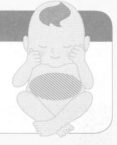

双顶径（BPD）

胎儿头部的大小。俯视胎儿头部时，胎儿头部从左至右的最长距离。

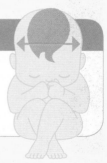

头臀长（CRL）

胎儿头顶至臀部的长度。是妊娠11周左右时计算预产期的参考之一。

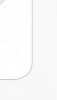

二维超声波图像

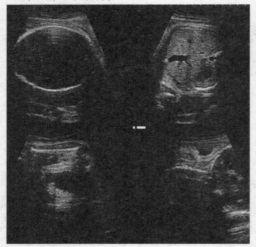

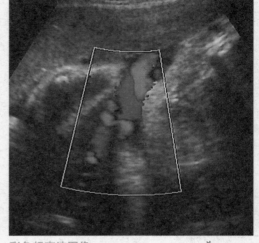

通过二维超声波图像推测胎儿大小

分别测出图像左下部的FL、左上部的BPD以及右上部的AC长度。BPD通过头部的断面直径得出，AC通过身体的断面得出。

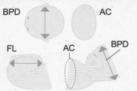

彩色超声波图像

彩色超声波检查中，用色彩表示血液流动的地方。图中红色和蓝色相接的部分是脐带。可以看出胎儿的脖子上缠绕着脐带。

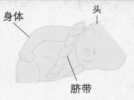

三维超声波图像

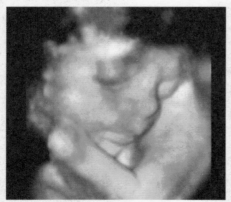

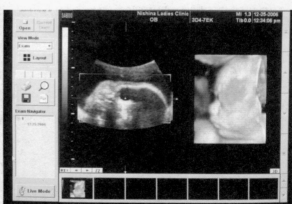

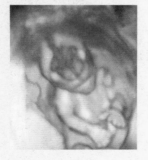

超声波检查的机器

兼具二维和三维功能的机器。画面中呈现出胎儿的图像，还可以打印出照片。

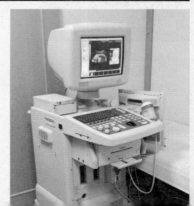

血检及其他检查

血检检查

血检是指在妊娠之后采集血样，检查是否患有传染病和贫血。除了血检之外，还可以进行其他检查来查看胎儿状况、判断能否顺产。

检查的种类分为必须性检查和选择性检查。选择性检查在医生认为必要时进行。所以，提前了解一下各种类型的检查，有助于医生解释时更容易理解。

必须性检查

●=血检★=其他检查

●HCV抗体检测

近来C型肝炎逐渐被人们所了解，并被普遍认为传染性弱于B型肝炎。虽然概率比较低，但仍有可能经由产道传染给胎儿。

●HBs抗原检测

如果感染了B型肝炎，则HBs抗体呈阳性。此时，如果体内有抗体，不会对胎儿造成太大影响。否则，生产时有可能通过产道传染给胎儿，这时需要根据情况，在产后48小时以内注射免疫球蛋白疫苗。

●贫血

血液中负责运载氧气的血红蛋白减少，氧气运载能力降低的情况称为"贫血"。妊娠期间发生贫血的概率较高，如果置之不理，会造成容易疲劳、胎儿发育缓慢、生产出血后贫血加剧等不良后果。贫血检查主要在妊娠早、晚期进行。

★无刺激胎心监护

在腹部安放分娩监视装置，测定一定时间的胎动和胎心率，以此来确认胎儿的健康状况。一般在妊娠晚期进行。

●血糖检测

检查血糖值是否高于正常值。数值较高的情况下有可能导致妊娠糖尿病，此时需要做进一步检查，如进行50gGCT（50g葡萄糖试验：饮用50g葡萄糖后检查糖分的代谢情况）检查等。

●★衣原体检查

性传染病的一种。衣原体感染有可能导致流产、早产，也有可能在生产时传染给婴儿，引发衣原体结膜炎和肺炎。除血检之外，也可通过白带检查进行确认。

★B型溶血性链球菌检查

即使是健康的孕妇，阴道内也有可能存在B型溶血性链球菌。GBS虽然不会对妊娠本身有何影响，但是有可能在生产时通过产道传染给婴儿，引发肺炎和髓膜炎。妊娠晚期可以通过采集白带进行此项检查。

●梅毒血清反应素检查

梅毒是一种性感染病。在患有梅毒的情况下怀孕、生产，会导致婴儿成为先天性梅毒儿。如果感染了梅毒，则需要在胎盘完成之前，通过注射盘尼西林进行治疗。此项检查在妊娠初期进行。

选择性检查

骨盆X线检查

身材瘦小的人骨盆比较窄，胎儿有可能无法通过。有必要的孕妇可以在妊娠晚期拍摄X光片，确认一下骨盆的宽度能否使胎儿顺利通过。

弓形虫检查

寄生虫的一种，主要通过猫科动物的粪便传染。妊娠期间初次感染不会对胎儿造成影响，可以进行药物治疗。感染的病例较少，所以很多妇产医院都不进行此项检查。

HIV检查

万一妈妈感染了艾滋病（后天性免疫缺陷综合征），则有可能会通过生产时的出血传染给孩子。通过检查体内的HIV抗体，可以确认妈妈是否被感染。

风疹抗体检查

妊娠初期感染了风疹，会有可能产下患有先天性风疹综合征的宝宝。此项检查主要是确认母体中是否存在风疹抗体。

宫颈癌检查

采集子宫颈部位的细胞，检查是否患有宫颈癌。如果检测出了癌细胞，则需要进行癌症治疗。

巨细胞病毒检查

疱疹病毒家族中的一员。如果妊娠初期感染会转移给胎儿，可能引发低出生体重儿、黄皮疮、小头症、耳背等重症。

ALT（成人T细胞白血病）

因感染成人T细胞白血病病毒I而引发的血癌。有可能通过哺乳传染给婴儿。

血型不规则抗体检查

判断是A、B、O型还是Rh型。如果存在不符合血型规则的不规则抗体，婴儿出黄皮疮的危险性会加大。

孕妇健康检查问与答

问 孕妇健康检查是一定要做的吗？

答 为了母子健康，请认真接受每一次健康检查。

谁都不能保证每个孕妇在生产前都是健康康的。如前文所述，孕妇健康检查是确认妊娠过程是否顺利、宝宝发育是否健康的重要检查。也许很少有人一次检查也不做，但是抱有"上次检查过了，这次就不做了"想法的肯定大有人在吧！

但是，例如妊娠高血压综合征，经常会出现上次检查中没什么问题，而在下次检查中发现了异常的情况。虽然仅仅错过了一次检查，但却导致病情加重，如置之不理，甚至会危及母子安全。尽早发现此类并发症以便及时治疗，也是孕妇健康检查的重要作用之一。所以，请务必认真进行每一次检查。

问 宫颈癌检查非做不可吗？

答 宫颈癌检查是妊娠初期必须进行的检查。

"宫颈癌"是指在子宫的入口宫颈处产生的癌变，由感染人类乳头瘤病毒所引起。有过性经验的人都有发病的可能。妊娠初期可以通过采集宫颈部的细胞进行诊断。

检查结果如果只是非常早期的原位癌，通过子宫颈锥形切除术可以使妊娠继续。但如果病情已经恶化，就必须结束妊娠了。接下来所要面临的是选择保留子宫还是切除子宫。

在早期宫颈癌1A期的时候，可以通过终止妊娠、进行锥形切除术和放射疗法保住子宫。而过了宫颈癌1A期后就必须进行子宫全摘手术了。

问 尿检中发现了葡萄糖，会发展成妊娠糖尿病吗？

答 有时不会对妊娠造成影响。

妊娠中发现尿糖有两种情况，一种是血糖太高造成的糖分出现，另一种则被称为"肾性糖尿"，也就是由于肾脏中尿液排出的阈值降低，血糖值虽然不高，但是尿液中仍有葡萄糖出现。这种情况不会对妊娠造成影响。

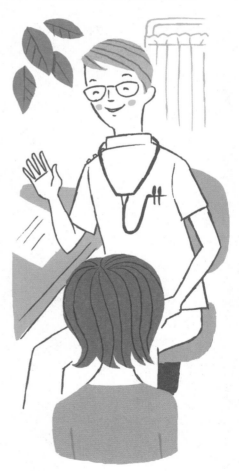

71

那么，尿糖出现的原因到底是这两者之中的哪一个呢？这就需要采集血样进行血糖值检测了。如果血糖值高，发展为妊娠糖尿病的风险就较大，在这种情况下，需要孕妇喝下50g葡萄糖，之后再抽血进行糖负荷试验。如果只是出现了尿糖而血糖值不高，是没有什么问题的。

问 妊娠30周时被诊断为有"先兆早产倾向"，服药后出现了心悸是怎么回事？

答 交感神经的β受体受到刺激，引发心悸。

您所服用的是名为Utemerin（盐酸利托君）的抗腹胀药物。盐酸利托君作用于使子宫收缩的子宫平滑肌β受体，从而抑制子宫的收缩。

心悸是本药产生的副作用之一，严重者心率可达100。交感神经中有α、β受体，利托君主要是刺激β2受体神经，使支气管扩展，心率加快。在腹胀严重住院治疗时，所注射的点滴中可能会加入此药。

在不断服药的过程中可能会慢慢习惯心悸，但是心率并没有下降。一般情况下，当腹胀痊愈后，心悸现象也会随之消失。

虽然心悸时十分痛苦，但是为了可以顺利产下宝宝，请遵照医生指示保持身心安宁。

第二部分

为舒适的妊娠生活与顺产提供建议

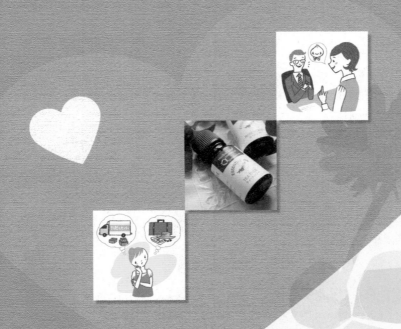

了解各生产机构的特征，为选择合适的妇产医院提供参考

综合医院、私人医院、助产院……生产机构有很多种类，而且各有特色。那么，先来了解一下这些机构，作为选择时的参考吧！

事先了解各生产机构的特征

生产机构有公立、私立大学的附属医院、综合医院、产科专科医院、私人医院和助产院等。一般情况下，当私人医院或产科专科医院查知孕妇患有其他并发症，使生产可能面临风险时，会介绍孕妇转至大学附属医院或综合医院。此外，分娩时如果孕妇或胎儿的状况不佳也可紧急转院。

产科专科医院是指具有20张以上生产专用床位的医院。有的医院还一并设置有NICU（新生儿监护病房）。

私人医院是床位低于19张的诊所。一般由一位医生负责，在没有特殊情况发生时不会更换医生。各诊所对生产的看法各不相同，有自己独特的方针。例如，有些诊所主张最大限度地发挥产妇的潜力，尽量不做会阴切开手术；有的诊所会鼓励丈夫陪同生产，并开办有双亲教室；还有诊所会致力于孕妇运动。在选择妇产医院时，首先要看那些方针是否符合自己的想法，或者咨询一下在那里生产过的人们，浏览一下诊所的网站等，做好事前的调查非常重要。

确认是否收到了分娩预约

对自己想要的生产机构有了大概的了解之后，就要查阅一下它的网站主页等，确认下该机构是否能够满足自己的要求，离家和工作地点的距离、工作人员的状态、设备、对乳房的保护等是否适合自己。

特别是要咨询一下在那个妇产医院有过生产经历的人们，因为她们的评价最真实，也最值得作为参考。

决定好生产的妇产医院后，接下来就要确认一下对方是否收到了自己的分娩预约。有的妇产医院每月有规定的分娩人次，超过规定人数之后就不再接受预约了。

  生产的场所

大学附属医院 综合医院	产科专科医院
私人医院	助产院、自宅

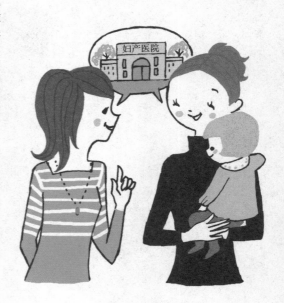

选择妇产医院时确认事项一览表

设备

确认要点

☐ 有NICU
☐ 有单人房间
☐ 有大房间
☐ 有LDR
☐ 母子同室
☐ 母子分室

分娩方式

确认要点

☐ 引进了自由体位分娩方式
☐ 可以水中分娩
☐ 可以无痛分娩
☐ 可以计划分娩
☐ 可以丈夫陪同生产
☐ 可以进行"袋鼠育儿法"

场所

确认要点

☐ 交通便利、来往方便
☐ 附近有可以紧急转院的医院

工作人员和看护

确认要点

☐ 主治医师不变
☐ 有助产士进行乳房呵护
☐ 生产时的关怀无微不至
☐ 有小儿科医生（包括兼职医生）
☐ 有营养师做营养指导

妈妈教室、孕妇运动等

确认要点

☐ 有可以夫妇同时参加的妈妈教室
☐ 母乳喂养主义
☐ 有母乳喂养咨询室和门诊
☐ 有婴儿按摩教室
☐ 有孕妇运动疗法、瑜伽、游泳等运动班

※或许很多妈妈都希望选择设有NICU的综合医院，但是，如果没有特别生产风险的人也都住进综合医院的话，可能会造成真正需要NICU的人无法住院。有时即使附近有医院可以紧急转至，也可能会遇上因为满员而无法转院的情况。

助产院、自宅生产

助产院是由助产士开设的生产机构，是没有医生的。由于无法进行会阴切开术、吸引分娩、阵痛促进剂投用等医疗行为，所以助产院只适合那些相信仅凭自己的力量也能完成生产的孕妇，以及妊娠过程很顺利、没有并发症的孕妇。

孕妇健康检查在该助产院的后援妇产医院进行。如果在分娩过程中遇到了什么状况，也可以转院至同该助产院有合作关系的妇产医院。但前提是该助产院需要和医疗机构有正规的合作关系。

自宅生产是把助产士请到家里帮助生产的一种生产方式。同助产院一样，自宅生产的关键也在于发生紧急情况时能否及时应对。

了解各种分娩方式，选择自己能够接受的一种

大部分的生产都是经阴道分娩，但是其中的方法各种各样。那么，先看一下都有哪些分娩方式，然后好好预习一下自己想要的分娩方式吧！

经阴道分娩有很多方法

分娩方式可以大致分为经阴道分娩和剖宫分娩。经阴道分娩是指阵痛来临之后，凭借产妇的自身力量，将胎儿经由阴道推出体外的分娩方式。经阴道分娩又有等待自然阵痛来临后选择喜欢的姿势进行生产的自由体位分娩、在分娩台生产的正常分娩、麻醉后生产的无痛分娩、阵痛来临前使用阵痛诱发剂引起阵痛的计划分娩等多种形式。除此之外，还有使用拉玛泽法、冥想超痛分娩法等独特的呼吸法或模拟训练进行分娩的方式。剖宫分娩是指由于某些医学性因素而不得不将产妇的腹部及子宫切开后取出胎儿的分娩方法。此外，分娩中如果出现胎心音缓慢的情况，可以使用吸引、产钳等方法尽早取出胎儿。

自由体位分娩

孕妇自由选择容易生产的姿势进行生产

自由体位分娩是指由孕妇选择自认为容易生产的姿势进行的生产。比如，把两手两脚固定在床上、侧身躺卧、坐着等，各种姿势都可以。这原本是在没有分娩台的时代所采用的生产姿势，所以在床上进行生产的助产院都属于自由体位分娩。

其中，也有一些开始时使用自由体位分娩方式，但由于两脚分开的姿势更容易生产而中途转移到分娩台的情况。

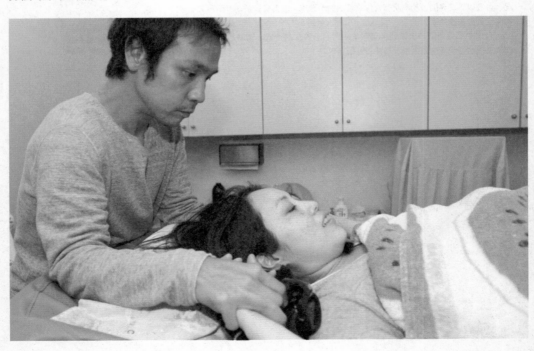

正常分娩

在产房的专用分娩台上生产

生产的房间（产房）里有一个叫做"分娩台"的专用台子。大多的孕妇都是两脚分开着躺在分娩台上进行生产的。

生产的流程是，等到子宫口全开时转移至产房，并在阵痛的间隙移至分娩台，两脚大大分开并放在拖架上。为了不弄脏双脚，一般都会穿上脚套。

阵痛来临之后，产妇会在助产士的引导下用力。用力时应该努力去看自己的肚脐，同时注意不要挺起后背。如果有丈夫陪同的话，丈夫会站在产妇的旁边，同妻子共同见证宝宝的降生。

产房里一般备有分娩监视装置、吸引分娩时所需的吸引器、自动输液装置、血压计等医疗器械。以便根据产妇和胎儿的状况，及时进行合适的医疗处理。

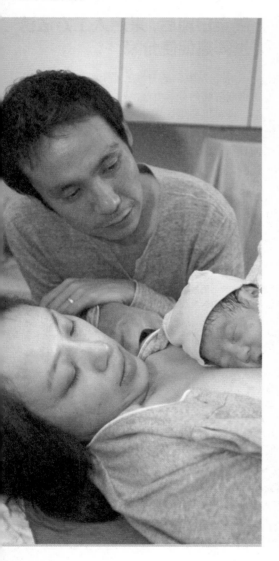

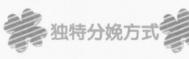

什么是LDR式分娩？

LDR是指阵痛（Labor Pains）、分娩（Delivery）、恢复（Recovery）都在同一个房间里进行的分娩方式。LDR产床将待产床与分娩台合二为一，分娩时可以直接转换为分娩台。国内具有这种设备的妇产医院并不多见。

🌸独特分娩方式🌸

拉玛泽呼吸法

以独特的"嘻、嘻、嘘"呼吸法为基础，通过有意识地呼气来放松肌肉的方法。有意向的孕妇可以到引入拉玛泽呼吸法的妇产医院学习。

冥想超痛分娩法

认为阵痛不是疼痛，而是生产时必不可少的能量。妊娠过程中通过瑜伽或坐禅的方式，反复进行模拟训练的练习。

此外，有的妇产医院也会采用把拉玛泽呼吸法和冥想超痛分娩法结合在一起的独特方法。

无痛分娩

使阵痛消失，无痛生产

无痛分娩，顾名思义，就是指没有疼痛的生产。无痛分娩的方法不止一种，但现在的主流方法是"硬膜外麻醉无痛分娩"，也就是将麻药注入到脊椎的硬膜外腔中，在阵痛消失的情况下进行生产。硬膜外麻醉只作用于感知阵痛的知觉神经，所以下半身依旧可以发力。但并不是说对运动神经没有任何影响，麻醉可能会造成产妇力量减弱，最后不得不转为吸引分娩。

麻醉不会对宝宝和妈妈产生影响。但偶尔会有麻醉后头痛、血压变动引起不适、分娩时出血量增加等副作用，不过发生的几率都十分微小。

在美国以及欧洲等国家，无痛分娩是比较流行的分娩方式。但在中国实施无痛分娩的妇产医院并不多。

慎重考虑之后再做选择

无痛分娩一般适用于患有慢性病、需要尽量避免有疼痛的生产等情况。此外，也有人因为"害怕疼痛"而选择无痛分娩。不管怎样，无痛分娩确实是一个不错的选择。但是，经历阵痛的千辛万苦后终于产下宝宝的满足感是任何事情也无法取代的。

夫妻二人商量一下，慎重考虑后再做选择吧！

计划分娩（诱发分娩）

确定日期后，采用人工方法诱发阵痛促使分娩

在事先确定的日期，使用阵痛诱发剂人工引起阵痛的分娩方法。过了正产期（37周）后，便可以使用计划分娩。但因为子宫口未成熟而不能进行，所以一般情况下会把计划生产的日期定在38周之后。然后在该日期的前一天住院，往子宫口插入宫颈扩张棒，使子宫口打开，并在第二天注射阵痛诱发剂来引起阵痛进行生产。

写给希望丈夫陪同生产的夫妇们

现在这个时代，平均两对夫妻中就有一对是由丈夫陪同生产的。丈夫陪同生产，可以体验一下家中的宝宝是如何出世的，妻子是多么努力进行生产的，这对今后的夫妻关系和亲子关系都有很大的影响。如果想夫妻二人共同分享生产的喜悦，那么就选择由丈夫陪同生产吧！

如果你们已经下定了决心，那我希望丈夫能陪同妻子参加一次孕妇健康检查，看看超声波图像中宝宝的样子，想象着妻子肚子里自己的孩子。从这时候起，丈夫陪同生产就开始了。

接下来，在参加妈妈教室或双亲教室，了解生产的方式、流程等相关知识的过程中，丈夫和妻子"一起生宝宝"的心情会变得强烈起来。遇到什么不明白或不放心的事情，都可以向医生和助产士咨询，然后找到解决的办法。等到真正生产时，丈夫则需要在旁边鼓励、照顾使尽浑身力量的妻子，和妻子一起见证宝宝诞生的瞬间。

但是，偶尔也会有一些爸爸完全不理会生产时痛苦难耐的妻子，而是在旁边敲打着键盘忘我地工作，或者完全沉迷于其他事情之中。如果您只想做一个旁观者的话，那么还是不要来陪同生产了。

此外，妻子也要好好考虑一下"为什么想让丈夫陪同生产"，如果是因为"朋友们都是丈夫陪同生产，我也想这样"，那我建议您还是重新考虑一下。

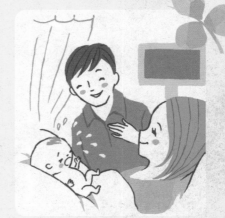

但是，有时候即使子宫已经成熟，宫口全开，而且胎儿可以毫不费力地降生，但仍然没有像样的阵痛。在这种情况下，需要中止注射阵痛诱发剂，并在第二天再次尝试。

医学性因素和产妇方面的原因导致实施计划分娩

实行计划分娩的原因主要有两种。一种是医学性因素，比如，过了42周仍然没有阵痛，需要尽早催生婴儿；或者患有妊娠高血压综合征或妊娠糖尿病等并发症，经医生诊断后需要尽早中止妊娠。

产妇方面的原因也有很多种，比如，预产期当天丈夫不在，夫妻二人不能共同分享宝宝诞生的喜悦；和产后负责照顾自己的人日程无法达成一致；长子幼儿园或者学校的活动和预产期赶在一起了。

综上，如果孕妇希望实施计划分娩的话，就提前和医生商量一下吧！

 选择计划分娩的原因

医学性因素

● 因为并发症等原因需要中止妊娠。
● 过了正产期，可能会对胎儿造成不良影响。

产妇方面的原因

● 预产期时丈夫不在身边。
● 和产后负责看护的人日程无法达成一致。
● 预产期和长子幼儿园或学校的活动赶在了一起。

吸引分娩

需要催生婴儿时的处理方法

吸引分娩是指在生产的过程中发现异常时需要尽快取出胎儿的分娩方法。所谓的异常有多种情况，比如，由于微弱的阵痛持续不断，妈妈的体力消耗过大而不能充分用力；已经降到子宫颈管处的婴儿突然停止，分娩暂停；发生回旋异常，不能向婴儿输送充足的氧气。在以上情况下，首先实施会阴切开术，然后将连有吸引器的金属吸杯置于胎头，像是把宝宝吸出来一样使宝宝产出。此外，用产钳夹住胎头把宝宝拉出的产钳分娩也是同样的原因。

但是，产钳分娩需要非常熟练的技术，一般情况下很少实行。

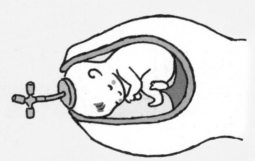

无痛分娩
的流程

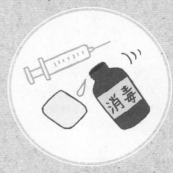

❶由于需要麻醉，分娩当天应该保持空腹。鉴于硬膜外麻醉时会有疼痛产生，只进行局部麻醉。

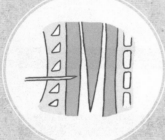

❷为了将导管置入产妇的硬膜外腔，首先在硬膜外腔处插入一支注射针。接着注入少量的麻醉药，测试一下麻醉的反应。

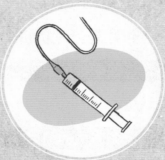

❸如果没有异常，继续注入麻醉药。一般使用对胎儿影响微小的麻醉药种类。

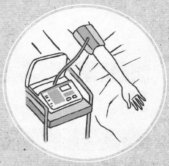

❹测量血压，检查身体状况。

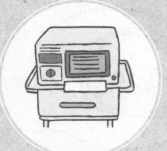

❺通过分娩监视装置查看腹胀和阵痛强度。

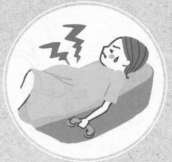

❻当分娩监视装置的波形表示强烈的阵痛来临时，助产士引导产妇发力。

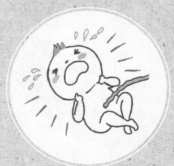

❼婴儿会在孕妇发力的过程中降生。有时也会转为吸引分娩。

计划分娩
的流程

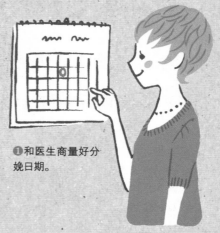

❶和医生商量好分娩日期。

❷分娩日前一天住院，在子宫口插入宫颈扩张棒，进行软化子宫口的处理。

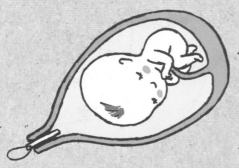

❸第二天，注射阵痛诱发剂引发阵痛。如果阵痛顺利出现，接下来的流程就同自然分娩一样了。

❹子宫口全开后移入产房，随着阵痛波的来临用力。

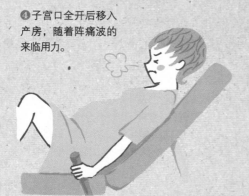

❺宝宝马上就要降生。接下来的处理同自然分娩时一样。

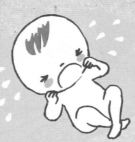

分娩计划的制定和书写方法

把自己对生产以及产后生活方式的希望和要求整理成分娩计划书。看过分娩计划书后，妇产医院的医务人员可以更好地同产妇沟通。那么还等什么呢，现在就来制定自己的分娩计划吧！

分娩计划是积极的生产计划书

你有自己希望的分娩姿势吗？你想象过分娩时的姿势？可能很多孕妇都只是模模糊糊地在脑中想过"我想这样生宝宝"。简单地说，分娩计划就是类似于"生产计划书"的东西。有时我们脑子里想着要这样那样，但却无法流畅地表达出来，这就导致医务人员不能明白自己的想法。"我想这样度过阵痛""我想产后立刻授乳"等，把自己的希望、要求和家人商量之后记在纸上，尝试着制定自己的生产计划书。能够整理好自己的心情就说明你已经做好积极待产的心理准备了。

有的妇产医院也积极地致力于分娩计划的制定。这种情况下，可以从医院拿到分娩计划制定用纸。你只需根据上面的问题，写出自己对生产的想法就可以了。

即使有的医院不积极地制定分娩计划，你也要把自己的想法组织成书面文字，并拿去同医生和助产士讨论。传达自己对生产的想法和要求也是分娩计划的一种形式。

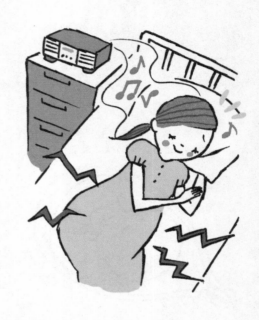

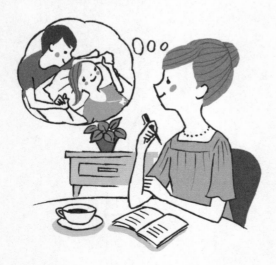

并非所有的要求都能得到满足

那么，现实中的准妈妈们都提出了什么样的要求呢？就分娩方法来说，"我想自由体位生产""我想在水中分娩""阵痛时我想听到能让我放松的音乐""我想洗淋浴""请教给我呼吸法"等。虽然有些要求可能很难实现，但是医务人员会在条件许可的范围内尽量达成或者接近你所希望的生产方式。不过，需要注意的是，计划书上所列出的要求并不是都一定能够得到满足的。计划书只是为了实现更好的生产，使您和医生、助产士加深交流的一个契机。

重要的是你和医务人员共同为生命攸关的生产制定出一个可以实现的计划。那么，为了更好的生产，也来尝试着做一下自己的分娩计划吧！

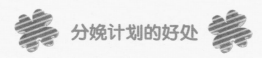

分娩计划的好处

通过书写把自己对生产的印象和要求整理出来。

积极向上的心态有利于实现令人满意的生产。

妇产医院的工作人员看过分娩计划后可以更好地了解孕妇的要求。

孕妇和医务人员通过交流彼此对生产的想法，建立信赖关系。

分娩计划案例

[育儿]

1 您怎么看待母乳喂养呢?

2 您打算为母乳喂养做些什么准备呢?

3 出院后，您打算回自己家还是娘家? 住到什么时候?

4 您主要的育儿帮手是谁?

5 考虑产后回归职场的妈妈们，您打算什么时候开始工作呢? 谁来帮您照顾孩子呢?

6 您想做什么样的妈妈呢?

7 如果您对育儿有什么担心和不安，请写在下面。

如果还有其他想说的，请写在下面。

腹中的宝宝一天一天长大，您一定在迫不及待地等待着他的出生吧!

您是不是每天都是既兴奋又有些忐忑呢?

那么，为了能给您的生产和育儿提供一些帮助，希望您能告诉我们您的心情和想法。把您现在最真实的心情，同您的家人商量之后写下来吧!

姓名　预产期　年　月　日　第　次生产

[关于妊娠]

自从您知道受孕以后到现在，您的心情是什么样的呢?

[生产]

1 您希望您的家人陪同生产吗?

2 关于生产，您有什么要求吗?

3 您想怎么度过阵痛期呢? 您认为这样做有什么好处呢?

4 面临生产，您自己在做些什么吗?

自己制定分娩计划时请参考以下内容

生产时

阵痛的时候

● 希望点燃精油。
● 希望播放舒缓的音乐。
● 腰痛想用靠垫。
● 希望衣服宽松、舒适。
● 想洗淋浴。
● 希望教我呼吸法。
● 希望随时告诉我每一步的进展情况。

关于分娩方法

● 自由体位生产。
● 希望在榻榻米上生产。
● 希望在水中生产。
● 腰不好，希望用负担较小的姿势生产。

关于丈夫陪同生产

● 希望丈夫一直陪在身边。
● 不想被丈夫看到全部，希望他站在不能直接看到的地方
● 希望全家人都陪在身边。

婴儿出生时

● 希望不要立刻剪断脐带。
● 希望快点抱抱婴儿。
● 希望把家人全都叫到产房里来。

生产后

关于住院生活

● 希望住单间。
● 因为是第一个孩子，出院前请多教给我一些育儿知识。
● 希望母子同室。
● 身体状况不佳时希望由医院照顾孩子。
● 希望孩子睡在身旁。

关于授乳

● 希望在产后1个小时以内授乳。
● 希望不要给婴儿喝牛奶或糖水。
● 希望不要规定时间，婴儿一哭就授乳。
● 希望进行授乳指导。

使用芳香疗法放松

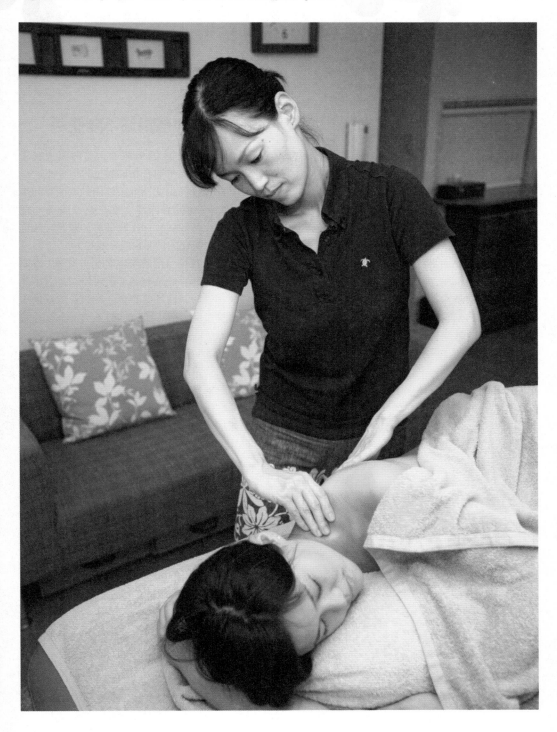

妊娠中芳香疗法的好处

妊娠过程中，由于腹部不断变重并向前凸起，孕妇容易出现腰背酸痛、肩膀僵硬等情况。针对这些妊娠中的不适症状，通常使用的是针灸疗法。不过，使用精油和温暖的手掌慢慢按摩全身的芳香疗法，也是对孕妇比较有效的呵护手段之一。

人们一般认为生产是一个用力的过程，但实际上如果身心不能放松，产道是很难打开的。所以，多体验一下全身放松的舒适感，营造出容易放松的身心状态，对孕妇来说是极好的。

此外，在精油透过鼻孔和肌肤渗透到全身的过程中，使用精油疗法舒缓身体，对妊娠过程中的发冷和水肿现象都有很好的效果。

水肿主要是由淋巴液的回流受阻所引起。当然，为了消除水肿，就需要促进淋巴液的回流。比如散散步、活动活动手脚等。与此同时，再用按摩的手法加以精心护理，很多人都有全身舒畅的感觉。

精油按摩的效果是有科学数据可以证明的，比如通过温度记录仪的检测可以发现，按摩两个小时过后，身体末端的血液流动依然顺畅。所以，并不是感觉好的气味就可以让心情舒畅，而是它确确实实对身体发挥了作用。

妊娠过程中的不适症状虽然不会严重到用药的程度，但是会造成孕妇长期的状态不佳。而如果进行一些身体护理的话就不一样了。生产并不是我们的最终目标，我们的目标是要在妊娠的过程中找到适合自己的身体护理方法。即便是为产后生活储存必要的体力，我也建议您来做身体护理。

妊娠中，有些精油不能使用

用于芳香疗法的精油中，有的因为有子宫收缩的作用而不适合在妊娠过程中使用。但是，只要选择妊娠初期可以使用的精油并和能够让自己放松的香味混合在一起就没有问题了。妊娠中孕妇的直觉比较敏感，对香味的喜好突然发生变化的情况也经常发生。

此外，根据自己的身体状况，当医生建议停止全身的芳香疗法时就要适时控制。到了妊娠晚期，长时间仰卧的姿势会使腹部的重量压迫横穿脊椎的血管，所以尽量不要仰卧，并努力改为侧卧的姿势。

由于全身芳香疗法能改善血液循环，但有时做完后会出现发困的情况。不用担心，这是非常自然的作用。建议不要把当天的日程安排得太紧，做完后好好地休息一下。此外，还要避免饭后或者空腹时进行，同一天内不要重复进行针灸等其他护理。

培养让爱人为自己按摩的习惯

由喜欢的人或者信赖的人为自己按摩，使全身得到放松，是件非常舒服的事情。平时在家里的时候，可以让爱人为自己揉揉腰，并告诉他你觉得舒服的力度和需要注意的地方。两人一起抚摸着肚子说"宝宝在动呢"，像这样满怀期待地进行交流，也会成为妊娠过程中夫妻二人的羁绊。

阵痛的时候，使用按摩精油从臀部开始到腰部、背部温柔地（时而有力）进行按摩，可以达到缓解疼痛的效果。

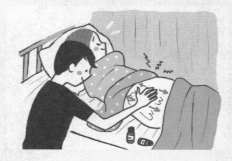

芳香疗法的流程

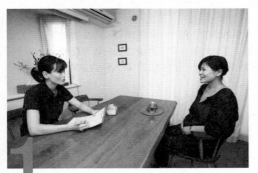

1 首先从咨询开始。询问孕妇的身体状况和喜欢的香味。

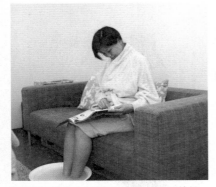

2 泡脚可以改善血液循环，使身心得到放松。

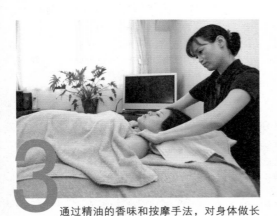

3 通过精油的香味和按摩手法，对身体做长时间缓慢的护理。

妊娠中可以使用的代表性精油和需要注意的精油

在此列出了妊娠中可以使用的代表性精油和需要注意的精油。除了这些以外，如果有其他喜欢的香味，一定要事先向专家确认。

妊娠中不能使用的精油

回芹	龙蒿
当归	罗勒
牛至	茴香
胡萝卜籽	荷兰薰衣草
丁香	醒目薰衣草
桂皮	肉桂柠檬草
茉莉	柠檬桉树
穗花薰衣草	
鼠尾草	
麝香草酚	

妊娠6个月后可以使用的精油

南欧丹参	蜡菊
柏树	墨角兰
檀香	蓝桉
德国洋甘菊	杏仁桉
刺柏	罗文沙叶
天竺葵	玫瑰
百里香	迷迭香
白千层	白花春黄菊
松针	
广藿香	

从妊娠初期就可以使用的精油

葡萄柚	柠檬
真正薰衣草	花梨木
甜橙	
茶树	
橙花	
玫瑰草	
苦橙	
乳香	
佛手柑	
柑橘	

妊娠中几款不错的舒压商品

妊娠过程中，妊娠反应会引起各种不适，可能你会有各种各样的抱怨。但是，如果把妊娠这段时间放在我们漫长的人生中来考虑，它却是非常短暂、非常珍贵的一段时期，是我们和宝宝共同度过的一段幸福时光。接下来向大家介绍的这几款商品都是准妈妈们在妊娠期间的得力好帮手，记得一定要把它们带入你的孕期生活哦！

下午茶

明明非常喜欢咖啡和红茶，但是却要"尽量控制咖啡因"，使很多孕妇备感遗憾。那么有什么适合孕妇的饮料吗？不如趁这个机会来找找看吧，或许会有不错的发现哦！

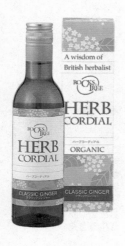

经典有机姜汁 Rocks &Tree

自古以来人们都知道"凉"对女性的身体不好。特别在妊娠期间，"凉"可以说是大忌。即使在炎炎夏日也不能过量食用冷饮。这款饮料是由天然的新鲜生姜提取而成，带有柑橘的清香。对抗寒暖身有着很好的效果，是寒日里不可或缺的草本饮品。非常适合孕妇饮用。

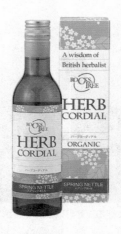

荨麻机能饮料 Rocks&Tree

荨麻科草本植物。荨麻中含有丰富的维生素、矿物元素、铁、镁等营养成分，对女性特别是孕妇的身体很有好处。这款饮料中还加入了新鲜柠檬，清淡的味道中略带苦涩，饮用后令人感觉浑身清爽。而且，和保健品搭配饮用也很不错。

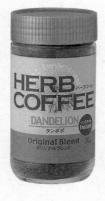

蒲公英速溶咖啡
Original Blend S （50g）

妊娠期间要控制咖啡因的摄取量，那些喜欢喝咖啡的妈妈们是不是正在痛苦地忍耐呢。这款蒲公英速溶咖啡加入了大麦和黑麦，相信即便是平时不喝蒲公英咖啡的妈妈们也会喜欢的。既能享受咖啡的香味，又对身体有好处，一举两得，何乐而不为呢。

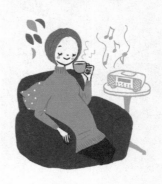

散步

虽然妊娠期间要避免激烈运动，但生产前适度的运动还是很有必要的。每天的散步和走路都是非常容易进行的运动之一。不过，出门前要先准备好舒服的鞋子！

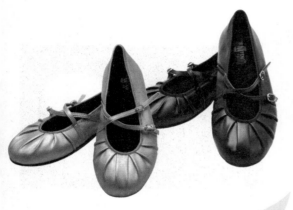

柔软地毯鞋

不会勒脚的平鞋底，鞋底不易反弹，带有绒毛，即使光脚穿也很舒服。款式简洁、可爱并且容易搭配衣服。穿在脚上长时间走路也完全不会感到疲惫，因此受到了妈妈们的一致好评。适合妊娠期间每天外出使用，产后也可以继续穿。

音乐和书籍

从妊娠的时候起就开始想象着宝宝和生产时的样子，并进行模拟训练，生产时就能够得心应手了。这种"模拟训练"的方法被普遍认为有助于顺产。所以，一定要保持轻松的状态哦！

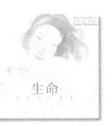

《生命》

是日本"Healing Music"（疗效音乐）的开山鼻祖宫下富实夫所创。缓慢波动的音符会在不知不觉间带走我们内心所有的积郁，滋润我们的心灵。"生命"是为了祝贺雅子怀胎所创作的胎教音乐。伴随着美妙的音符，一起感受腹中生命的神奇吧！

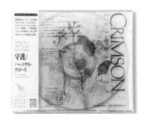

《守护》

能够在灵魂深处反复吟唱、富有神奇魔力的祷歌。清澈的音色、美妙的歌声以及温和的旋律会让你深深地吸引，慢慢地将你包裹在宇宙的大爱之中，平复你不安的心情。深呼吸、放空大脑，将身心完全沉浸在这神奇的歌声之中，它将会成为心灵最好的治愈。

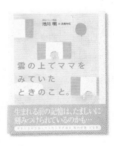

《我在彩云之上看着妈妈的时候》

看了这本书，准妈妈们可能会不自觉地流下眼泪。人类生前的记忆是刻在灵魂深处的，孩子们会告诉我们不可思议的"胎内记忆"，妈妈应该呵护这个选择我们的孩子！

放松

如果我们直接接触到或嗅到的东西非常舒服，心情也会平静下来。倚上靠垫来减轻身体负担，使用香薰随时转换心情，快来演绎自己独特的休闲空间吧！

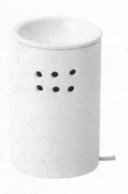

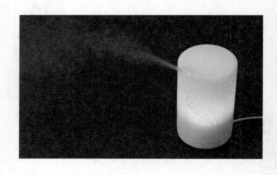

香薰蒸汽加湿器

妊娠生活中当然少不了女性最爱的香薰加湿器了。薄荷油、葡萄柚等有时会对妊娠反应起到很好的效果。选择几种喜欢的香味，配合自己的心情好好放松一下吧。在加湿器散发出的香味中慢慢入眠也是一个不错的舒缓方法哦！

超声波香薰加湿器

通过超声波的振动使香气扩散，能够使精油原本的香味保持更久。它最大的特点就在于使香气慢慢地、柔和地散开。加湿器还采用了静音设置，所以不用担心运作时会有噪音发出。点亮后会发出柔和的灯光，也可当作间接照明使用。用户可以体验一下它和香薰蒸汽加湿器的不同之处。

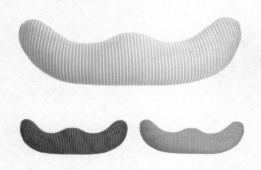

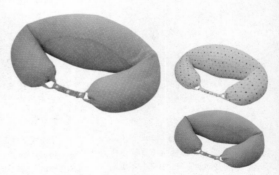

微珠抱枕

随着腹部不断增大，仰卧或者俯卧的姿势已经近乎不可能，准妈妈们变得很难安眠。侧卧体位是孕妇代表性的放松姿势。侧卧时抱着抱枕，两腿夹住一端，抱枕完全贴合身体曲线，非常舒服、惬意。

微珠多功能靠垫

从妊娠中到产后都能一直使用的多功能靠垫。把绳子解开装入收纳袋后，可以做妊娠中的长形抱枕使用。系上绳子后则可以用来作为产后的哺乳枕来减轻妈妈手臂的负担，或者用来支撑宝宝的脖子。微珠的特点就是能够完全贴合身体。

妊娠中不适症状产生的原因及解决办法

妊娠期间，由于激素的变化，会出现孕吐、心悸、静脉曲张等各种症状。这些都是妊娠期间正常的生理现象，大多都是暂时的，无需过度担心。但是，为了顺利度过这段时间，还是先了解一下各种症状的原因和应对办法，做好充分准备吧！

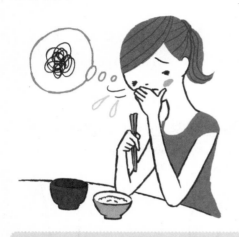

妊娠反应（没有食欲等）

由妊娠引起的恶心等消化系统症状

妊娠反应主要是由妊娠期间激素的变化所引起的恶心、呕吐、食欲不振等消化系统症状。关于妊娠反应的原因有多种说法，其中最常见的一种说法是，妊娠引起体内HCG（人绒毛膜促性腺激素）大量分泌，刺激到大脑的呕吐中枢，所以才导致了恶心、呕吐等反应的出现。妊娠反应的程度、高发期等因人而异，因此事先了解自己属于何种类型的妊娠反应十分重要。妊娠反应期间，孕妇可能只吃某种特定的食物，出现了偏食现象。这个时候就不用勉强顾及营养平衡了，想吃什么就吃什么即可。如果一次不能大量进食，就尝试着把一天的食物量分成多次食用。此外，很多孕妇在晨起等空腹的时候容易出现妊娠反应症状，所以要尽量避免空腹，这也是缓解妊娠反应的一种方法。在枕边放上小饼干、曲奇等，饥饿时随时

吃上一块，对缓解空腹感很有效果。在这段时间，孕妇一般能吃下酸味食物以及牛奶、豆腐等口感较好的凉食，结合自己的口味，在食物方面多下些工夫吧！

由于孕吐会导致体内水分和矿物质的流失，有时会引发脱水症状。所以，即使没有食欲，也要注意水分的补充。

白带增多

妊娠期间白带增多，请留心颜色和形状

妊娠期间体内激素发生变化，导致子宫颈管和阴道黏膜分泌物增加，白带随之增多。这种生理性增多的白带一般呈无色、透明的糊状，并且没有瘙痒和特殊气味。

但是，妊娠期间也是阴道炎症多发时期。如果白带颜色发黄或者有白色渣滓，则应去医院进行检查。

此外，妊娠期间新陈代谢比较旺盛，一定要注意清洁卫生，适当增加入浴次数，选择透气性好的内衣等。

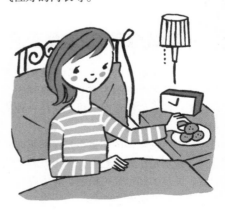

病 名	白带的状态	症 状
念珠菌性阴道炎	白色、稠厚的豆渣形态	外阴、阴道严重瘙痒
滴虫性阴道炎	呈白色或淡黄色的泡沫状	外阴、阴道严重瘙痒
生殖器衣原体感染 骨盆腹膜炎 淋病 非特异性阴道炎	呈白色或淡黄色 有时候量多	腰部和下腹部疼痛、发热

倦怠、发热

妊娠初期的倦怠感是身体想要休息的信号

由于妊娠16周以前基础体温一直保持高温的状态，有些孕妇可能会有发热的感觉。

此外，随着新陈代谢的加快，孕妇可能还会察觉到自己身体体质的变化，比如怕热、容易出汗等。如果只是低烧，并且没有其他症状，便不用过于担心。过了16周之后，基础体温自然就会下降。此外，妊娠期间，很多人会感觉怠倦、容易疲劳，这时请把它想象成是身体在说"休息一下吧"，不要勉强硬撑，躺下睡个午觉，能休息的时候就多多休息吧！

腰痛

通过运动锻炼肌肉，避免受凉

从妊娠初期至晚期，很多孕妇可能都深受腰痛的折磨。腰痛产生的主要原因是腹部的变大变重，使身体重心前移而不得不保持一种不自然的弯曲状态。

妊娠期间不断增加的体重也是腰部肌肉的一大负担。特别是在妊娠晚期，体内激素的变化使骨盆、关节、韧带变得松弛，骨头容易错位，对腰骨的压迫也随之加大。

使用暖宝宝防止腰部受凉

感觉腰部受凉或者有些受凉的时候，在骶骨周围贴上暖宝宝试试看吧！

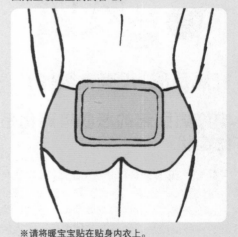

※请将暖宝宝贴在贴身内衣上。

对于由姿势的不平衡和骨盆的扭曲而引起的腰痛，可以使用孕妇专用的骨盆腰带来稳定骨盆。等到妊娠中期可以适当运动之后，通过练瑜伽或者游泳等增加全身肌肉，也可达到预防腰痛的效果。此外，受凉也常常会引发腰痛，所以一定要避免受凉，注意腰部周围的保暖。

感觉有些受凉的时候，可以将暖宝宝贴在骶骨周围来加以预防（参照上图）。此外，和主治医生的交流也很重要。必要时可以请针灸师为自己进行一次针灸治疗。

便秘

注意饮食平衡和适当运动

妊娠开始以后，体内黄体酮分泌增加，肠道蠕动减缓，导致便秘。

因为便秘的发生，吃下去的食物需要经过很长时间才能代谢，而且大便干燥现象也愈发严重。再加上妊娠反应导致难以进食，食物在胃中堆积无法促使胃、结肠进行反射性的蠕动，导致排便越来越不规律。此外，变大的腹部压迫着子宫和肠道，进一步减缓了肠道的蠕动。

便秘恶化后还可能会引发痔疮，所以平时对便秘的预防非常重要。

首先，要平衡膳食、细嚼慢咽。有便秘征兆的人注意多食用一些富含纤维素的食物。

此外，应该尽量养成适当锻炼的习惯。例如散步之类的全身运动，可以改善血液循环，促使肠道蠕动。便秘非常严重的时候，切忌到市场上随便买药服用，而应该请医生来诊治。市场上销售的药物中大多刺激性成分较高，一定要控制使用。此外，腹泻严重时可能会有流产的危险，这一点需要注意。

心悸、气喘

无法深呼吸时不要着急，慢慢来

妊娠期间，血液中的水分含量增多，为了保证全身的血液循环，起到"水泵"作用的心脏一时间负担加重。

此外，妊娠20周左右时，变大的子宫压迫到横膈膜和肺部，有些孕妇稍稍走一段路就会感觉心跳加速，呼吸困难。这个时候即使无法做到深呼吸，也要慢慢地进行浅呼吸运动。行动时放慢节奏，一定不要着急。

从稳定期开始，在身体条件允许的范围内，可以进行游泳、散步之类的体育锻炼，以此来提高肺活量。

除了心悸、气喘之外，如果出现了心律不齐等其他症状，则应及时向主治医生咨询。

瑜伽预防便秘（睡觉时两膝分开的姿势）

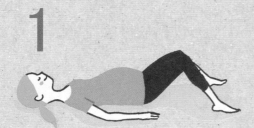

1

仰面而卧，双腿支起，两膝稍稍分开。

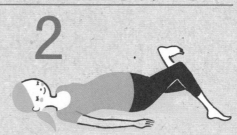

2

注意保持支起的膝盖不动，一边吐气一边将另一膝盖向内弯曲，注意不要勉强，然后再慢慢地复原。另一膝盖也做同样动作。
※妊娠晚期不可做此动作。

头痛

练习伸展体操和瑜伽来稳定自律神经

妊娠期间，由于自律神经的紊乱，有些孕妇可能会时时感到头痛。此外，妊娠晚期的时候，为了支撑变大的身体，肩部肌肉会被拉抻，也可能会引发头痛。

还有一种是由生产和育儿的压力所引起的紧张性头痛。

如果是由肩膀、颈部僵硬引起的头痛，要注意避免长时间保持同一种姿势，活动活动肩膀，做做伸展体操或者瑜伽都很不错。瑜伽在稳定自律神经方面很有效果。此外，如果压力过大，一定不要憋在心里，可以找家人或者身边的朋友倾诉一下。

但是，如果头疼得厉害，像是要裂开一样，就要立刻前往医院了。

贫血

多多摄取铁元素，预防贫血

妊娠期间，一方面要向宝宝输送营养，另一方面，由于孕妇自身的体格变大，需要进行血液输送的组织增多，血液量增加。但是，血液成分本身却没有发生变化，最终导致红细胞浓度降低。再加上腹中胎儿为了造血而不断地通过胎盘吸收铁元素，所以最容易引发孕妇缺铁性贫血。如果贫血症状严重又置之不理的话，分娩时可能会引起大出血，危及生命安全。因此，务必要在生产前改善贫血症状。

孕妇健康检查时如果被确诊为"贫血"，可以在医生的指导下服用铁剂。但还是要做好最基本的预防，平时多食用一些铁含量丰富的食物，比如小松菜、菠菜、羊栖菜、蛤仔等。把它们和维生素C一起服用，可以提高铁的吸收率。小松菜和花茎甘蓝中铁和维生素C的含量都很丰富，建议多多食用。此外，饭后不要

饮用咖啡、绿茶、红茶等单宁酸含量较高的饮品，以免妨碍铁的吸收。

瑜伽调理自律神经（日月呼吸法）

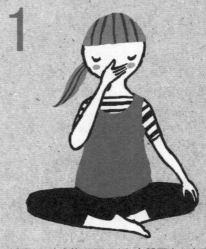

选择舒服的姿势坐下，比如盘腿而坐。左手拇指和食指交叉成圆形，放在膝盖附近。右手放在鼻子处。

手指摁住左鼻孔，从右鼻孔吸气，然后再摁住右鼻孔，把气从左鼻孔呼出来。

再摁住右鼻孔，从左鼻孔吸气，摁住左鼻孔，从右鼻孔呼出。反复练习直至内心平静下来。

关于妊娠初期的头晕症状

妊娠初期有时还会有头晕现象。头晕和贫血容易被混为一谈，但头晕主要是由自律神经失调，无法有效地控制血压所致。在这种情况下，要注意保证充足的睡眠，早睡早起。晨起时做一些简单的体操和伸展运动，保持良好的生活规律。

头晕不会对胎儿产生直接的影响，但是有酿成诸如跌倒等事故的危险。头晕时，如果能躺下的话，要注意把头放低。而如果恰巧发生在外出时，就要当即抓住某些东西，蹲下来，等待症状缓解。而如果症状频繁出现，则需要到医院就诊。

静脉曲张

改善下肢血液循环，有效预防静脉曲张

所谓静脉曲张是指由于静脉扩张，形成了像瘤一样的东西。特别是在妊娠晚期，下肢受到子宫的压迫，血液循环变差，常常会形成静脉曲张。静脉曲张的产生主要是因为通往心脏的静脉血无法回流至上肢，在血流不通畅

的地方堆积而致。大腿根部、膝盖内侧、腿肚以及外阴、肛门等处都有可能形成静脉曲张。如果发现类似症状，请在孕妇健康检查时向医生咨询。

预防静脉曲张最重要的是要改善下肢血液循环。避免长时间站立或者久坐。睡觉时把脚抬高，注意不要受凉。此外，穿着弹力较好的医用长筒袜也有不错效果。

肩酸

通过简单的伸展运动和按压穴位来改善血液流动

妊娠中的肩酸症状一是因为乳房变大，二是因为身体长期保持着一种庇护腹部的姿势，使颈部和肩部的肌肉被拉伸而变紧张，所承受的负担加重。

此外，对那些仍在工作的妈妈们来说，工作时长时间保持同一种姿势（比如电脑作业等），使肩部周围的肌肉负担加重，也可能会引起肩酸。

要解除肩酸症状，重要的是改善肩部周围的血液流动。比如进行一些伸展运动的练习，上下活动活动，左右摇晃摇晃肩膀等，或者披

有助于缓解肩酸的穴位

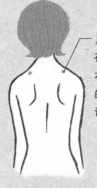

肩井
在后颈和肩头中间的左右，把手伸到背后用适当的力度按压穴位。也可以让爱人来做。

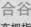

合谷
在拇指和食指的中间，手背虎口处。用另一只手的拇指稍稍用力地按压穴位。多揉几次，直到穴位处有酸胀的感觉。

曲池
在手臂弯曲时拇指一侧的胳膊肘低凹陷处。紧紧地握住手臂，将拇指放在曲池穴处，用合适的力度按压。

上披肩，以避免颈部和肩部受凉。

通过泡澡使全身变暖对缓解肩酸有很好的效果。此外，按压穴位也有助于改善血液流动。而且可以边看电视边做，请一定要试试看，只需在想起来时做一下即可。

痔疮

多多摄取食物纤维，也可以用泡澡来温暖身体

痔疮是指肛门处形成的静脉曲张。在子宫的压迫下，肠道和肛门的血液循环变差，引起肛门周围充血，形成痔疮。便秘严重的情况下，干燥的粪便排出时可能会擦破肛门黏膜，或者导致静脉血管破裂。而如果排便时过度用力，还会压迫到痔核，引起症状加重。所以，如果没有粪便排出，就不要一直在坐便器上坐着了。

预防痔疮最主要就是防止便秘，平时注意保持膳食平衡，容易便秘的人要在饮食上多摄取一些食物纤维含量较高的食物。此外，还要避免受凉，可以通过泡澡来改善血液循环。如果症状或者出血现象严重的话，要到妇产医院就医，千万不要勉强忍耐。

尿频、尿失禁

以勤上厕所来应对

尿频主要是由变大的子宫压迫膀胱所致，有的准妈妈很早就有了尿频的烦恼。因为子宫在膀胱的内侧，子宫变大之后会压迫到膀胱，导致膀胱内还没有储存尿液时就已经有了尿意。这只是正常的生理现象，不用太过担心。但是，除了频繁地跑厕所之外也别无他法。不过，膀胱炎也会导致尿频的现象，所以如果除了尿频之外，还有尿不尽、排尿时有痛感等症状，就应及时向主治医生咨询。

此外，妊娠晚期的时候，体内激素的变化导致尿道口周围的骨盆底肌肉群松弛，打喷嚏或者大幅度运动时会出现尿失禁现象。尿失禁的应对之策也是要频繁地跑厕所，千万不要因为害怕麻烦而有意控制水分的摄取量。

为了彻底医治尿失禁症状，建议在产后进行骨盆底肌肉收缩运动。

腿抽筋

通过平衡膳食、轻度运动和泡脚来预防

妊娠中期至晚期，在睡觉或者伸脚的时候，会出现腿肚突然一阵剧痛，腿抽筋的现象。腿抽筋的主要原因是缺钙、发冷，而且为了支撑变大的身体，腿部负担加重而容易疲劳也是其原因之一。

日常饮食中要注意补钙，保证营养均衡，不要挑食。此外，瑜伽、游泳、伸展体操等对缓解肌肉疲劳也有显著的效果。如果身体发冷，可以用温水泡澡，改善血液循环。

此外，养成睡前泡脚的习惯也会有一定的预防作用。

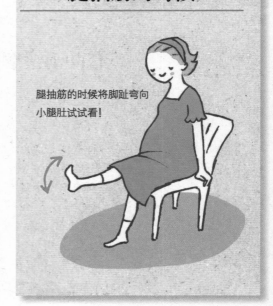

腿抽筋的时候

腿抽筋的时候将脚趾弯向小腿肚试试看！

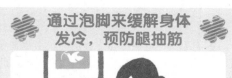

在水桶里倒入热水至膝盖下部，然后把脚放进去好好地泡一泡！如果还有力气，可以从下向上揉揉小腿肚，效果会更好。

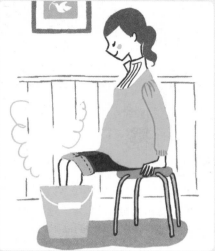

大腿根部、耻骨疼痛

避免长时间保持同一种姿势。凡事不要勉强，保持身心平静

妊娠晚期，不断变大的子宫压迫大腿根部，导致血液循环变差，有时会引发疼痛。

耻骨疼痛的原因，一方面是因为变大的子宫压迫到骨盆，另一方面是因为产前体内的激素分泌发生变化，导致关节松弛。而耻骨联合的松弛，则有助于分娩时胎儿顺利通过产道。

疼痛产生的时候，可以使用孕妇专用的骨盆腰带等加以缓解。但是，最基本的还是要凡事不勉强，保持身心的平静。

此外，长时间保持同一种姿势也会对身体造成负担，所以要尽量避免。耻骨疼痛是身体随着妊娠发生的变化，如果在预产期接近时产生了疼痛，想象着"是不是宝宝要来到骨盆了呢"，或许会感觉好一点。

妊娠中还要注意不要过度肥胖，以免体重的增加使骨盆负担加重。

手脚水肿

通过脚部的伸展运动改善血液循环

脚水肿

随着子宫不断变大，很多孕妇到了傍晚时容易出现脚部水肿现象。这是因为血液中水分含量增多，加上变大的腹部压迫到下肢，导致血液循环不通畅。如果休息一晚上之后水肿消失，就没有什么大问题，也无需担心。而如果症状非常严重，就需要向主治医生咨询。

转转脚踝、走走路等可以缓解脚部水肿，通过运动来改善血液循环。感觉累了的时候，也可以停下来休息一会儿。此外，休息时把脚部垫高效果会更好。

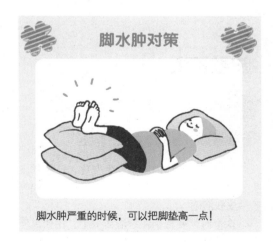

脚水肿严重的时候，可以把脚垫高一点！

手水肿

有些孕妇在晨起时可能会出现手发麻、难以活动的症状，严重时甚至连东西都难以握住，此时就应该请医生来诊断一下了。但是，大部分的手麻症状都是由水肿所引起的，所以手发麻的时候，可以把手握住、伸开、再握

住、再伸开……反复练习十分钟左右，手麻的感觉就会消失。当然，根据每个人的具体情况，有些人可能需要的时间更短或者更长一些。此外，平时注意多活动双手或甩甩手臂等，这些小动作都有利于改善血液循环，防止手水肿。

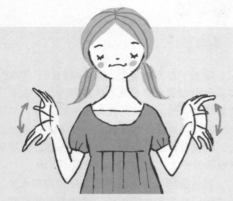

手水肿、手发麻对策

双手放在胸部靠上的位置，不停地甩动。甩手时可以试着握一下。

皮肤不适

激素的变化引发各种症状

妊娠期间的粉刺、色斑等

妊娠期间，体内激素发生变化，汗液和皮肤分泌物增加，容易出现痱子、肿包、粉刺等各种皮肤问题。

这个时候要特别注意清洁卫生。比如出汗后洗个淋浴或者好好泡个澡等。

妊娠期间皮肤比较敏感，之前的化妆品中可能有些会不适合此时的肤质。这个时候应该尽量选择一些刺激性较低的护肤品。做好脸部清洁工作，并注意保湿。此外，还要保证充足的睡眠，平衡膳食，从身体内部进行调理。

妊娠性瘙痒症

顾名思义，妊娠性瘙痒症的症状主要是皮肤瘙痒，有时还会稀稀疏疏地出现一些细小的红色湿疹，和妊娠时期无关。

平时应注意皮肤的清洁和保湿。此外，贴身衣物要选择对皮肤刺激性较小的纯棉面料，尽量不要选择尼龙。如果瘙痒症状非常严重，可以在医生的指导下使用一些止痒的乳膏或者内服药，切忌用手抓挠。

过敏反应增加

妊娠期间，遗传性皮炎等孕妇的过敏性疾病，可能会有症状加剧的危险。这个时候，应该请医生开一些适合孕妇的药品服用。

妊娠色斑、雀斑

妊娠期间，有些孕妇可能会察觉到色斑、雀斑变得明显起来。这是因为体内黄体酮分泌旺盛，引起皮肤色素沉积。所以，妊娠中一定要做好防晒工作，外出时注意带上遮阳伞、遮

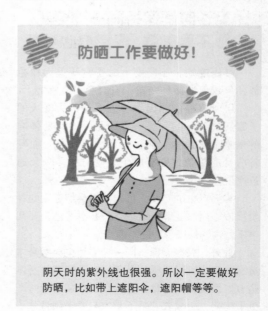

防晒工作要做好！

阴天时的紫外线也很强。所以一定要做好防晒，比如带上遮阳伞，遮阳帽等等。

阳帽以及涂抹上防晒霜等。此外，饮食上还要多摄取一些维生素C、维生素E含量较高的食物，这些都对美肤有所帮助。

色素沉积不仅仅发生在面部，身体的其他部位也会出现。比如，可能会有乳晕、腹正中线发黑的情况。授乳结束之后，有些妈妈的色斑会变淡，不过也有一些妈妈不会发生变化。这种情况下，请把它当做是授乳的证明，不要太过在意。

妊娠线

妊娠线是指在腹部或者乳房、大腿等处出现的一条略呈红色的线。可以通过注意避免体重突然增加、使用乳液进行皮肤保湿以及通过按摩来改善血液循环等方法预防妊娠线的产生。

但是，妈妈们的皮肤被拉伸后出现妊娠

关于妊娠期间的面部清洁和保湿

妊娠期间皮脂分泌旺盛，特别容易出汗，所以化妆后一定要做好面部清洁工作。洗脸时最好不要使用洁面油等对皮肤刺激性较高的油性产品，尽量选择对肌肤比较温和的洁面乳或者洁面膏。此外，洗脸时不要用力搓，以免弄伤皮肤。先把洁面产品挤在手心上，揉出充分泡沫后，然后像是在皮肤表面慢慢地滚动泡沫那样来洗脸。此外，洗脸用的水也不可以太热，最好用温水轻轻地打湿面部。洁面后，选择刺激性较低的化妆水和乳液，轻轻地拍在脸上。

线，都是为了养大腹中的宝宝。所以即便长了妊娠线，那也是"当妈妈的证明"，一定不要为此而烦恼。

妊娠中的牙齿保健问题

受访者

爱儿协会牙科诊疗所

羽田宣裕医生

你知道吗？妊娠期间，体内激素的变化是很容易引发牙周病的。而且，牙周病还有引起早产的危险。养成良好的生活作息习惯，掌握正确的刷牙方法，好好保护你的牙齿吧！

受妊娠反应的影响，口腔内易有脏物

曾经听一些孕妇说妊娠之后长了蛀牙。其实妊娠并不是长蛀牙的原因，而且妊娠也不会造成口腔环境的恶化，比如容易长蛀牙等。蛀牙的产生主要是因为受到了初期妊娠反应的影响，当然，可能有些人的情况不太一样。但是，妊娠反应导致孕妇不能一次大量进食，少食多餐的情况增加，这些都不利于口腔卫生，最终就有可能导致蛀牙产生。

此外，妊娠期间，受到体内女性激素变化的影响，还容易发生牙周病。

牙周病是指牙周病菌引发牙周支持组织的炎性破坏。初期主要表现为牙龈炎症，病情进一步发展后会波及牙槽骨，加剧牙槽骨的吸收，牙齿支持能力下降，最终导致牙齿松动，严重者牙齿可能自行脱落。令人担心的一点是，牙周病有可能成为早产的原因。曾有调查把孕妇分为对牙周病进行治疗和没有进行治疗的两组，结果显示，对牙周病进行治疗的孕妇组早产危险降低了五分之一。正是因为妊娠期间容易患上牙周病，所以生活中一定要注意保持牙齿健康。

保持牙齿健康应注意的事项

牙齿和身体健康息息相关。保持牙齿健康，首先要注意养成有规律的生活习惯，饮食上保证营养均衡，生活上不要有太大压力。妊娠反应严重的时期，如果能吃得下食物，一定要细嚼慢咽。有意识地增加咀嚼的次数，唾液的分泌量也会随之增加，这样有利于提高口腔的自净能力。

此外，吃硬一点的食物时会不自觉地增加咀嚼次数。所以，日常饮食中要多加入一些有嚼头的食材。比如，主食方面选择米饭而不是面包，做肉时把肉切成肉块而不是肉泥。除此之外，还要多食用一些富含纤维的蔬菜和水果，并尽量补充水分。

预防蛀牙和牙周病，最重要的是做好牙齿的清洁。牙刷要选择细毛的，最好是预防牙周病的专用牙刷。刷牙时保持身心放松，甚至可

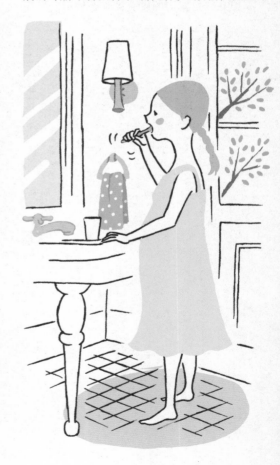

以一边看电视一边刷牙，但是一定要仔细刷。

在发生妊娠反应等身体不适而无法刷牙时，可以用面巾纸轻轻地擦拭牙齿表面，或者经常漱口以清除口腔内的脏物。妊娠期间，如果受不了牙膏的味道，也可以不用牙膏，仅靠牙刷刷一下也是可以的。只要认真做好牙龈周围的清洁，就一定能够有效地防止牙周病。

预防蛀牙和牙周病，刷牙时注意分为"两步走"。

首先，像平时刷牙一样，先大致清除牙齿表面的污垢。然后，用舌头舔一下牙齿表面以及牙齿和牙龈的交界处，感觉黏黏的部分就是没有刷干净的地方。但是，如果牙龈处刷得太用力会造成牙龈出血。这时可以像握铅笔那样握住牙刷，轻轻、慢慢地再刷一次。

牙龈红肿的地方被牙刷碰一下就十分疼痛。这个时候要稍稍忍耐一下，刷牙时可以温柔一些，但至少要把牙齿表面的污垢清掉。如果刷牙时避开疼痛的部分，牙周病会更加严重。此外，牙垢也会加剧牙周病，如果有牙垢，可以和主治医生商量一下，在身体状态比较好的时候，进行牙垢清理或者洗牙等处理。

妊娠期间掌握了正确的刷牙方法，还可以在产后把方法教给孩子。所以，从这个时候起，就牢牢记住正确的刷牙法，好好守护牙齿的健康吧！

掌握预防牙周病的正确刷牙方法，温柔、仔细地刷牙

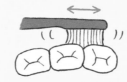

水平颤动法（巴氏刷牙法）

牙刷毛与牙齿呈45°角，牙刷毛顶端置于牙齿和齿龈的间隙处，然后轻轻地刷。

左右横刷法

牙刷毛与牙齿呈直角，左右来回运动。

牙齿健康呵护要点

● 有意识地增加咀嚼次数。
● 妊娠反应严重时，用面巾纸或纱布拭去牙齿污垢。
● 膳食平衡、睡眠充足、生活规律。
● 清洁牙龈时，不要用力，就像是给牙龈按摩一样。
● 使用漱口水，好好漱口。
● 发现没有刷干净的地方，有针对性地再刷一次。
● 尽量使用预防牙周病的专用牙刷。

妊娠中牙科治疗问与答
关于牙科治疗

妊娠期间可以进行牙科治疗吗？

原则上来讲，妊娠期间没有什么不可以进行一般牙科治疗的时期。但是，牙科治疗最好避开胎儿器官成形的妊娠初期（4~15周），尽量在16~27周之间进行。如果蛀牙和牙龈炎非常严重，也没有必要忍耐，可以向牙科医生说明自己的情况，请牙医诊治。

妊娠中可以拍摄X光片吗？

和CT、医疗用X光相比，牙科中所使用的X光的辐射要少很多，所以可以认为是安全的。但是，为了保护腹中的宝宝，最好带上防护围裙（牙科医院会有准备）。

麻醉对胎儿没有影响吗？

牙科治疗时进行的是局部麻醉，麻醉药的使用量也是非常有限的。只要充分考虑到对胎儿的影响以及麻醉药的使用方法、期限、时期、用量等，就不会有什么特别的问题。所以，只要同主治医生和牙科医生商量好治疗的时间就可以了。此外，担心药物过敏的人要在问诊时向医生说明清楚。

妊娠中好好呵护乳房，为母乳育儿做好准备

给宝宝授乳的准备工作几乎是与妊娠同时开始的。为避免产后母乳育儿受挫，从妊娠16周左右起，就开始好好呵护自己的乳房吧！

母乳是妈妈给宝宝的第一份礼物

母乳中富含婴儿所需要的各种营养、容易消化和吸收、免疫物质含量丰富、有助于提高婴儿抵抗疾病的能力等，母乳的好处可以说是数不胜数。那么，宝宝生下来以后，妈妈们是不是都希望用母乳喂养呢？

为此，从妊娠期间开始，妈妈们就需要为母乳育儿热身了！比如，通过妈妈教室了解一些母乳育儿的知识、加强对乳房的保养等。

妊娠期间的乳房保养是母乳育儿成功的关键

妊娠后，受到体内各种激素变化的影响，乳房也开始朝着它"分泌乳汁"的本能目标积极活动了。妊娠前很小的乳腺组织（泌乳组织）开始不断发育，到妊娠晚期时就完全做好了授乳的各种准备。

但是，也有很多外在因素导致不能进行顺利授乳。比如，乳头太大、太小、或者凹陷、扁平等都有可能不方便婴儿吸吮。所以，妊娠期间要仔细观察自己的乳房，并从妊娠16周开始进行乳头的保养。乳头正常的妈妈也同样不可忽视这一点。

产后，由于婴儿每天要多次吮吸乳头，可能会导致乳头皲裂。一旦乳头发生裂伤，授乳时便非常疼痛，甚至难以进行，这对宝宝和妈妈来说都非常痛苦。所以，为了授乳时乳头不易裂伤，妊娠期间一定要好好保养出一个健康的乳头。

乳房保养应时刻注意腹胀情况

虽然乳头的保养非常重要，但是乳头刺激有可能诱发子宫收缩，所以容易腹胀的时候最好不要进行。如果在做乳头保养的过程中发生了腹胀，那么一定要马上停下。此外，有先兆性流产、早产征兆的人请在医生的指导下进行。不能进行保养的日子，给乳房做个日光浴也很不错。

我的乳房是什么类型呢？

| 正常的乳头 | 妊娠期间要好好保养，练就一个健康的乳头吧！ |

| 乳头过大 | 乳头直径约为25mm以上，可以通过按摩使乳头变软。 |

5 mm以下

| 乳头过小 | 乳头直径在5mm之下，婴儿很难吸吮。要重点进行乳头的拉伸练习。 |

乳头凹陷在皮肤里。由于没有和内衣的摩擦，皮肤比较脆弱，可以使用乳头吸引器将其吸出。

乳头凹陷

乳头高度在5mm以下，婴儿难以吸吮，可以使用乳头吸引器将其吸出。

乳头扁平

妊娠中皮肤的锻炼以及授乳前准备

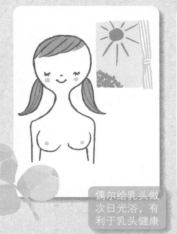

偶尔给乳头做次日光浴，有利于乳头健康

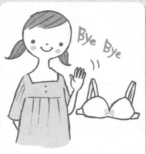

妊娠中乳腺组织发育较快。因此在家的时候最好不要穿内衣，外出时也应尽量穿着孕妇专用的宽松内衣。

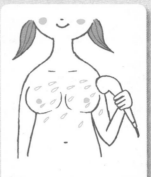

乳房会分泌出保护乳腺的分泌液，清洁时只需用淋浴器冲洗即可，不可用力搓。

乳房的保养方法

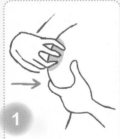

1 五指放于乳晕周围，按压乳房，按压时稍稍用力。

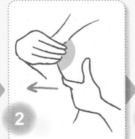

2 五指捏起乳晕部分，向前拉伸。

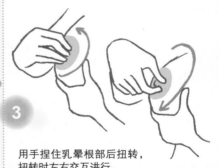

3 用手捏住乳晕根部后扭转，扭转时左右交互进行。

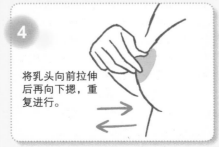

4 将乳头向前拉伸后再向下摁，重复进行。

保养前的准备

对乳房保养最好在泡澡后皮肤变得柔软时进行。注意清洁好手指，避免弄伤乳房。

剪指甲	长指甲很危险，一定要把指甲剪短。
洗手	手脏时会有细菌，应用肥皂把手洗干净。
用热毛巾敷在乳头上	如果不是在入浴后进行，需先用热毛巾敷一下乳头再开始。

如何使生产更轻松

的确，阵痛起来非常痛苦，生产是件极其耗费体力的事情。但是，与其对生产抱有种种不安和恐惧，还不如坚定"我要顺产生宝宝"的信念，掌握放松身心的窍门，努力调理好自己的身体。

掌握放松的窍门

面临初次生产的妈妈们，心里可能有各种各样的担心。"都说阵痛很痛，可到底有多痛呢？""生产时万一昏迷不醒了怎么办"等，她们对"生产"这个未知世界抱有无数的不安和疑问。但是，如果不能积极面对疼痛，等到生产真正来临时，身体就会突然紧张起来，血管收缩，氧气难以供应全身，疼痛反而会更加严重。

这样一来，生产的时间便会延长，宝宝也会很辛苦。生产时最重要的就是放松，而放松的关键就在于能否做好深呼吸。所以，妊娠期间做好练习，就可以在真正生产时派上用场了。此外，瑜伽教室中也会教授关于如何放松的各种窍门。如果条件允许，最好也能够上一下瑜伽班。

通过骨盆的伸展练习使生产更轻松

阵痛确确实实非常疼痛，这是无可置疑的。但是，也不能只想着"阵痛很痛"，而应该把阵痛当做一种"促使宝宝降生的重要能

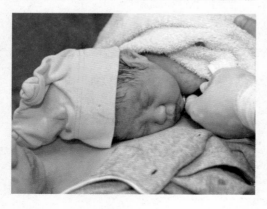

量"，用积极的心态去面对，最终就一定能够收获"顺利生产"的喜悦。

但是，无论心态多么的积极向上，如果在生产过程中体力衰竭，就可能没有力气克服疼痛了。"两腿不停地发抖，站也站不住""股关节发酸，使不上力气"等，万一出现了这些情况该如何是好呢？为了避免这些不测的发生，事先一定要确保骨盆、股关节可以轻松伸展和打开。本书中简单地介绍了骨盆和股关节的伸展体操，建议每天抽出15~30分钟坚持练习。

骨盆的伸展练习可以改善骨盆内的血液流动，同时也锻炼了大腿肌肉和腹肌，这些都有助于分娩时能够更好地发力。

此外，作为阵痛时缓解疼痛的方法，可以尝试着进行站立式腰部扭转运动。这样做既可以转移对疼痛的注意力，又可以改善骨盆内的血液流动，有助于生产的顺利进行。

按摩增加会阴弹性

生产时，妈妈们最担心的可能就是"会不会进行会阴切开术"了吧！虽然到妊娠晚期时会阴会变得柔软、有弹性，但如果拉伸过于严重还是有可能会造成裂伤，而且，分娩的时间也会因此延长，甚至会危及宝宝的生命安全，在这种情况下，可能就要进行会阴切开手术了。不过，也有一些妇产医院不到万不得已是不会进行会阴切开手术的，所以，如果妈妈"不想动手术"的话，生产时可以选择此种类型的医院。无论怎样，妊娠期间将会阴尽量拉开是绝对有好处的。书中介绍了一些有助于会阴拉伸的按摩方法，妈妈们一边想象着顺利生产，一边进行会阴按摩吧！

伸展运动让生产变轻松

闲暇时做一下下面的伸展练习吧！不过腹胀的时候一定要停止练习哦！

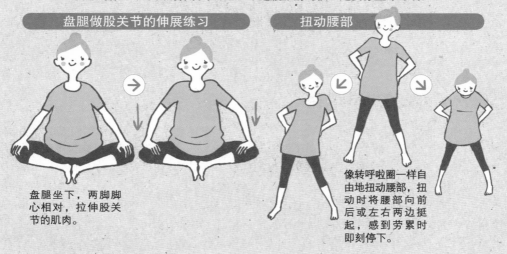

盘腿做股关节的伸展练习

盘腿坐下，两脚脚心相对，拉伸股关节的肌肉。

扭动腰部

像转呼啦圈一样自由地扭动腰部，扭动时将腰部向前后或左右两边挺起，感到劳累时即刻停下。

会阴拉伸按摩

双手按压双膝盖，使膝盖尽量接触到地面。可以一边看电视一边做。

准备 → **姿势** → **会阴按摩的方法**

泡澡

泡澡使身体变暖后，皮肤毛孔张开，会阴也会变得松弛。

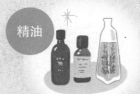
精油

可以使用橄榄油、荷荷巴油、马油等。按摩前修剪好指甲，洗净双手。

保持容易按摩的姿势

双手双膝撑地

深蹲

一只脚放于台上

将拇指的第一关节插入阴道，一边呼气一边朝肛门方向按压。如下图所示，分别朝四点、八点方向进行按摩。

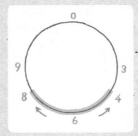

参加妈妈教室，夫妻二人共同为生产做准备

在日本，妈妈教室主要分为政府在地区的保健中心主办和妇产医院主办的两种。无论是初产妇还是经产妇，如果不能两个都参加的话，至少也要参加一下由妇产医院主办的妈妈教室。这样不仅能够学习到妊娠、生产的相关知识，还能够详细了解到医院的方针。

夫妇一起参加的妈妈教室

这次向大家举例介绍的是赤川诊疗所（东京都·杉并区）妈妈教室的情况。在整个妊娠期间，赤川诊疗所总共开办两次妈妈教室。我们这次报道的属于在妊娠晚期进行的一次。在这里我们看到很多临近生产的妈妈们，以及打算陪同生产的爸爸们的身影。这些爸爸、妈妈们围着赤川元医生坐成一圈，妈妈教室就在这样融洽的气氛中开始了。接下来，我们将会向大家逐一介绍妈妈教室的情况。

关于预产期

可能是因为在场的妈妈们大多都临近预产期了吧，每个人都非常认真地听着医生的讲解。赤川医生告诉在场的爸爸妈妈们，预产期毕竟只是预算出来的日期，作为参考即可，不必太过认真；爸爸们要注意不要让临近生产的妻子操心等。

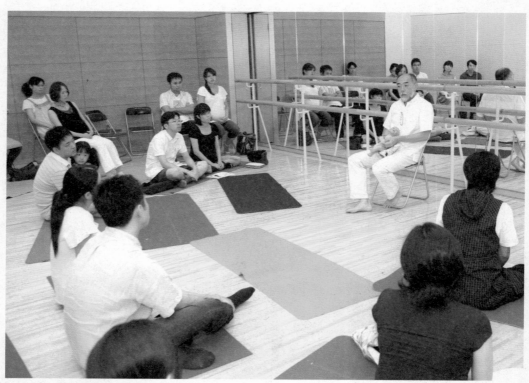

很多准爸爸、准妈妈参加。中间是赤川医生。

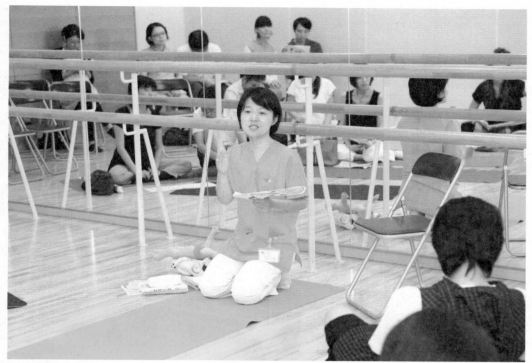

赤川医生讲解完后，助产士上原小姐在认真地为大家做讲解。

到了预产期仍然没有阵痛时

赤川诊疗所从妊娠36周起开始进行胎心监护。在妊娠40周后仍然没有阵痛的情况下，诊疗所会建议孕妇每两天入院一次，进行无应激试验（测量胎儿的胎心率，检查胎儿是否健康）。如果确认胎儿情况正常，那么从妊娠41周期起就需要孕妇每天入院检查。

但是，如果到了第42周仍然没有阵痛，胎盘的情况有可能会恶化，这时候就不得不使用阵痛诱发剂来促使分娩了。在这种情况下，医务人员需要极其细心、谨慎，以防止子宫破裂等意外的发生。

生产开始

对于那些临近预产期的妈妈们来说，最担心的可能就是"阵痛"了。其实，阵痛在刚开始时并不如想象中的那般剧烈，而是非常轻微的疼痛，每小时发生三四次。"咦？这就是阵痛吗？"此时妈妈们可能会有些摸不着头脑。

不过，用不了多久，疼痛就会变得强烈且规律起来。

但是，如果突然发生了剧烈疼痛或者出血、子宫发硬的情况，就需要引起足够的重视。因为这有可能是胎盘发生剥离的正常位胎盘早期剥离症。这种情况下就需要在至少6小时以内进行剖宫产手术，将胎儿取出，否则就会威及宝宝的生命安全。

"之前，有些妈妈曾经建议我不要在妈妈教室讲这些可怕的话题，但是因为这些都是每个妈妈都有可能遇到的情况，所以我还是说了出来！"赤川医生最后说道。在场的妈妈们显然把这些话听到了心里，因为有不少妈妈都在不停地点头。

胎儿回旋以及丈夫的"生产模拟体验"

赤川医生用胎儿的人体模型说明了胎儿回旋出生的情况，然后又简要地说明了分娩台生

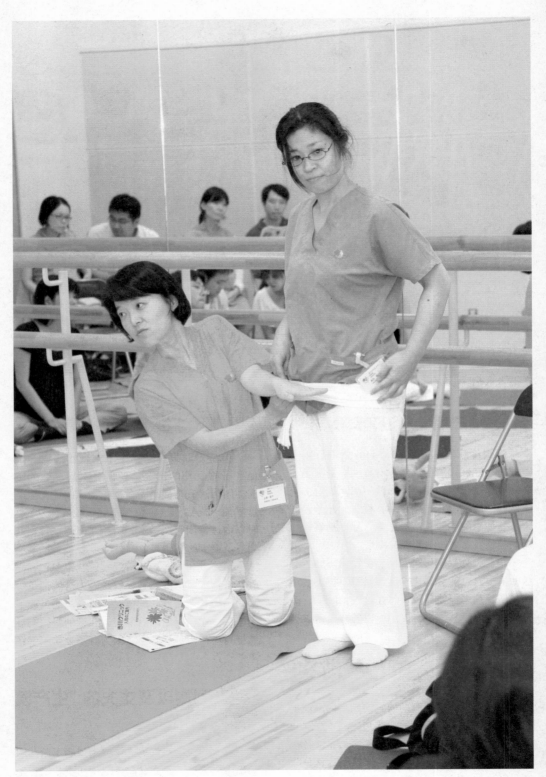

助产士上原小姐和高田小姐正在演示如何做产后的骨盆保养。

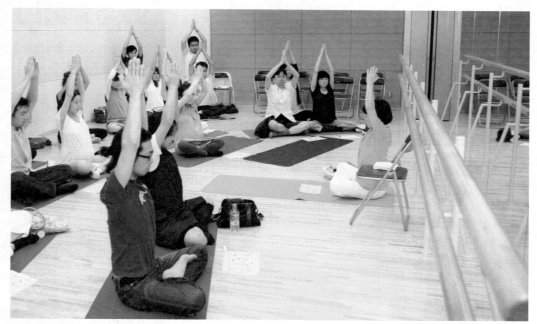

妈妈教室结束前，大家一起做瑜伽呼吸法。

产时的注意事项。接着，赤川医生请在场的两位妈妈当模特，进行了分娩过程的模拟演示，如脚跟蹬住分娩台的脚台、紧紧抓住把手等。与此同时，还对将要陪同生产的爸爸们进行了预行演练，告诉他们生产时要握着妻子的手鼓励她等注意事项。

接着，赤川医生又讲到了妈妈们所担心的会阴切开术以及自由体位生产等问题。生产时，有的孕妇的会阴会被拉伸成像纸一样薄，有的孕妇则没有被拉伸。妊娠期间的会阴按摩对提高会阴弹性非常有效，而且，妈妈们还可以通过按摩了解到会阴的确切位置。此外，身心放松也是生产时不进行会阴切开术的关键要素。自由体位生产是指摆脱"必须用某种姿势生产"的想法。比如，最初决定用双手双膝撑地的姿势生产，而最后却变成了侧卧式生产，这些都没有关系。而且，根据生产流程的不同，医生和助产士会建议孕妇用何种姿势生产会更加轻松。赤川医生希望妈妈们都能够认真考虑医生所给的建议。

赤川医生讲解完后，助产士小姐又为大家讲解了会阴拉伸按摩、产后骨盆的保养、乳房保养、产后生活等相关话题，然后本次的妈妈教室就结束了。离开会场之后，爸爸妈妈们还参观了诊疗所。助产士小姐对分娩台、病房等设施做了详细地说明。参加完妈妈教室的爸爸妈妈们都感慨地说："能来参加妈妈教室真是太好了，这次总算是真真切切地了解了什么是生产，也知道接下来该做什么准备了。"所以，妈妈教室是非常有意义的，希望妈妈们一定要参加哦！

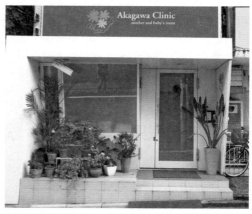

大家不仅参观了分娩室，还参观了产后宝宝和妈妈休息用的房间。

写给考虑回老家生产的妈妈们

"回老家生产"是现在很多人的选择之一。在少子化和妇产科医生不足成为社会问题的今天，回老家生产的情况可能也会发生变化。而这种方法是否真的适合自己呢？妈妈们一定要慎重考虑之后再做决定。

回老家生产是因人而异，请根据自己的生活方式适当选择

现今，仍然有很多孕妇选择回老家生产。

但是，由于地方的妇产医师不足或医疗设施落后，使回老家生产的妈妈们犹豫不决。

回老家生产要在生产的前一个月，由经常去的妇产医院转至新的医院。而产后立刻回老家的人也在不断增多。

正常情况下，妊娠期间孕妇已经和医院的医务人员建立了良好的信赖关系，而临产前应该是放松心情等待生产的一段时间。这个时候突然转院，对孕妇来说也是一个不小的挑战。

重要的是，正在考虑回老家生产的孕妇们到底是出于什么原因而作此决定的呢？我觉得有必要再好好地衡量一下回老家生产的利与弊。

对夫妻二人来说，宝宝是来到他们身边的家庭新成员。宝宝的降临是人生中具有里程碑意义的大事件，这么重要的几周时间，和自己的爱人携手度过不是很有意义吗？我想夫妻之间的羁绊也会因此而加深的。

话虽如此，每个人的家庭环境等情况各不相同，回老家生产可能也有其他不得已的原因吧。

但是，借此机会我还是想提醒大家一句：回老家生产真的符合自己的生活方式吗？请一定再和家人们好好商量一下。

回到自己家里以前要确保什么

事都能自己做

回老家生产的人，大多都是在产前一两个月回到老家，然后再在产后一个月回到自己家里。在老家的两三个月里，父母会给你无微不至的照顾，自己只需照看宝宝就行了。而回到自己家里之后情况就大不一样了。

除了照顾宝宝之外，还要做饭、打扫卫生、洗衣服等，你又回到了一个人承担所有家务的现实之中。

而且，由于这段时间一直和丈夫分居两地，丈夫和宝宝的共同生活也比常人晚了一步。想要从丈夫那里得到像老家父母那样无微不至的照顾好像也是不可能的。

所以，为了避免回到家后突然劳累，在老家的时候最好先模拟一下回家之后的生活，慢慢地增加自己的工作量，确保一个人也能够完成所有的事情。此外，也不要一开始就对丈夫抱有太多期待，可以一点一点地教给他，慢慢地他就能帮到你了。

回老家前需要确认的事项

☐ 是否可以找到为自己接生的妇产医院。

☐ 在回老家的前一周拿到医生开的介绍信。

☐ 将自己要回老家生产的事情尽快告知医生。

☐ 把不在家时需要丈夫做的事情记下来。

☐ 确定好回家的交通方式，事先预约。

☐ 安稳期间回老家待一段时间。

☐ 先把回老家后用得到的东西寄过去。

利	弊	
父母的全力相助使生活更轻松	**不能和丈夫一起开始同宝宝的共同生活**	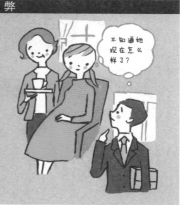
在产前、产后这段消耗体力的时间里，有父母照顾自己的生活起居，身体就可以得到很好的休息。再加上精神上也没有什么压力，可以悠闲地度过和宝宝在一起的时间。	由于夫妻二人分居两地，两人对生产的热情也容易产生落差。此外，妈妈在产后会变得特别敏感。如果在育儿等方面和母亲发生了意见分歧，妈妈可能很容易受伤。	

产前回老家（左侧纵排）

利		弊
夫妻分离的时间压缩到最小限度	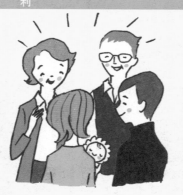	**仅靠夫妻二人育儿压力很大**
由于产前不用转院，减少了很多麻烦的手续。而且也不用和丈夫分开那么长时间。省去了妊娠中和生产时需要使用的很多东西，返乡时行李较少。		出院之后的那段时间将会非常困难。丈夫没有"做爸爸"的自觉，在育儿方面也插不上手。而且每到产妇健康检查时都要回去一次。

产后回老家（左侧纵排）

回老家生产的体验日记

虽然有时会和母亲吵架，但也因此获得了自己作为母亲的信心。

东京都·山崎忍小姐

我还记得当时母亲跟我说："要不你回来生产吧，这儿也有好的妇产医院，我们还可以照顾你。"听到母亲这么说，我当即就决定了回老家生产。

我是在6月份得知自己怀孕的，预产期是在第二年的3月20日。我的妊娠过程非常顺利，所以一直工作到2月份才开始休产假。10月份时我把自己要回老家生产的想法告诉了一直做孕妇健康检查的妇产科，并在同一时间电话预约了要转至的妇产医院。虽然当时预约非常成功，但对方只告诉我，回

老家后要立刻参加他们医院举办的妈妈教室。可是我的老家在冈山县，离东京比较远，所以也不是说回去就能回去的。结果，我是到了3月初才回到老家的。那是我结婚以来第一次和丈夫分开，不过我们每天都互发短信，问候对方的情况，所以也没有觉得太寂寞。

回老家之后就慌慌张张地参加了医院举办的妈妈教室，和另外一位妈妈一起，当时所有的妈妈中间只有我们两个人是临月。记得我还深深地反省过，都怪自己太磨蹭了。

那家妇产医院在当地反响很好。医院非常干净、宽敞，设施也很齐全。虽然我对医院的印象不错，但毕竟是在生产前两周才来到这里，总觉得自

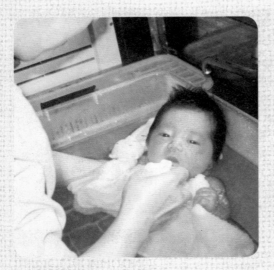

己是个外人。

　　不过，每天都能吃到母亲亲手做的营养丰盛的饭菜，我真的是非常幸福地度过了临月。

　　然后，在预产期那天顺利地诞下了宝宝。虽然丈夫没能来得及陪我生产，但在产后几个小时，终于见到了我们的女儿，丈夫也激动得不行。

　　接着，慌乱的产后生活就随之而来了。我真的没有想到，产后生活会发生这么大的变化。我母亲以前是护士，她非常熟练地教给我该怎么给孩子洗澡、怎么抱孩子等。母亲手把手的教导真的使我增加了很多底气。但是，有一件事情闹得很不愉快。那是在生产后的头几天，我的奶水不足，母亲说只要给孩子多喝些牛奶就好了。而我则坚持说暂时只喂母乳，自己再努力一下，看看情况是否能好转。我和母亲的意见无法达成统一，一时间让我非常失落。不过现在想想，母亲

也是为了我好，可我当时却总觉得她是在指责我。

　　产后每天忙于照顾孩子，生活再也不像临月时那样悠闲了。虽然发生了很多事情，但母亲毕竟是把三个孩子带大的人。即使在育儿方法上我们有很多意见分歧，母亲依然是事事为我着想，为了让我回到自己家后能够一个人照顾孩子，她教给了我很多很多东西。我真的非常感谢我的母亲。

　　在我产后回家之前，丈夫非常想念女儿，并在1个月内来回跑了2次。那段时间，可能最寂寞的就是丈夫了。对我来说，老家的生活非常新鲜，而这次生产也成了我永久的回忆。如果有了第二个孩子，我决定和丈夫共同努力，这次就不再回老家生产了。

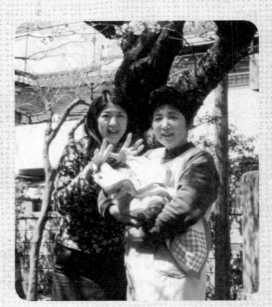

工作中妊娠生活和产后的回归岗位

有很多孕妇在妊娠期间仍坚持工作。在此，我要向大家介绍一下如何才能一边工作一边保持健康的妊娠生活，以及产后回归岗位的几个要点。此外，请咨询一下那些曾经在孕期继续工作的孕产妈妈们，她们的建议也非常值得参考。

妊娠初期

孕期身体难免有不适，应尽早向公司报告

妊娠初期是问题多发的一段时间，妊娠反应引起各种不适、先兆性流产等，很有可能因为突发状况而不得不向公司请假，所以公司方面也有必要探讨一下产假中人事变动的问题。

此外，如果工作中需要搬重物或者有什么危险动作时，就需要请公司为自己调整工作。所以，得知受孕之后，就尽快向公司领导汇报

吧。汇报时也可以大致列出个计划，比如什么时候休产假、产后何时回归岗位以及育儿休假的各种问题等。

根据职场和雇用形式的不同，关于上班族准妈妈的规定也有所差异。得知受孕之后，就需要确认一下公司的就职规定，有什么不清楚的地方要及时与上司商量一下。

妊娠初期应着手收集信息

各地对生产和育儿都提供了很多服务，不过大部分都需要自己申请才能得到。所以，在得知受孕之后，要尽早收集各种信息，确定好

职场中如何度过妊娠反应期

1. 通过调整上下班时间以避开高峰期的拥挤。出门时可以佩戴孕妇标志。

2. 空腹容易造成身体不适，所以上班时最好带上几块糖果或者饼干以随时充饥。不舒服时还可以嚼一下薄荷味的口香糖。

3. 不要勉强进食。午饭时能吃什么就吃什么，但是不要忘记补充水分。

4. 有时空气不好也会令人感觉不适，所以出门时最好戴上口罩，这样还可以预防感冒。

5. 身体不舒服的时候，不要勉强工作，向公司请个假好好休息一下吧。偶尔呼吸呼吸外面的空气，对转换心情也是很有必要的。

6. 回家后要好好休息。丈夫应该帮助做些家务等。

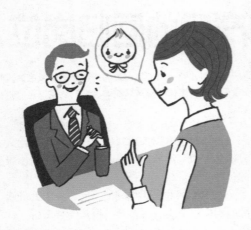

申请时间表。

此外，那些产后仍要继续工作的妈妈们还要事先确认一下保育院的生源情况以及费用等问题。请准妈妈们一边考虑着什么时候恢复工作一边收集信息吧！

妊娠反应时期不要勉强

妊娠反应期间，高峰期的拥挤以及长时间的工作对孕妇来说都是很大的负担。这个时候就要考虑能否错开上下班时间，也可以尽早出门，以便有时间慢慢地上楼梯锻炼锻炼。

妊娠反应引起身体不适时，一定不能勉强工作，而应该好好地休息一下。

妊娠中期

腹部不断变大时要注意服装的选择

妊娠中期以后，大部分孕妇的妊娠反应都渐渐得到了缓解。而腹部则开始不断变大，这时就需要选择比较宽松、易穿易脱的衣服，如长款针织衫、背带裤、背带裙、A字连衣裙等都是不错的选择。此外，由于此时的身体不易保持平衡，为了避免跌倒，一定要选择低跟的便鞋或者运动鞋。而包包则最好选择能让两手空出来的背包。

发冷及体重管理对策

女性原本就容易受凉，特别在妊娠期间，如果身体受凉，血液循环就会变差，容易引起腹胀等情况。所以，准妈妈们除了要对抗冬日里的严寒之外，还要注意预防办公室空调病。上班时可以备条盖膝毯或者穿厚一点的袜子，以避免腰部和双脚受凉。此外，市场上还有出售孕妇专用短裤等各种物品，妈妈们可以根据自己的情况选购一些。

此外，食物对防止受凉也很有效。虽说夏日里暑气难耐，但也不能只吃冷饮，考虑到自己的身体情况，还是尽量喝热水。冬天，最好在饭菜里放些生姜，多吃一些暖体的食物。

选择食物的时候，还要考虑到体重方面的问题。吃得太多、体重过度增加，有可能会导致妊娠高血压综合征和妊娠糖尿病等。工作的妈妈们，午饭等在外面吃饭的几率较高，这时一定要注意食物的热量，尽量选择一些富含食物纤维的食品以及叶酸、铁含量较高的饭菜。

自我调节工作量

这个时期，随着身体情况渐渐稳定下来，妈妈们很容易开始埋头工作。但这样勉强自己是不对的，妈妈们应该在周围同事的帮助下，边工作边休息。特别是那些需要腹部用力的工作，一定要停止。身体不舒服的时候，可以向公司申请缩短工作时间。通过减慢工作节奏或向医生咨询等来调理自己的身体状况。此外，即使工作再忙，也一定要坚持进行孕妇健康检查。而且，做检查时要尽早结束工作或者向公司请个病假，千万不要慌慌张张地赶往医院。

妊娠期间，你可能会被安排一个自己不喜欢的职位，也可能由于种种原因不允许自己继续工作，这些都有可能让你感到压力很大。但不管怎样，你一定要记住，妈妈的压力就是腹中宝宝最大的敌人。所以，遇到什么让自己不安的事情时，可以向爱人倾诉，共同找出解决的办法，一定不能让压力积攒下来。

妊娠晚期、产后

为顺利移交工作做好准备

停职或者休产假之前，需要进行工作的交接。为了继任者能够更容易接手，可以事先总结一下工作流程等，做好各种准备之后，慢慢地把工作转交给他。此外，还要向客户等工作伙伴介绍一下继任者，并给他留下你的联系方式，以便有困难时能够随时联系到你。如果产后还要继续工作的话，那么在产假和育儿假期间，仍要和公司保持联系，最好请他们把工作上的相关资料和包裹送到自己家里。此外，离开前还要把桌子和柜子收拾干净，并且不要忘记和同事们打声招呼。

妊娠晚期，腹部变得非常大，身体更加容易劳累。这个时候一定要小心行动，凡事不能勉强。此外，很多人在进入产假之后，心情放松、生活懒散，体重一下子增加了很多。所

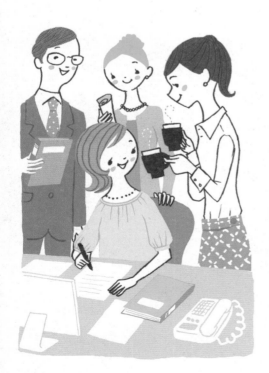

保育设施各种各样

●认可保育院
保育院的设施和保育士的人数都符合国家规定的最低标准。费用根据个人收入而定。

●无认可保育院
包括新生儿保育和24小时保育，费用较高。

●公司的托儿所
最近，越来越多的企业开始增设托儿设施，可以向公司咨询一下。

●认定幼儿园
兼具幼稚园和保育院两者的功能，目前数量较少。

●育儿姐姐
持有保育士资格的家庭育儿姐姐。可以在自己家里照顾宝宝。

以，即便是进入产假后，也最好不要突然改变原来的生活节奏。

比较后选择合适的保育设施

生产结束后，最好能尽快回公司报道。不过在法律所规定的产假期间是不用工作的，因为那是妈妈们恢复身体所必需的时间，需要好好的休养。此外，各公司对育儿休假的规定也有所不同，妈妈们需要根据自己的身体情况，并同公司商量之后，再决定什么时候恢复工作。而一旦确定好了时间，接下来就要进行各种准备了。

首先，给宝宝选择保育设施时，需要综合考虑到保育时间、费用、可以接收的月龄等各种情况，再三比较之后再做决定。但是，如果自己满意的保育院没有空余名额，就可能需要等待了。不过，也可以向公司的前辈妈妈们咨询咨询，或者亲自到保育院考察一下，事先多选出几家以备不时之需。

确定好保育院之后，就要在宝宝正式入院之前，趁育儿休假的时间多去几次，以便宝宝能够更好地习惯保育院的气氛。此外，有的保育院不可以保存冷冻母乳，所以，如

果坚持母乳喂养，选择时一定要确认好这一点。而如果要停止授乳，就要让宝宝慢慢地习惯使用奶瓶。

另一方面，将要恢复工作的妈妈们自身也要行动起来了。闲暇时可以浏览一些工作相关的资料，慢慢地将自己的生活转变回工作模式。如果条件允许的话，还可以请父母来帮忙，这样就可以轻松地返回职场了。

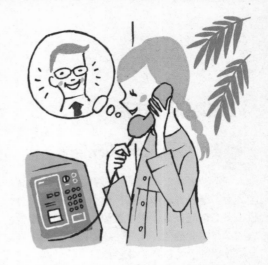

保护工作妈妈的相关法律

为了支援工作妈妈，《劳动法》做出了很多制度性的相关规定。那么，先来了解一下这些法律的基本知识，并把它应用到自己的生活上吧！

◇病假

从受孕到产后这段时期，可以向公司申请接受孕妇健康检查的时间。

◇时差通勤、缩短劳动时间

为了保护母子健康，孕妇可以申请错开上下班时间，以及缩短劳动时间。

◇岗位调动

由于孕妇不能进行搬运重物等工作，可以要求调换岗位。

◇产假

孕妇可以休90天产假。有的企业产假时间更长。

◇育儿休假

可以休假至宝宝1岁。

工作妈妈的报告

多亏了身边人的支持，我才能在孕期继续工作

寺师小姐是大学的办公室职员。妊娠期间，单位里为她减轻了工作量，而且她的母亲还特意过来帮忙，寺师小姐在大家的帮助下，一直坚持工作。

多亏了单位的理解和家人的支持

寺师淳子小姐

　　我是一所私立大学的办公室职员，平时主要负责考试宣传方面的工作。我的工作内容非常广泛，如制作面向高中生的宣传品、进行考试的准备等，有时还要出差去高中和会场参加研讨会。我是在1月份得知自己怀孕的，那时因为要做考试方面的准备，学校里每天都很忙碌。当时我想等学校里稳定下来再说，于是，在2月中旬（妊娠10周）时才向领导汇报。

　　从3月初（妊娠13周）起，学校里开始给我安排每天早、晚各30分钟的休息时间。领导对我生产、育儿之事非常理解，也很支持我。自从我向领导汇报之后，领导就免除了我出差的工作。还叮嘱我在做学校活动的准备工作时，可以不做体力劳动的部分。我周围的同事

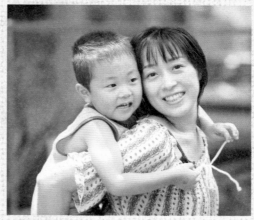

"最喜欢妈妈了！"

们也大多都是女性，而且大家都非常关照我，所以能有这么好的工作环境，我真的感到非常幸运。

　　我的妊娠反应并不严重，但是每天乘坐地铁上下班着实非常辛苦。虽然时间很短，但是车内乱糟糟的，我完全找不到座位，每次都累得不行。到后半程时，有时还会出现一些贫血症状，感觉头晕目眩的。如果工作时一不小心拖延了时间而赶上高峰期，就会出现如此痛苦的回忆。

　　而且，二胎和头胎还不同，不论多么劳累，还是要照顾好孩子，真的是非常辛苦。每天疲倦地回到家后，还要做饭，给孩子洗澡，哄他睡觉……等我到了34周进入产假时，他还闹着不要去幼儿园。有时好不容易把他送到了幼儿园，他又无论如何也不愿意，好几次都又跟我回了家。结果，我生产前的3周时间，孩子也"休假"了。所以，我就经常劝自己，"虽然要生第二胎了，不过还是要照顾好第一个孩子啊。"

　　所幸的是，我离娘家比较近，母亲能经常过来帮我，家里人的支持真的给了我很大的帮助。如果没有身边这些人的支持，笨手笨脚的我怎么可能在孕期继续工作呢。所以，我真的非常感谢单位里的同事和我的家人。

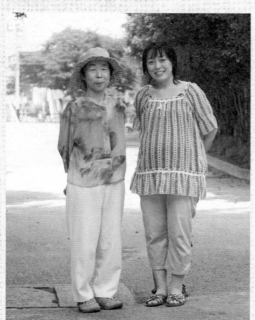

在工作、家庭、育儿各方面给予很大帮助的母亲。

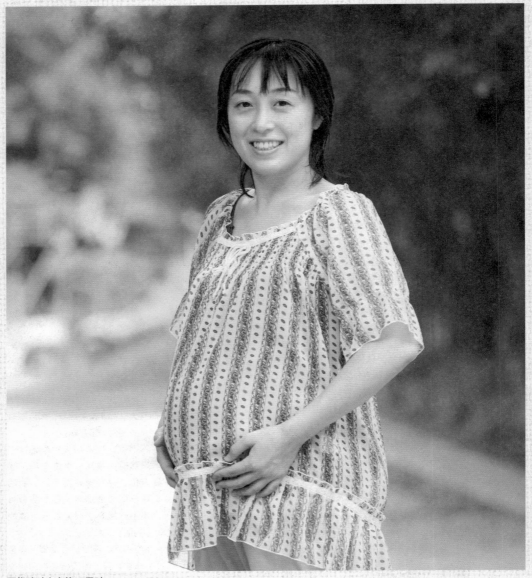

可能随时生产的37周时。

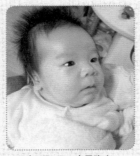

2008年9月2日，次子降生，
重3400g。康二郎君（产后
1个月）。

各个季节的妊娠生活以及搬家、旅行

妊娠期间，各个季节都有需要注意的地方。接下来向大家介绍的就是孕妇在春、夏、秋、冬四个季节的生活小常识。此外，搬家、旅行等生活环境发生变化时也应该多加注意。

各个季节的妊娠生活

春

日常生活中小心应对花粉过敏

　　3、4月份是杉、柏等树类花粉传播最广的季节。妊娠期间，随着体内激素的变化，人的体质也会有所改变，之前没有花粉过敏的人也有可能突然出现过敏症状。而且，症状严重的话，会感觉浑身乏力、压力增加，对妈妈和宝宝的健康都不好。

　　预防花粉过敏，首先要掌握有关花粉的信息，避免接触花粉。空气中花粉较多的日子少外出、风大的时候不外出等。如果一定要出门，最好戴上口罩、眼镜、帽子，防止身体接触到花粉。回到家后，注意弹去衣服上的花粉，然后洗手、漱口。此外，花粉还会通过窗户飘到房间里来，所以要经常打扫房间。收衣服的时候，不要忘记拍打掉粘在上面的花粉。

　　到了5月份，紫外线已经相当强烈了，出门时应该像夏季一样做好防晒措施。

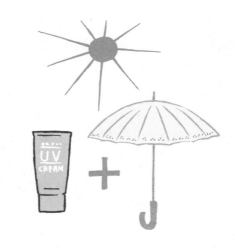

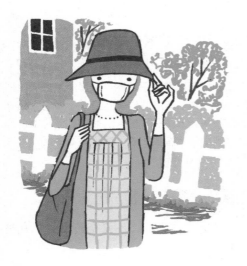

夏

夏季是色斑高发期，一定要做好防晒

　　妊娠期间，体内黄体酮分泌旺盛，黑色素沉积，容易生成色斑。所以，孕期做好防晒工作尤为重要。外出时可以涂抹上防晒霜或者粉底，以避免紫外线对皮肤的损伤。这个时期，即使在阴天、多云的情况下，紫外线也很强，外出时一定要带上帽子或者遮阳伞。此外，坐车靠窗时，也要注意防止穿过玻璃窗照射进来的紫外线。

预防色斑、雀斑，不仅要做好防晒，还要注意保持有规律的生活作息和饮食习惯。积极摄取一些富含维生素C和β-胡萝卜素的蔬菜和水果，对淡斑、美肤有很好的效果。

此外，妊娠期间新陈代谢旺盛，汗液等分泌物增多。夏季容易出汗，再加上皮肤比较敏感，不好好护理的话，很容易诱发粉刺等皮肤炎症。外出回家后，一定要马上洗脸，洗脸时可以使用低刺激性的香皂或者洗面奶，防止肌肤出现问题。

衣服要选择吸水性好、能够反复洗晒的结实面料。此外，夏季室内一般会开空调，为了避免受凉，最好带上一件针织衫。

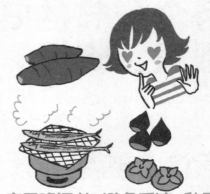

秋

秋季食欲较好，避免暴饮暴食

秋高气爽的季节，商店里到处摆放着新鲜的大米和各种时蔬，看到后就不由得胃口大开。但是，由于孕妇要保持好自己的体重，一定要注意不可暴饮暴食。一日三餐尽量多吃煮菜，少吃油炸食品。蘑菇、魔芋、海藻等食材虽然热量较低，但是富含维生素和食物纤维，即使多吃也不会发胖，所以做菜时可以尝试着使用这些食材。

通过适度运动来控制体重

进入稳定期之后，如果身体状况不错的话，建议做一些适度的运动。平时多活动活动身体，不仅可以增强体力，还可以改善容易疲劳的体质，这些都有助于生产的顺利进行。孕妇瑜伽、孕妇体操、游泳等都开设有专门的孕妇班，最好能够参加一下。此外，走路也是一项不错的运动，而且容易进行，闲暇时可以多外出走动走动，呼吸一下外面的新鲜空气，心情也会变得舒畅。偶尔去公园散散步等，还可以转换一下心情。从下班回家时走路开始，一点一点地让身体活动起来吧！

注意早晚温差，避免受凉，秋季旅行要三思

随着秋意渐浓，早晚的温差也越来越大。有时觉得天气暖和就穿着很少的衣服出门了，可是到了傍晚，气温突然下降，一不小心就会感染风寒。所以，为了避免受凉，外出时最好带上一件针织衫。

秋天天气好的时候，人们就会不由得想去赏红叶、泡温泉。准妈妈是不是也开始像以往那样制定旅行计划了？但是，不要忘了，你已经怀孕了。特别是处于妊娠初期的妈妈们，这时还会有流产的风险，而即使是在妊娠中期后，如果容易腹胀也不宜出行。所以，还是三思而后行吧！

冬

注意预防感冒和流感

冬天是感冒多发的季节。外出时最好戴上口罩，回家记得洗手、漱口。房间里最好使用加湿器，以防止喉咙干燥。空气干燥时，病毒扩散较快，容易引发感冒。此外，流感疫苗不会对腹中宝宝造成影响，如果需要的话，可以和主治医生商量。

注意饮食和着装，防止受凉

冬天身体发冷，不仅容易感冒，有时

也会引发腹胀。外出时，一定要全副武装以防止受凉。但是，穿衣过厚，又容易造成肩膀酸痛，所以外套最好选择毛绒等轻质面料。

虽然泡澡对暖身有很好的效果，但是容易造成脱水和头晕，孕妇切忌长时间泡澡。建议等身体暖和之后就从浴盆里出来，接下来再泡泡手脚即可。此外，通过食物从内部暖身也很重要。冬天的时蔬与菜类、生姜等都有助于保暖，可以把它们做成炒菜或者火锅，多多摄取一些。

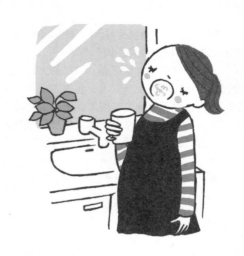

搬家、旅行、游玩

原则上孕期及产后都不可以搬家

可能有些人会想在新家里迎接宝宝的降生。可是，即便是没有怀孕的人，对搬家带来的环境变化也会感到很大的压力，有时甚至会导致抑郁症的发生，更不要说有孕在身的妈妈们了。妊娠期间是不能做任何搬家计划的，而且产后也不可以。但是，如果由于丈夫的工作调动等原因而不得不搬家的话，就请把工作完全交给搬家公司，不要给孕妇造成任何身体或心理负担。

做好迎接未知事件的心理准备

到妊娠5个月左右时，妊娠反应终于有所缓解，这时很多孕妇就有了"想去旅行"的想法。"趁宝宝还没出生，想再来一次夫妻二人的旅行""夏威夷、关岛等国外的医疗设施也很齐全"……

无论远近，旅行都会改变生活的环境和节奏。旅行的时候看似非常快乐悠闲，实际上却是很劳累的。再加上现在妇产科医生不足，万一在旅程中发生了出血或者腹胀不能缓解的情况，而不能及时得到医治，岂不是很令人担心吗？更何况在国外还有语言不通的问题，情况会更加严

暖体的4个法宝

1 泡澡、泡手脚
避免长时间泡澡。通过泡手泡脚等来防止受凉。

2 通过饮食从身体内部调节
胡萝卜、牛蒡等根菜类以及生姜、香葱等香辛调味品都有助于身体的保暖。

3 通过穿衣调理体温
外出时为避免身体受凉，可以穿着毛线的短裤或腹带。在家的时候，也要记得在膝盖上搭条毯子，以防止下半身受凉。

4 适度运动或伸展练习
天气寒冷不能外出的时候，可以在家中做简单的体操，活动活动身体，改善血液循环。特别是睡前进行一些伸展运动，可以使双脚变暖，有助于良好的睡眠。

重。有时即使能够得到及时诊治，但却不能使用健康保险，白白增加了很多经济负担。

不过，还有一种情况是"自己的大孩子放暑假了，想趁此机会全家人一起去旅行"。这个时候，就要考虑到"妊娠期间不知道会发生什么"，在选择旅行目的地时，尽量选择距离较近且附近设有可以就诊的医疗机关旅游地。

而且，待在旅游目的地时，不要到处跑着欣赏风景，最好能够安静下来，好好休息。

除了旅行和搬家之外还需要注意的事项

妊娠不是疾病，过程中如果没有什么问题，只需按照平时的生活方式度过即可。但是，妊娠后身体毕竟有了负担，想要像以前那样自由活动还是不太现实的。

下边的表格中列出了几项需要慎重考虑的事情，可以用来当做参考。

  ## 活动时一切以身体为重

同样的事情，在没有怀孕时可能完全不会在意，可在妊娠期间，就要三思而后行了。

卡拉ok
唱歌本身对身体没有什么害处，但直到深夜一直泡在卡拉ok包房里是不可取的。如果周围有人抽烟就更不行了。

游乐园
在自己的大孩子再三央求下，有些妈妈可能不得不带着他去游乐园。但是，在混凝土路面上走来走去是十分劳累的。即使是乘车也要避免急上急下的快速滑行车，可以选择速度较慢的交通工具。或者放松下来，好好地享受演出。

海水浴
不要下到海里，只在帐篷下休息休息也是不错的。但即便如此，长时间吹海风也容易造成身体疲劳，而且日晒还有可能导致褐斑的生成。

温泉
偶尔泡泡温泉是可以的，但如果水温较热或者泡太长时间的话，容易给身体带来负担。所以，泡温泉时要选择适宜的水温，而且最好用坐浴的方式。但是，有些温泉的水质有可能会引起流产或早产，这一点一定要引起注意。

运动俱乐部
如果自己参加的俱乐部有孕妇班，妊娠5个月时可以在征求医生的同意后申请调班。而如果是一般的俱乐部，那么在得知受孕后就不要参加了。

开车
妊娠初期，即使在白天也会不停的犯困。而且，比起没有怀孕的时候，注意力也下降了不少。所以，开车这种事情最好还是交给丈夫等家人来做吧。

自行车
肚子还不太明显的时候，是可以骑自行车去附近一些地方转转的。而肚子慢慢变大后，身体往往不容易保持平衡。这时为了安全，最好就不要骑车了。

第三部分

运动、体重管理、饮食和营养

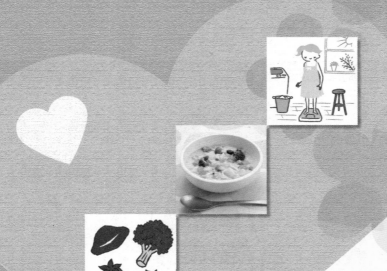

目标顺产！保持适当体重做健康妈妈

妊娠中的体重管理对保持健康的妊娠生活以及顺利生产都很重要。但是，如何才能保持适当的体重呢？接下来就向大家介绍一下体重管理的几个要点。

体重急剧增加容易导致并发症和难产

妊娠期间，体内水分滞留较多，再加上脂肪的堆积，容易引起肥胖。如果过度饮食又不运动的话，体重就会急剧增长。其中最需要注意的是妊娠5个月左右时，妊娠反应终于得到缓解，食欲大大增加，一不注意就会饮食过量，造成体重突然增加。而另外一个需要注意的时间段就是预产期之前，在妊娠10个月左右

时，胎儿降至骨盆，胃部不再受到压迫，这时便容易因胃口大开而过度饮食。

体重骤增会加大妊娠高血压综合征、妊娠糖尿病、难产等风险。还有容易产生妊娠线、产后出血较多、体型难以恢复等各种负面影响（参照下图）。

所以，妊娠期间进行适当的体重管理非常重要。

妊娠期间体重增加的坏处

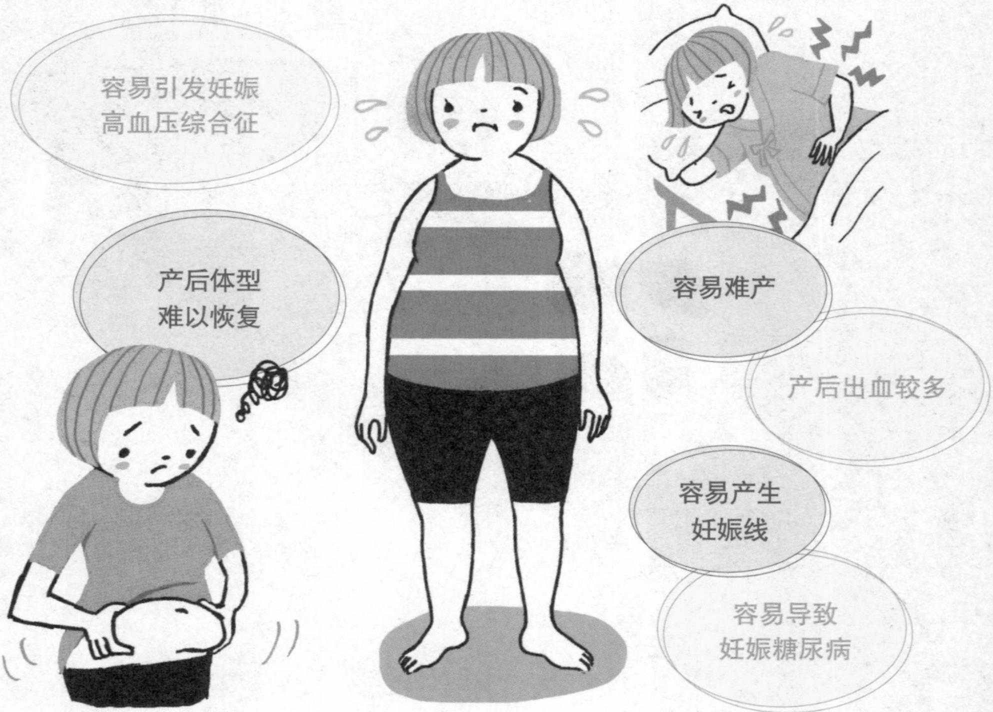

容易引发妊娠高血压综合征

产后体型难以恢复

容易难产

产后出血较多

容易产生妊娠线

容易导致妊娠糖尿病

了解自己的体重增加率

妊娠期间孕妇的体重增加率因人而异。计算时需要考虑到妊娠前的BMI（体重指数）属于标准型、偏瘦型、肥胖型之中的哪一种。不清楚自己BMI值的妈妈们，可以参照以下的公式计算一下。

比如，身高150cm、体重50kg的情况下，BMI=50÷（1.50×1.50）=22.22，属于标准型。BMI值低于18.5属于偏瘦型、高于24属于肥胖型。妊娠期间体重增加的标准是标准型加7~10kg、偏瘦型加9~12kg、肥胖型加5kg。

其中，宝宝的体重大约为3kg，胎盘、羊水的重量约为750g，其他就是脂肪、水分、乳房、子宫重量增加的部分。

有的妇产医院会在妊娠初期算出BMI值，并据此对孕妇进行体重管理的具体指导。

在家也要认真测量体重，做好体重管理

每次孕妇健康检查都会测量体重，以便确认体重的增长情况。每周增加200~300g属于正常，增加500g以上就要敲响警钟了，因为这可能会诱发妊娠高血压综合征。为避免体重继续增长，一定要做好饮食管理和适度运动。体重管理的窍门是，不只在孕妇健康检查时测量体重，在家时也要每隔2、3天测量一次。"最近吃得太多体重增加了，看来得少吃些零食了""接下来还是做些运动来消耗一下脂肪吧"等，像这样，平日里就可以自我调节体重了。

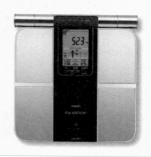

使用体重器进行体重管理

如果家里没有体重器，就借此机会买入一台吧。最近的电子体重器可以精确到"g"，还能够测量体脂肪率、BMI值、内脏脂肪等。妊娠期间虽然不需要如此精确的功能，但产后减肥时可以用到，购入一台可以长期使用。

欧姆龙体重器

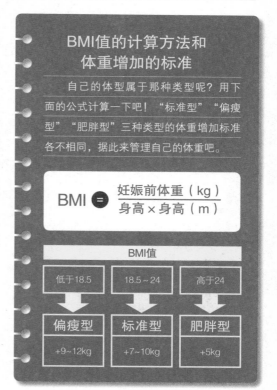

BMI值的计算方法和体重增加的标准

自己的体型属于那种类型呢？用下面的公式计算一下吧！"标准型""偏瘦型""肥胖型"三种类型的体重增加标准各不相同，据此来管理自己的体重吧。

$$BMI = \frac{妊娠前体重（kg）}{身高×身高（m）}$$

BMI值		
低于18.5	18.5~24	高于24
↓	↓	↓
偏瘦型	标准型	肥胖型
+9~12kg	+7~10kg	+5kg

1 记录每天的饮食量
把吃了什么、吃了多少都记录下来。写下来后就会发现"原来吃了这么多零食啊"，然后提醒自己第二天做些运动。

2 晨起后测量体重
尽量每次都在相同的条件下测量体重，以便确认体重增加的情况。最好是每天起床后立即测量。

3 每周增重200~300g
测完体重后即刻记录下来，然后查看每周的体重增加量，如果超过了500g就需要注意了。

4 调节好心情
压力容易导致暴饮暴食。心情焦躁的时候，可以听听喜欢的音乐、同好朋友聊聊天等，以此来排遣内心的压力。

5 睡前3小时不可进食
睡觉的时候几乎是不消耗能量的，睡前进食容易造成脂肪积压。晚饭最晚也要在睡前3小时前进行，饭后就不要吃东西了。

6 尽量多活动身体
除非医生嘱咐要安心静养，否则最好让身体活动起来，就算是做家务也可以。此外，建议进行有氧运动，比如散步等，随时都可以进行。

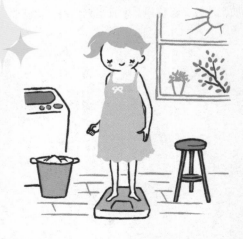

通过合理饮食和日常运动来轻松控制热量

为了轻松控制体重，下面介绍一些在饮食和运动方面应该注意的地方。同时，在怀孕期间掌握的一些控制体重的知识，同样也适用于产后的健康管理。

不要过度限制饮食

我们在之前说过，怀孕期间合理控制体重是非常重要的。但这并不是在建议你"赶快节食"。其实，控制体重最基本的方法就是，三餐饮食要规律，营养摄入要均衡。

千万不要因为在意体重就不吃饭，或者不吃肉和鱼。有报告指出，这种完全不摄入脂肪的饮食可能会造成孕妇营养不均衡，最终出生的婴儿也容易体重偏低，或者孩子成长过程中体形肥胖，长大之后易患成人疾病。那些容易食欲不振和体形偏瘦的孕妇要特别注意这一点。

记下每天的饮食，把握摄入的营养

防止体重上升的关键在于饮食方法和运动。孕妇每天摄入的能量标准是，妊娠前期到中期大约为1900千卡，后期大约为2000千卡。此外，再加上适量的运动，就能够有效防止体重激增了。如果觉得"明明不想吃那么多却还是胖了"，那么就需要再确认一下你所吃的东西。如果配菜的味道比较浓，那么不知不觉中就会吃很多饭下去。另外，需要小心的是，摄入盐分过多可能导致妊娠高血压综合征。

吃饭要细嚼慢咽。因为要是吃得太快，在大脑向满腹中枢下达指令之前就会结束进食，这样便容易产生不足感，然后在饭后不断地增食甜点和点心。

另外，为了防止吃得太多，我们需要随时记下所吃的东西，然后把握好每天都吃了什么和吃了多少。当体重上升时看一下之前记下的笔记，就能马上找出原因了。

善于抵挡甜食的诱惑

对于那些原本就喜欢甜食和怀孕之后突然变得爱吃甜食的人来说，甜点的诱惑是令人非常痛苦的一件事。但是，巧克力和牛奶糖等甜食里面含有的糖分是一种叫做双糖的糖类，容易使血糖含量急剧地增高或降低。所以，虽然吃的时候会感到很满足，但很快就会想再吃一点。每次都吃"一点点"，不知不觉中就会摄入过多的热量。

所以，当自己想吃甜食的时候，我们可以提前准备一些糖分较低的牛初乳冻干粉或者稍微吃一点地瓜干等，这样就可以抑制吃甜食的冲动了。

根据食物的性质来合理地调配饮食，也是轻松控制体重的技巧之一。

养成经常活动身体的好习惯

如果医生没有特别叮嘱，在怀孕5个月之后就需要经常活动一下身体。运动不仅能消耗热量，还能增强分娩所必需的体能。同时，很多产科医院都会开办一些孕妇课堂，有时间的话一定要去参加哦。

此外，还有很多活动我们平时都能做到，其中最具代表性的就是"散步"。这种运动既不会太激烈，又能够有效地燃烧脂肪。所以，在天气好的日子里，就穿上平时常穿的平底鞋，出门散散步吧！刚开始的时候，每天大概10~15分钟，感觉腋下出汗时就可以了。当慢慢习惯了之后，就可以将散步时间延长到20~30分钟了。

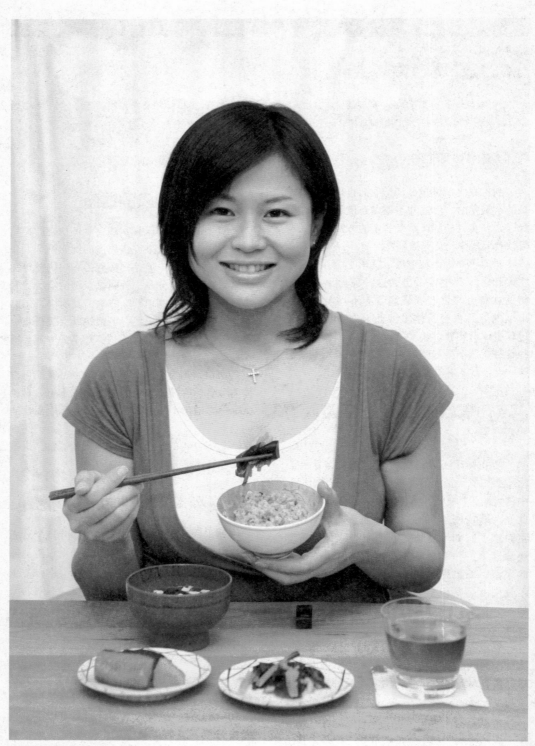

摄取均衡的营养是最理想的饮食方式。

饮食的要领

 早餐必须吃

如果不吃早餐，午餐会一下子吃很多。所以，饮食要规律，早、中、晚三餐一个也不能少。

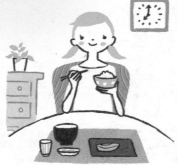

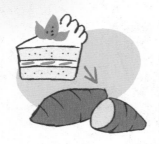

 精选鱼肉、细心烹饪

比起猪肉的排骨和牛肉的五花肉等，要挑选那些瘦肉较多的部分吃。也可以把肉稍微焯一下，去掉一部分的油脂。挑选金枪鱼的时候也是同理，比起脂肪较高的肥肉，不如选择瘦肉部分。

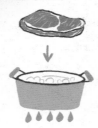

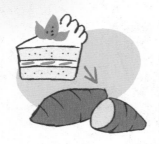 **用其他食物代替甜食**

当想吃甜食的时候就吃一些地瓜干和小饭团、牛初乳冻干粉等，这样就能有效控制对甜食的食欲了。

 饭后立刻刷牙

刚吃完饭就立刻刷牙，这样就不会去吃"饭后甜点"了。所以，饭后要尽快刷牙。

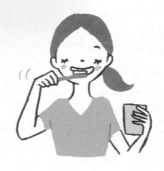

其 他

 使用喷涂特氟龙的平底锅

在这种平底锅中即使倒很少的油也能做菜，所以可以经常用它来做菜。

 使用微波炉

例如夹在汉堡中的洋葱，比起用锅炒，不如用微波炉来加热，这样就不用加油了。这样做能够降低热量摄入。

 经常食用低热量食品

经常食用魔芋、菌类、海藻类等低热量食物，既能吃足够量的菜又不会摄入太多热量。

 不要囤购食品

因为有囤货才能不知不觉地去拿来吃。所以，以后再买食物时，要先决定好菜单，然后严格按照菜单购买，只买必需品就可以了。

散步的技巧

散步的时候,只是慢慢悠悠地走是没有意义的。我们要采取有氧运动的方式,提高散步的效率。同时,也要准备好擦汗用的毛巾、手表、小水壶等。到了妊娠后期,很难看清脚下,所以一定要小心,千万别摔倒了。如果出了汗,不要不管不顾,一定要洗个澡,做好清洁。也可以和爱人一起出去散步,想必心情会更好。

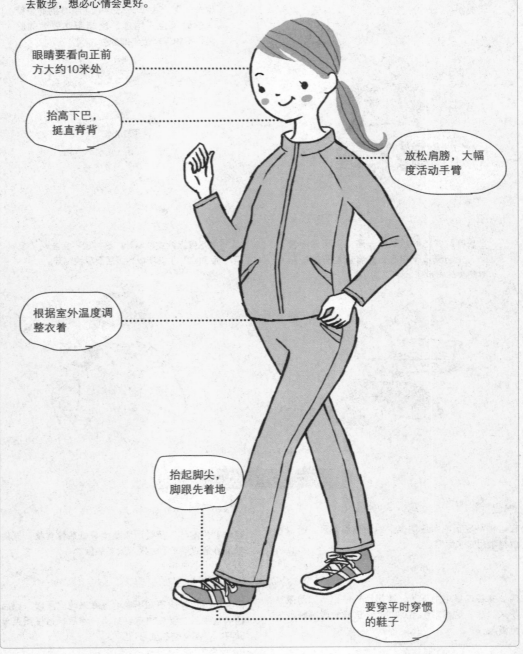

眼睛要看向正前方大约10米处

抬高下巴,挺直脊背

放松肩膀,大幅度活动手臂

根据室外温度调整衣着

抬起脚尖,脚跟先着地

要穿平时穿惯的鞋子

一起来参加孕妇运动课程吧

孕妇在怀孕期间，如果采用正确的方法参加运动锻炼，便能够有效地缓解运动不足的问题。同时，还能增强分娩所必需的体能和锻炼肌肉，减轻怀孕期间产生的肩酸腰痛等症状。接下来，小编将介绍一下户塚MT诊疗所（位于神奈川县横滨市）开办的孕妇健身课程。

孕妇游泳

通过全身运动促进血液循环的游泳

这天，孕妇们都来到了位于神奈川县横滨市的一个游泳健身班。这时，户塚MT诊疗所正在为接受诊治的孕妇们开办孕妇游泳健身课程。孕妇游泳别名又被称为"水中增氧健身法"，是一种在怀孕期间也能进行的运动。除了能够锻炼呼吸肌肉之外，还能利用水压的按摩作用，进行不会给关节造成任何负担的运动。

这个课程比较吸引人的地方还在于，因为是在晚上开课，所以即使是还在上班的孕妇也可以在下班回家后轻松地参加。还有一些妈妈带着小宝宝一起参加，现场非常热闹。但在教练喊出一声"开始上课"之后，喧闹的氛围便慢慢恢复了安静。

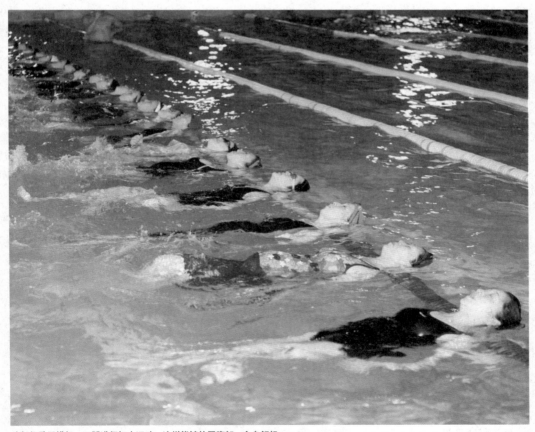

头部仰卧于横杠，双腿进行打水运动。这样能够伸展腹部，全身舒畅。

一开始只是做一些扭腰动作和简单的准备体操来热身。头部仰卧在横杠上，双腿伸直，上下交替击打水面。这是一个比较舒服的姿势，能使孕妇伸展和放松腹部。

接着进行25米泳道的游泳练习，其中还有初级、中级和高级三个不同层次可供选择。

这时就能看到有的孕妇拿着浮板，正在做腿部的打水运动，有的正在进行自由式游泳，还有的甚至在蝶泳。据介绍，因为这些都是全身运动，能够促进血液循环，还能够有效地锻炼腰部的肌肉。其实，原本以为这些都是适合孕妇的游泳运动，所以孕妇们便可以自由自在地游泳了，但没想到大家听课时表情都非常认真。

在课间休息的时候，我们随意问了几名来上课的孕妇们感想如何，得到的回答是"比预想的稍微难一点，不过因为我平时不怎么运动，所以有助于缓解压力""呼吸顺畅了很多""正是在水中，我才渐渐习惯了用越来越大的肚子趴着的动作"等，从中可以看出她们都非常满意。并且，听说因为怀孕期间肚子越来越大，更容易在水中浮起来，所以很多孕妇都很会游泳。

适合进行孕妇游泳运动的人

● 怀孕16周以上，妊娠稳定的人。
● 得到就诊医院医生许可的人。
● 无妊娠中毒症、心脏病、糖尿病等疾病史的人。
● 胎儿心率正常的人。
● 无流产、早产先兆的人。

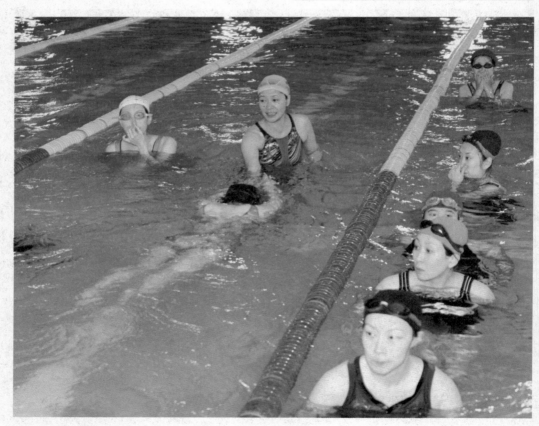

位于中间的是教练木妙子女士。正在对游泳初学者热心地进行指导。

最后以利于分娩的憋气、使劲练习来结束

孕妇游泳的最后一课是水中禅坐，这利于分娩时憋气、使劲。具体方法是，两人一组，其中一人轻轻地按压着潜入水中的另一人的双肩，从而使她不会浮出水面，而要潜水的那个人在深呼吸之后潜进水里，然后憋气坐在水中。憋气的时间越长越好，因为这种训练有利于分娩时使足力气，所以生产也就变得更加顺利。当然，能够潜多长时间是因人而异。看到有的孕妇能在水中静坐很长时间，其他孕妇便会羡慕无比地鼓励自己说"我也要像她那样努力"。

终于，长约50分钟、训练强度较大的课程结束了。在水中，大家不仅自由舒展了身体，还通过游泳，放松了腰部和肩部的肌肉，表情也变得舒缓起来。同时，这场进行全身运动和练习呼吸法的课程，还有助于缓解压力，可谓

是益处多多啊。另外，在这个课程上，盼望顺产的各位孕妇们还可以尽情地交流自己的感受和心得。

各位准妈妈需要注意的是，只有在怀孕进入安稳期之后才可以进行孕妇游泳活动。妊娠过程顺利、身体状况良好的人都可以参加，但请务必在参加运动前取得主治医生的许可。

孕妇游泳活动的益处

- 在浮力的作用下，孕妇可以不受腹部重量的影响自由地活动，所以不会给腰部和腿部造成压力。
- 憋气的练习有助于分娩时调解呼吸。
- 促进血液循环，强化全身运动。
- 孕妇间可以进行交流。

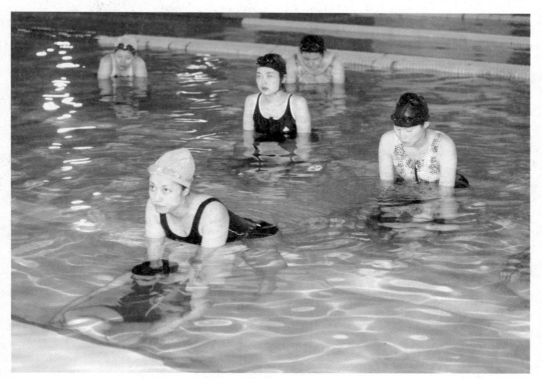

这是两人一组进行水中禅坐的情景。大家的表情都很认真。

孕妇游泳经验交流

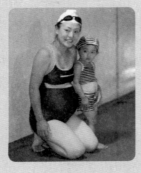

怀孕10个月的吉田麻衣子女士（30岁）和大儿子唯叶（2岁）。

怀第一个孩子的时候也参加了孕妇游泳课程

已经怀孕10个月，将要生产第二个小孩的吉田麻衣子女士现在正在参加孕妇游泳课程。

"生第一个小孩的时候，可能是因为我在这个课上学习过呼吸法，所以分娩时该怎么使劲和憋气我都做得很好，为此还得到了助产士的表扬。"吉田女士这样说道。同时，孕妇游泳活动还能够有效地防止体重的上升，所以通过这个课程，她还轻松地锻炼了身体。每周一次的课程，吉田女士每次都是很欢乐地度过的。

我也会努力的！

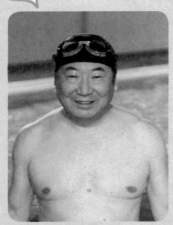

户塚MT诊疗所院长千国宏文地跟大家一起参加运动。

"在课上，因为还有很多人是生头胎，所以她们经常会问我一些关于生产和育儿的问题，例如'生产的时候是什么样子''养小孩很辛苦吧'等。"

在孕妇游泳课上，能够和大家一起交流而成为好朋友，也是令人非常高兴的一件事。

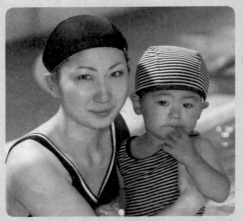

户塚MT诊疗所的工作人员会帮忙照看孩子，所以妈妈也可以安心地运动了。

自己在家做运动
孕妇有氧健身运动与瑜伽

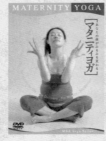 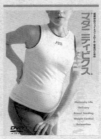

因为工作忙、还要照顾孩子等原因而不能参加孕妇游泳课程的孕妇，可以在家中空闲的时候跟着DVD一起做运动。有氧健身运动有助于控制体重，每天坚持练习，可以增强分娩时所必需的体能。而孕妇瑜伽也能够使股关节处的肌肉放松，所以对生产大有益处。但是，在家开始运动之前，请务必征求主治医生的同意。

孕妇瑜伽

通过瑜伽运动掌握帮助顺产的呼吸法

妊娠期间，随着肚子越来越大，很多孕妇会感到骨盆附近、腹股沟部位（大腿根部）、耻骨、尾骨等部位有疼痛感。要是对其放任不理，不及时改善，就会不断恶化下去。所以，这个时候适当做一些伸展运动，就能够加快血液循环，从而缓解疼痛。

瑜伽是最近在女性之间特别流行的一种有氧健身运动，同时还有很多不同的运动方式。其实基本动作都大同小异，但孕妇瑜伽是专为帮助顺利生产而设计的，配合着瑜伽的呼吸节奏慢慢变换动作，这样就可以为分娩锻炼必要的肌肉。

现在有很多不同的分娩形式，但在医院分娩时，大部分都是采用仰躺在分娩台上进行分娩的方式。当然，短时间就能顺利分娩是最好的状态，但有的人还是需要躺在分娩台上超过一两个小时。长时间躺在那里，就连分开双腿都很困难，一使劲两膝就又合在了一起，生产过程很不顺利。所以，分娩的时候需要保持足够的体力。在怀孕期间，既要避免过度运动，但同时又要适当锻炼身体，为分娩做准备。

身体比较僵硬的人也可以通过每天做一些伸展运动来使身体变得柔软一些。不过，因为只有坚持锻炼才会有效果，所以还是希望大家能够每天都抽点时间来伸展一下身体。

孕妇"放松"很重要

那么，是不是说只要坚持进行瑜伽和伸展等运动，到实际分娩的时候就肯定能顺产了呢？遗憾的是，我们不能如此断言。但可以肯定的是，我们至少可以通过这些运动消除不安感，这是跟自信心紧密相连的。分娩的时候，妈妈和婴儿就是主角。这种自信心是两个人开始共同奋斗时最首要的大事。婴儿要努力通过狭窄的产道降生下来。而母亲为了使婴儿能够

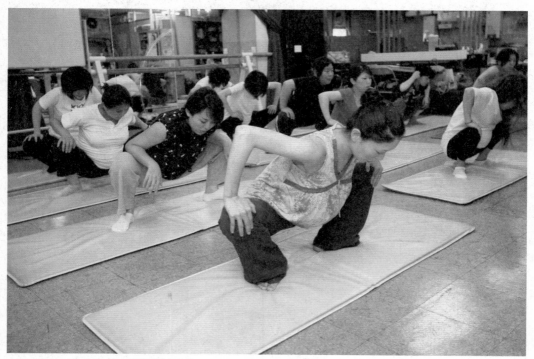

在孕妇瑜伽健身班中练习如何慢慢地放松身体。

顺利降生，最重要的任务则是通过调解呼吸来放松，使身体不那么紧张。

要抱着"我要顺产"的强烈信念来支撑自己面对分娩这件事。

还在腹中的胎儿在母体比较放松的时候更为活跃。经常听到一些孕妇们说："只有在自己准备睡觉的时候，腹中的胎儿才动得很厉害。"请大家注意，这是因为母亲的心情比较好，所以胎儿也就随之心情好起来，变得爱动一些。孕妇能够轻松地过每一天是跟顺利分娩分不开的。

通过孕妇瑜伽运动，孕妇便能获得身心的安定，从而也利于胎儿的发育。一般在怀孕16周以后便可以参加瑜伽运动了。那么，为了顺利生产，从现在开始就和大家一起参加瑜伽运动吧！

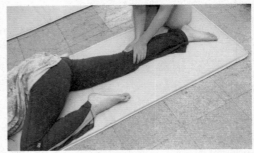

两人一组，相互为对方做按摩。

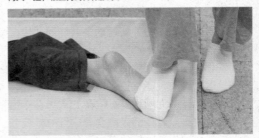

足底按摩也是必不可少的。

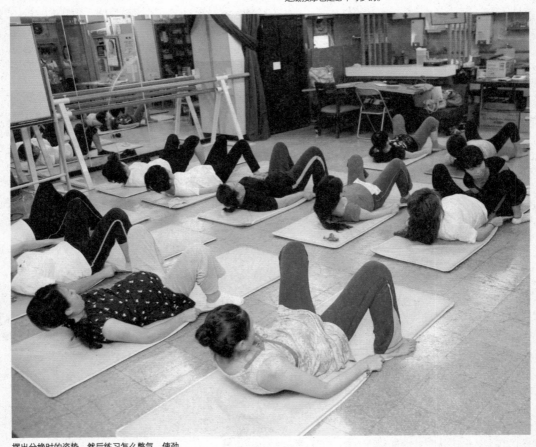

摆出分娩时的姿势，然后练习怎么憋气、使劲。

136

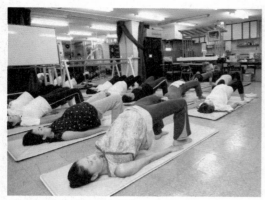
一边慢慢呼气，一边尽量抬高腰部。

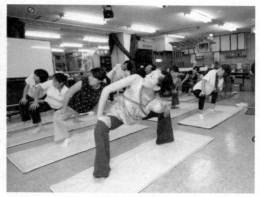
双腿张开，身体下蹲，然后慢慢往一侧扭转上身。

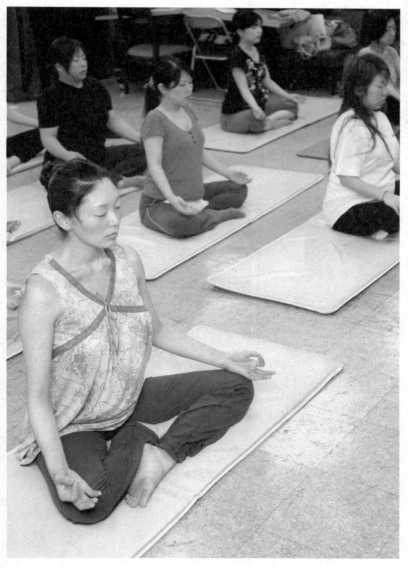

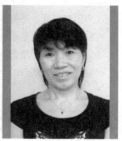

金子照子老师

助产士、瑜伽教练。
在户塚MT诊疗所开办的
孕妇瑜伽健身班上，身为
教练兼助产士的金子照子
老师会悉心指导大家，深
得孕妇们的信赖，大家都
纷纷前来参加课程。

在家也可以做的瑜伽动作

孕妇比较放松的时候，也可以在家进行一些简单的瑜伽动作，但最好是在晚上睡觉之前。时刻注意调整呼吸，不要屏息。不过，当肚子比较胀的时候，如果医生阻止的话最好不要做瑜伽。另外，如果正在做瑜伽的时候感觉肚子胀起来了，就立刻停止运动。

缓解腰痛的动作

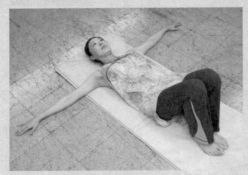

将双臂向左右两边伸展开，然后竖起双腿的膝盖。

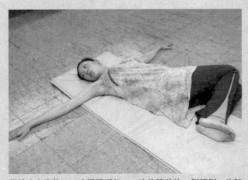

保持这个姿势，一边慢慢呼气，一边将膝盖往一侧倾倒，头部转向与膝盖倾倒相反的方向。接着，一边吸气，一边恢复到原来的姿势，然后再次将膝盖往相反方向倾倒。

抱膝

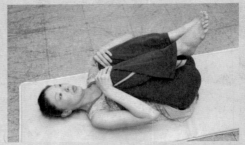

用双手抱紧双膝的动作。腰部抬起，慢慢离开地面，将双膝拉到眼前。

放松

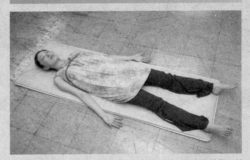

身体平躺，两臂伸展，手掌向上。打开双脚，与肩宽持平，然后从鼻子吸气，嘴巴呼气。

脚底相对

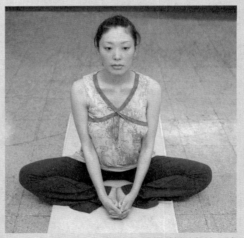

将两只脚的底部并在一起，然后将双腿的膝盖压向地板，重复抬起和下压的动作。

孕期摄取营养的方法

保持健康的身体、促进腹中胎儿良好发育的关键就在于饮食。下面，我们将详细介绍一下食量摄取的标准和不同时期该补充的营养元素。通过怀孕来重新改善一下饮食生活吧！

再浏览一遍之前的菜单，制定一份营养均衡的菜谱

怀孕期间，孕妇不仅要确保自身能量的消耗，还必须保证有足够的能量来维持胎儿的良好发育。营养均衡的饮食是孕妇和腹中胎儿维持健康的关键所在。之前在饮食方面营养并不均衡的人，就趁现在开始改善饮食生活吧！经常在外面吃饭的人，从现在开始也要尽量在家做饭吃哦。

首先，重新浏览一遍之前记下的菜单，回顾一下一直以来的饮食。看看其中是不是有营养补充过剩和不足的地方。

经常在外吃饭或者总吃简单小菜的人，饮食容易偏重于蛋白质和脂肪、碳水化合物，这样容易导致蔬菜和海藻类摄入量不足，所以一定要注意两方面的平衡。比起意大利面加盖浇饭这样的单品料理，不如吃一些米饭加主菜、副菜的套餐，这样能够增加副菜，自然而然就能获得营养的平衡了。另外，因为加工食品和副食品里的盐分较多，同时还有很多令人担忧的食品添加剂，所以尽量减少食用次数。而添加过多的调味料，也容易造成盐分过高。食用杂鱼干和海带的时

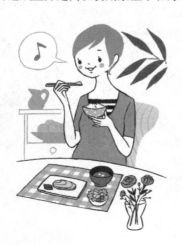

候，可以充分地煮一下，或者倒入一些柠檬汁，以此来减少盐分的摄入量。

喜欢吃甜点和零食的人，可以用乳制品和水果来代替。

怀孕期间要摄入必要的营养元素

怀孕期间需要特别注意摄取的营养元素包括钙、铁、叶酸、维生素、矿物营养元素等。钙质的补充有助于促进胎儿骨骼和牙齿的生长，同时还有调解细胞的功能，对孕妇有安神的作用。铁质的吸收在加快造血的同时，还能够预防孕妇贫血的产生。如果缺铁，免疫力便会降低，所以一定要充分补充铁。叶酸是从怀孕前到母乳中都必须摄取的营养元素，它能够促进胎儿的细胞分裂和成长。并且，因为很多人在怀孕过程中会因为激素分泌不足而容易便秘，所以一定要食用一些纤维类食物。

●能量摄取标准（预计能量的必须量：以天为单位）

		身体活动等级注※		
		I	II	III
女性	18~29岁	1750千卡	2050千卡	2350千卡
	30~49岁	1700千卡	2000千卡	2300千卡
孕妇	早期（不满16周）	+50千卡		
	中期（16~28周）	+250千卡		
	晚期（28周以上）	+500千卡		
哺乳妇	哺乳妇	+450千卡		

※身体活动等级
I：生活中的大部分时间都是坐着，活动量较小。
II：虽然工作的大部分时间都是坐着，但包括在公司内的走动和站立的工作、待客或者上下班、购物、轻量运动等。
III：从事以走动和站立为主的工作的人，或闲暇时间习惯经常运动的人。

怀孕期间每天必须摄取的食量

主菜
多吃一些鱼、肉、豆制品等，不要偏食。

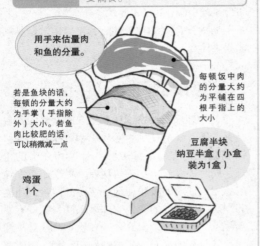

用手来估量肉和鱼的分量。

每顿饭中肉的分量大约为平铺在四根手指上的大小

若是鱼块的话，每顿的分量大约为手掌（手指除外）大小。若鱼肉比较肥的话，可以稍微减一点

豆腐半块
纳豆半盒（小盒装为1盒）

鸡蛋
1个

主食
因为主食是获得能量的主要来源，所以一定要好好吃饭。

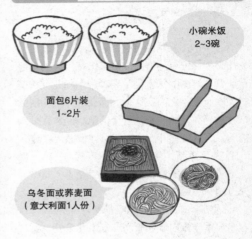

小碗米饭
2~3碗

面包6片装
1~2片

乌冬面或荞麦面
（意大利面1人份）

水果
富含酶和食物纤维。

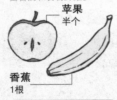

苹果
半个

香蕉
1根

调味料
尽量以清淡为主。注意不要摄取过多的盐分。用油也要适量。

调味的时候，可以用醋和柠檬、时令的柑橘类等来代替盐，以酸补咸。必要的时候可以加一些酱油、芥末、辣椒、胡椒、咖喱粉等调味料。

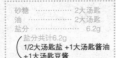

砂糖 ………… 2大汤匙
油 ………… 2大汤匙
盐分 ………… 6.2g

盐分共计6.2g
1/2大汤匙盐 +1大汤匙酱油 +1大汤匙豆酱

乳制品
为了调整肠内环境，乳制品的零食也要准备一些。

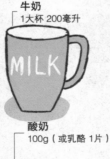

牛奶
1大杯 200毫升

MILK

酸奶
100g（或乳酪 1片）

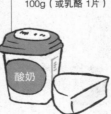

酸奶

副菜
因为蔬菜富含维生素和食物纤维，所以每天一定要多吃一些。

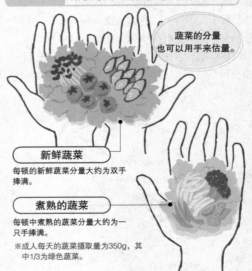

蔬菜的分量也可以用手来估量。

新鲜蔬菜
每顿的新鲜蔬菜分量大约为双手捧满。

煮熟的蔬菜
每顿中煮熟的蔬菜分量大约为一只手捧满。

※成人每天的蔬菜摄取量为350g，其中1/3为绿色蔬菜。

怀孕期间必须摄取的营养元素

碳水化合物、蛋白质、脂肪这三大营养元素不可或缺，下面将重点介绍一些其他必须注意摄取的营养元素。但并不是说只要摄取足够的营养元素就可以了，一定要注意不要偏食，保持营养均衡。

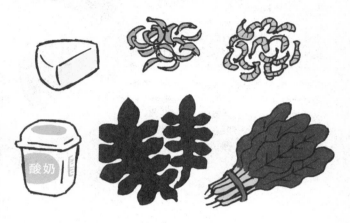

促进婴儿骨骼的成长
一钙一

推荐量（标准量）每天600mg

钙是促进骨骼和牙齿生长不可或缺的矿物营养元素，同时对孕妇还能起到安神的作用。牛奶等乳制品中的钙质比较容易吸收，所以一定要多喝。此外，鱼类、豆类、绿叶菜等食物里面也富含钙质。而菌类和肝脏、金枪鱼等食物里面含有的维生素D能够帮助身体吸收钙，所以平时也要注意均衡摄取。

> 含有钙质的食物：乳制品、羊栖菜、小鳀鱼干、海草类、杂鱼干、沙丁鱼、虾皮、绿色蔬菜、芝麻、豆制品等。

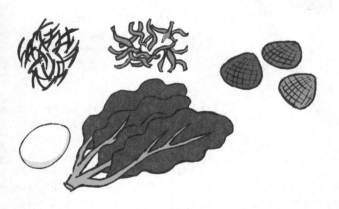

促进体内血液的形成
一铁一

推荐量（标准量）每天19.5mg

怀孕期间容易出现缺铁性贫血，所以饮食中不仅要均衡营养，同时也要注意摄取一些铁含量丰富的食物。而铁质可以分为易吸收的血红素铁（肉、鱼和肝的瘦肉部分）和不易吸收的非血红素铁（鸡蛋、蔬菜、羊栖菜），所以这两种铁质也要注意均衡吸收。与此同时，还要搭配食用维生素C，能够有效地帮助铁的吸收。饭后还可以食用一些柑橘类的水果等。

> 含有铁质的食物：猪肝、鸡肝、瘦肉、青花鱼、牡蛎、蛤仔、鸡蛋、羊栖菜、纳豆、干萝卜丝、青菜（菠菜、小松菜）等。

怀孕期和哺乳期不可或缺
—叶酸—

叶酸是一种极易溶于水的维生素B复合体之一，可用于造血，缺乏叶酸会引起贫血。叶酸对于腹中胎儿DNA的形成和身体的成长发挥着巨大的作用。尤其是胎儿进行神经分裂最活跃的妊娠初期，叶酸摄取不足会使胎儿容易产生神经障碍。同时，维生素B6、维生素B12、维生素C有助于叶酸的吸收，所以大家在摄取叶酸的时候千万不要忘记它们啊。

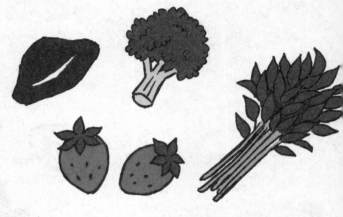

含有叶酸的食物：肝脏、菠菜、甘蓝、黄麻、草莓、香蕉、刺芹、豆类等。

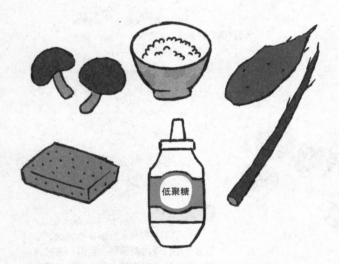

低聚糖

针对容易便秘的人
—食物纤维—

很多孕妇会因激素的变化而发生便秘。针对容易便秘的人，我们推荐食用食物纤维。食物纤维多存在于根菜类、菌类、豆类和海草类。平时在煮饭的时候加入一些青豌豆，或者将白米换成糙米，就能轻松地增加食物纤维的摄入量。另外，水果中富含水溶性较强的食物纤维，所以吃早饭和零食时多吃一些水果，也能够有效缓解便秘。而低聚糖中虽然不含叶酸，但也能够有效地调整肠内环境。

含有食物纤维的食物：牛蒡、胡萝卜、藕、秋葵、糙米、香菇、豆制品、黄麻、青豌豆、草莓、香蕉、刺芹、豆类、魔芋等。

怀孕期间营养摄取的注意事项

怀孕期间，如果摄入了某些营养成分和酒精、食品添加剂，也会对腹中胎儿的发育造成一定的影响。

下面我们就掌握一些必要的知识来避免风险吧。

维生素摄入过量

维生素A对于胎儿的皮肤细胞的形成和器官的成长不可或缺。但是，摄入过量容易导致胎儿先天畸形。维生素A每天最多摄取量为5000ugRE。一串烤鸡肝含有4200ugRE的维生素A，而30g猪肝含有3900 ugRE。

所以，从怀孕早期到怀孕3个月以内，最好不要食用维生素A含量较高的肝脏和保健食品。

含汞的鱼贝类

鱼贝类中富含大量蛋白质，能有效预防生活习惯病，同时还富含能促进大脑发育的EPA、DHA，具有优越的营养特性。但是，其中一部分鱼贝类通过食物链受到污染，与其他鱼贝类相比汞含量较高。没有怀孕的人食用完全没问题，但是孕妇不可以。所以，请尽量避免大量食用这种鱼贝类。

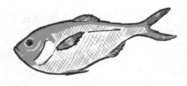

保健食品

很多人都把保健食品作为营养补充品来食用，但怀孕后最好不要再食用保健食品。因为它与维生素A一样，如果摄入过量，会影响胎儿的发育，所以需要向医生咨询一下是否可以食用。关于叶酸和铁质等从饮食中难以补充的营养元素，只有当医生建议通过食用保健品来补充的时候再摄取。

食品添加剂和农药

关于现代的饮食生活，可以说基本上不存在没有食品添加剂的食物。但是，我们可以在平常多注意一下，以减少摄入食品中的添加剂。比如，蔬菜要经过仔细地清洗之后再烹饪，削皮的时候尽量削厚点，火腿和香肠等加工食品用热水烫一下等。鱼和肉的脂肪部分容易存积添加物，所以尽量不要吃肥肉，或者尽量减少化学调味料的量，使食物清淡一些。另外，在买加工食品的时候，一定要先看清楚成分表再买。

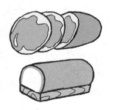

酒精

酒精通过胎盘会被胎儿吸收。怀孕期间，如果每天摄入酒精超过60ml（大约2.5瓶啤酒，4玻璃杯葡萄酒），长此以往，容易导致患胎儿酒精综合征这种先天性异常的胎儿出生。同时，也可能引起早产、流产和分娩困难。

因为酒精也能够通过母乳进入婴儿体内，所以，在哺乳期间尽量不要饮酒。吸烟也会影响胎儿的成长。所以，有酒瘾和烟瘾的人可以在家人的协助下戒烟、戒酒。

关于怀孕期间零食和饮料的疑问

因为很多零食和饮料中都含有添加剂和糖分，所以要注意筛选食用。

该选用哪些零食呢？

还是尽量吃酸奶和水果吧。最好不要吃土豆片之类的简易零食，选择添加剂和盐分、油分都比较少的食物。如果想吃零食，请尽量选择低热量的零食。

选用饮料时该注意哪些问题呢？

咖啡因摄入过量，可能会对胎儿造成不好的影响，所以选用咖啡和红茶时，最好选择饮用浓度较低的，且每天最多2杯。也可以饮用大麦茶、粗茶、薏苡茶和香茶。并且最好选用不含农药或农药含量较低的饮料。而载菜茶等容易引起子宫收缩，所以一定要注意。

同时，因为很多果汁都是高热量的饮料，尤其是一些碳酸饮料，只饮用一罐就相当于一碗饭的热量，所以尽量不要喝。当转换心情想喝碳酸饮料的时候，可以挤一些柠檬汁或橘子汁到碳酸水中。

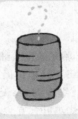

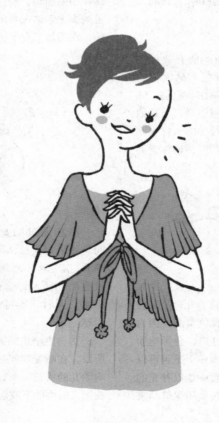

爸爸也可以
尝试一下哦！

富含孕妇所需的营养元素！

向孕妇推荐的菜谱♪

下面，我们将介绍一些既富含孕妇所需的营养元素又能简单烹饪的菜谱。
其中很多都是家常菜，孕妇们都可以尝试一下哦！

菜谱、营养计算（户塚MT诊疗所营养师）　料理专家
金子敏子　　　　　　　　　　　　　　　古谷真惠

放有各种蔬菜，
矿物质丰富。

内容丰富的酱汤

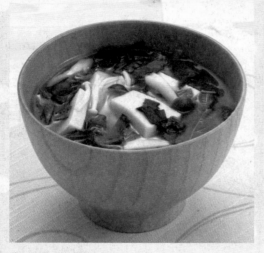

食材（2人份）

高野豆腐（泡软之前）	20g（泡软之后切成长条）
黄麻	2把（切成一样大小）
洋葱	1/4个（切成半月形）
丛生口蘑	1/2包
朴蕈	1/2袋
裙带菜	2g（用水泡开）
汤汁	3杯
豆酱	1大汤匙

做 法

❶ 把洋葱、丛生口蘑、朴蕈、高野豆腐放进汤汁内，
直到洋葱煮透之后再关火。

❷ 把黄麻放进去，然后加入豆酱拌匀，最后撒上裙
带菜。

🍽 烹饪技巧

因为黄麻下半部分的茎比较硬，所以最好只用叶
子和茎比较软的部分。豆酱煮太久就没味了，所
以需要注意一下火候。

☐1人份的营养成分表

能量	蛋白质	油脂	碳水化合物
94kcal	9g	4g	9g
钠（相当于食盐的量）		钙质	叶酸
638mg（1.7g）		108mg	49μg

☐ 汤汁的简单煮法

❶ 准备5~6条杂鱼干，去除鱼头和内脏，然后从中间竖着掰成两半。在锅中加
入600~700毫升的水，将杂鱼干放入，泡30分钟之后开火。首先用大火煮沸，
等水沸腾之后换成小火煮10分钟左右，去除涩味。

❷ 将一盒鲣鱼段放入平底锅干炒1分钟，然后迅速倒入煮好的酱汤中，这样就
轻松完成鲣鱼味酱汤的熬制了。

145

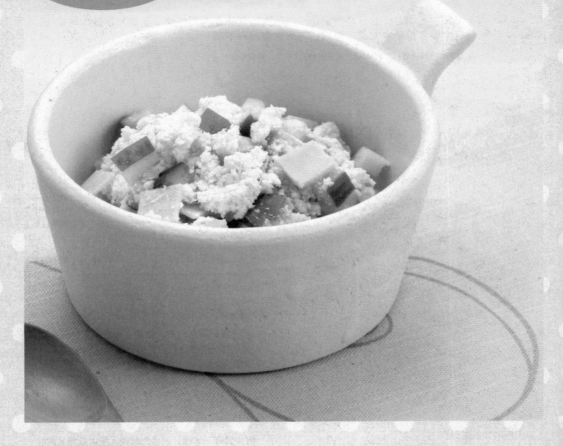

含有丰富的食物纤维！
能品尝出土豆沙拉
一般的味道。

豆腐渣沙拉

□1人份的营养成分表

能量	蛋白质	油脂	碳水化合物	食物纤维
213kcal	65g	15.5g	12g	6.4g
钠（相当于食盐的量）			钙质	叶酸
331mg（0.8g）			70mg	17μg

食材（2人份）

豆腐渣···100g
洋葱···································1/8个（切碎后在水中泡5分钟）
黄瓜·································1/2根（切成方块）
烤火腿·····························2片（切成长1cm的方形）
苹果·····························1/8个（切成长5mm的方块）
盐···少许
酱油···少许
A
蛋黄酱···1.5大汤匙
原味酸奶···1.5大汤匙
新鲜奶油···1大汤匙

做法

❶ 先把洋葱、黄瓜、烤火腿、苹果按要求切好，然后用微波炉把豆腐渣加热1~2分钟。

❷ 豆腐渣加热之后与A的材料搅拌在一起。

❸ 把其他的材料放进步骤2完成后的豆腐渣中，然后加入盐和酱油调味。

🍴 烹饪技巧

豆腐渣放入微波炉加热后会产生一种脆脆的口感。不过也可以用平底锅加热。如果没有新鲜奶油，可以用牛奶代替。

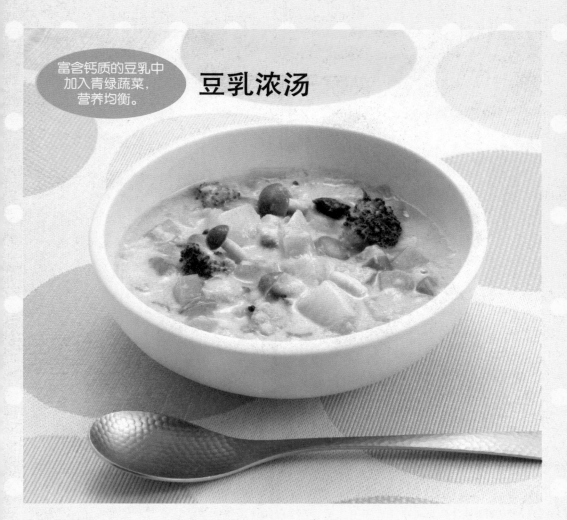

富含钙质的豆乳中
加入青绿蔬菜，
营养均衡。

豆乳浓汤

□1人份的营养成分表

能量	蛋白质	油脂	碳水化合物
255kcal	9g	10g	36g
钠（相当于食盐的量）		钙质	叶酸
795mg（2g）		702mg	50mg
镁	β胡萝卜素	叶酸	食物纤维
56mg	1661μg	145μg	6g

做法

❶ 把芜菁、洋葱、胡萝卜切成1.5cm的方块，花茎甘蓝
   掰成小块，芦笋切成薄片，熏猪肉切成1cm长。

❷ 用黄油将第1步骤中切好的洋葱好好翻炒一下，然
   后加入其他青菜和熏猪肉一起翻炒。加入适量的
   水、固体浓汤、蛋卷冰激凌后盖上锅盖，煮开之
   后换成小火再煮15分钟。

❸ 加入丛生口蘑，倒入盐和酱油调味，再煮沸一次
   就可以了。

食材（2人份）

花茎甘蓝	60g
芦笋	2根
胡萝卜	1/3小根
洋葱	1/2个
丛生口蘑	1/2盒
芜菁	1个
熏猪肉	40g（薄片）
黄油	10g
水、豆乳	各1/2杯
固体肉汤	1个
玉米酱	1罐（190g）
盐、酱油	少许

烹饪技巧

豆乳煮的时间太长容易化开，注意不要煮过火
候。这种富含钙质的豆乳和加入了很多蔬菜的
浓汤分量很足，可以全家人共同享用。

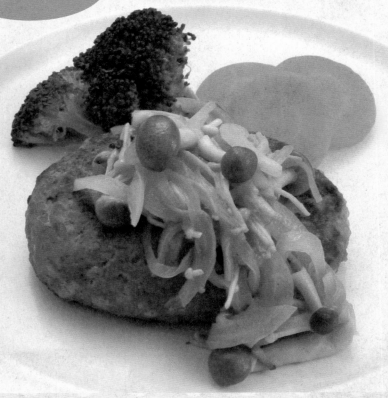

农家干酪汉堡

□1人份的营养成分表

能量	蛋白质	油脂	碳水化合物
274kcal	20g	16g	14g

钠（相当于食盐的量）		钙质
758mg（1.9g）		73mg

食材（2人份）

牛肉泥	100g
盐	1/3小汤匙
胡椒	少许
农家干酪	100g
色拉油	5g

A
洋葱（炒）	1/4个
面包粉	1/4杯
鸡蛋	1/2个
牛奶	1/4杯

辣酱油
黄油	5g
丛生口蘑	50g
朴蕈	50g
洋葱	1/4个
酱油	1/2大汤匙
胡椒	少许

做法

① 把洋葱切成末，倒入平底锅炒熟。把牛肉泥、盐和胡椒一起放入碗中，然后拌匀。

② 把 A 中的食材全部放在一起。

③ 在步骤1的牛肉泥中加入农家奶酪，拌一拌，再与步骤2的食材放在一起搅拌。

④ 把步骤3的牛肉泥平均分成两等份。先在手掌上涂一些色拉油（不在以上食材的计量内），这样肉就不会黏在手上了。然后双手用力拍打肉饼，挤出里面的空气。

⑤ 最后放在平底锅上烤。用色拉油翻炒食材，倒在烤熟后的汉堡上。

烹饪技巧

把平分成两等份的汉堡的食材揉成椭圆形，双手用力拍打后挤出里面的空气，可以防止裂缝的出现，所以一定要按这样的步骤试一试。

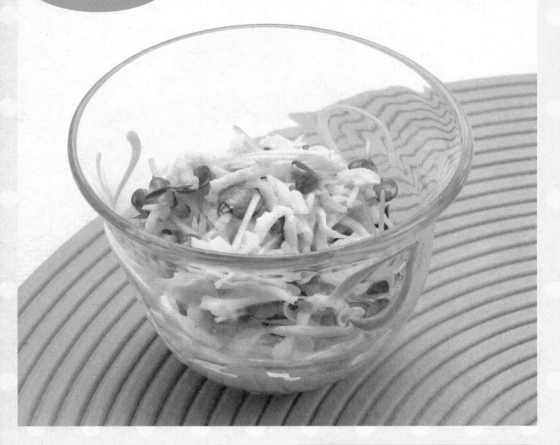

加入萝卜干，钙质丰富，矿物质充足。

扇贝和萝卜干沙拉

能量	蛋白质	油脂	碳水化合物
99kcal	3g	9g	4g

钠（相当于食盐的量）	钾	钙质	镁
157mg（0.4g）	161mg	29mg	12mg

食材（2人份）

扇贝罐头	1/2小罐
萝卜干	8g
萝卜嫩芽	少许

A

蛋黄酱	1大汤匙
橄榄油	1/2大汤匙
柠檬汁	1/2大汤匙
盐、胡椒	少许

做 法

1. 把萝卜干放进水中浸泡5分钟，捞出来挤出水分后切成适当的大小。
2. 打开扇贝罐头。把萝卜嫩芽的根部切除，然后把茎切成适当的长度。
3. 把A的材料和扇贝罐头的汁各取出少许搅拌在一起。
4. 把萝卜干、扇贝和切好的萝卜嫩芽放进步骤3中调拌好的汁中拌一拌。

烹饪技巧

做萝卜干沙拉的时候，为了保持松脆的口感，最好不要在水中泡太长时间。另外，根据个人喜好，还可以用蟹罐头或金枪鱼罐头来代替扇贝罐头。

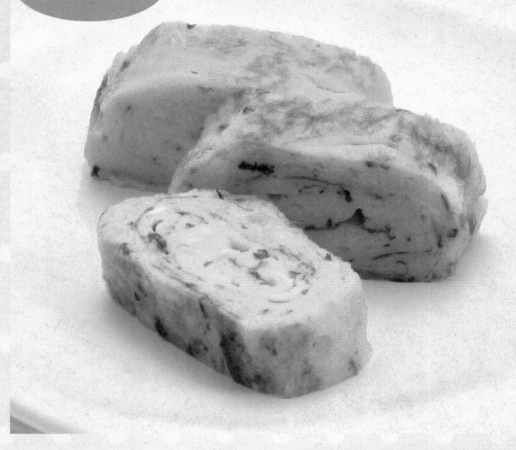

西式鸡蛋煎饼

蛋白质和钙质均衡，看起来也很美味！

□1人份的营养成分表

能量	蛋白质	油脂	碳水化合物
260kcal	11g	12g	28g
钠（相当于食盐的量）		钙质	叶酸
151mg（0.4g）		74mg	35mg

食材（2人份）

鸡蛋	3个
牛奶	2大汤匙
纯酸牛奶	1大汤匙
蜂蜜	3大汤匙
芹丝	少许
黄油	1小汤匙

做 法

1. 把除黄油之外的所有食材都放在一起搅拌。
2. 把黄油放进平底锅融化，然后把搅拌好的其他食材的1/3倒入锅中。
3. 半熟的时候把摊开的蛋饼卷起来放到一边。卷好之后盛起来，接着把剩下的食材倒进锅中继续卷。
4. 全部煎好之后，用卷帘整理一下形状，这样就完成了。

烹饪技巧

怎样卷蛋饼是关键。把最开始拌好的食材的1/3倒进去之后开始卷，然后把剩下的2/3再慢慢倒进平底锅。往里倒的时候，只要把最开始卷好的蛋饼盛起来，就能很好地卷起来了。煎好之后，趁烫的时候用卷帘整理一下形状就可以了。

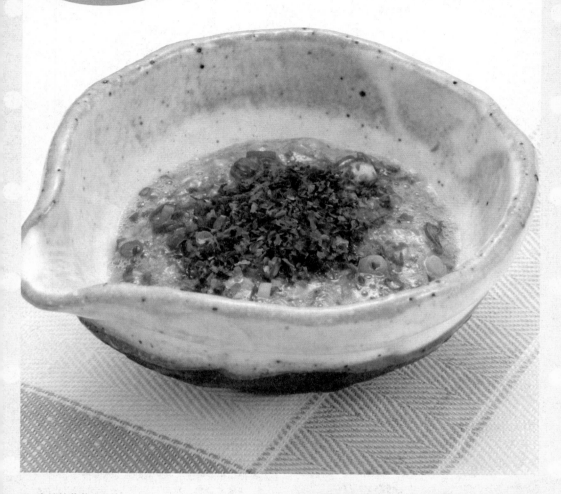

做法简单，
富含钙质和叶酸。

什锦纳豆

□1人份的营养成分表

能量	蛋白质	油脂	碳水化合物	钠（相当于食盐的量）
199kcal	18g	11g	7g	202mg（0.5g）

钙质	钾	铁	维生素K	叶酸
548mg	96mg	4g	505μg	113μg

食材（2人份）

碾碎的纳豆······1盒
小葱······4根（横切）
海青菜······少许
鲣鱼段······4g
研碎的白芝麻······1/3小汤匙
鸡蛋······1个
酱油······1/4小汤匙

做法

① 把所有的食材全部倒在一起，用力搅拌，直到能
拉起细丝。

🍴 烹饪技巧

为了使纳豆产生黏黏的口感，可以先将纳豆用
力搅拌之后再把其他的食材放进去。另外，如
果不喜欢纳豆原本的味道，可以在搅拌完成
之后稍微添加一些醋进去，这样能遮掩纳豆
的味道。

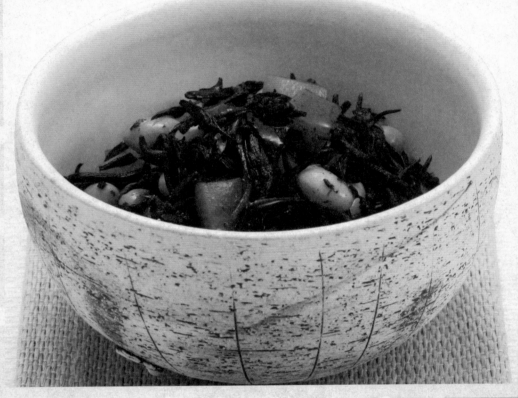

作为家常菜，可以每天补充铁质和钙质。

羊栖菜炖大豆

□1人份的营养成分表

能量	蛋白质	油脂	碳水化合物	钠（相当于食盐的量）
86kcal	4g	1g	9g	868mg（2g）

铁	钙质	镁	叶酸	食物纤维
6mg	204mg	106mg	26μg	7.6g

食材（2人份）

干羊栖菜 ···································· 20g
水煮大豆 ···································· 20g
海带 ·························· 1片（10cm方形）
水 ·· 1杯
魔芋 ·· 60g
胡萝卜 ······································ 40g
A
　酱油 ···································· 1大汤匙
　砂糖 ·································· 1.3大汤匙
　酒 ······································ 2大汤匙
　盐 ······································· 少许

做法

① 把海带放进适量的水中浸泡，然后切成1cm大小的方形。浸泡的水先留着备用。

② 把羊栖菜泡进水中，泡好后把水倒掉。

③ 把魔芋煮熟，然后和胡萝卜一起分别切成1cm大小的方形。

④ 把海带和浸泡的水一起倒进锅中，开火。水开后把大豆和步骤2、3中的食材以及A中的调味料都放进去，开小火熬制，直到熬干汤汁。

烹饪技巧

羊栖菜在水中泡得时间过久口感会变差，所以关键在于不要泡太长时间。这道菜还可以冷冻保存，所以可以作为家常菜经常食用。另外，根据个人喜好，还可以添加一些油炸豆腐等，也很美味。

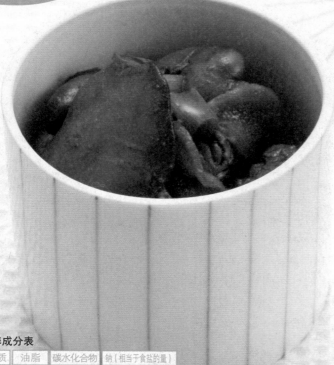

甜辣鸡肝烩菜

保存性食品，每天食用的标准是1片，轻松补充维生素A。

□1人份的营养成分表

能量	蛋白质	油脂	碳水化合物	钠（相当于食盐的量）
407kcal	42g	8g	29g	2478mg（2g）

铁	维生素A	叶酸
18.5mg	28020μg	2619μg

□每餐(1片)的营养成分表

能量	蛋白质	油脂	碳水化合物	钠（相当于食盐的量）
20kcal	2g	0.4g	1.5g	124mg（2g）

铁	维生素A	叶酸
0.9mg	1401μg	131μg

食材（2人份）

鸡肝·······················100g
牛奶····························适量
大葱·······················3~4cm长
生姜······················适量（切成薄片）

A
/ 大葱的青叶部分
  生姜皮

B
/ 酱油·······················2大汤匙
  酒·························3大汤匙
  料酒·······················1大汤匙
  砂糖·······················1大汤匙
  水·························2大汤匙

做法

① 把鸡肝洗干净。

② 把洗净的鸡肝放进牛奶中浸泡20分钟左右，去除腥味。

③ 把鸡肝切成一口的大小，然后把A中的食材和鸡肝放进煮沸的热水中，等异味去除之后倒掉热水。

④ 把B中的材料和葱叶、生姜放进锅中一起煮，然后再把步骤3中完成的鸡肝放入锅中，一直煮到汤汁熬干。

 烹饪技巧

鸡肝煮的时间太长，味道和口感都会变差。所以，一定要买新鲜的鸡肝，并尽快烹饪。另外，使用香草和香料可以做成咸味的，口感清爽。

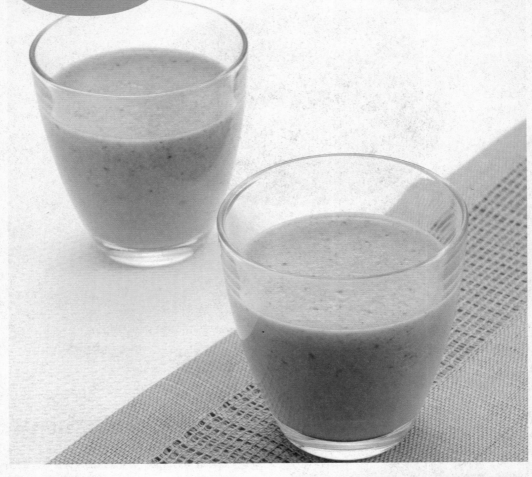

早餐常备！补给钙质、铁质、维生素C。

混合果汁

□1人份的营养成分表

能量	蛋白质	油脂	碳水化合物	钠（相当于食盐的量）
205kcal	8g	7g	30g	84mg（2g）
钾	钙质	镁	铁质	叶酸
563mg	257mg	42mg	0.8mg	46μg
维生素K	食物纤维			
16mg	2.2g			

食材（2人份）

香蕉（中）····································· 1根
梅干 ··· 2粒
苹果（中）····································· 1/4个
小松菜（新鲜）······························· 1株
牛奶（豆乳也可以）··························· 300毫升
纯酸牛奶 ······································ 4大汤匙

做 法

1. 把梅干切成细丝，香蕉切成片，苹果切成1~2cm的方形，小松菜切成3cm长的段。
2. 把所有食材都放进搅拌机中搅拌2分钟左右。

🍴 烹饪技巧

放置一段时间后，维生素就会被破坏，或者口味变差，所以做好之后就尽快喝掉。早餐一定要常喝。因为口感非常顺滑，孕吐而感觉不舒服的时候也可以喝此果汁来调节一下。

第四部分
迎接分娩

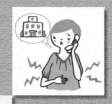

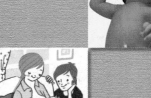

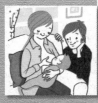

三大临产征兆以及征兆发生时应采取的措施

临产的征兆不仅仅是阵痛，有时还有见红和破水。为了保证征兆出现时能够及时应对，在此先了解一下这三种征兆吧！

临产的征兆

从最后一次月经开始的时间算起，第280天就是预产期。虽然预产期只是"预期"，而不是一个"确切"的时间，但是临近预产期之后，凡事必须小心谨慎，要能够敏感地察觉身体发出的临产信号，做好积极待产的心理准备。虽然生产的前兆会因人而异，但也不外乎是"胃部感觉轻松""胎动减少""腹胀次数增多""出现前驱阵痛"等几种。

牢记生产的三大征兆

生产有阵痛、见红、破水三大征兆，不知道会从哪一个开始，所以有必要都了解一下。

阵痛，伴随着子宫收缩出现的疼痛，就像强烈的痛经。阵痛开始的形式多种多样，有的阵痛前还会有前驱阵痛，有的则毫无征兆地疼痛起来。刚开始时是每小时两三次不规则的疼痛，之后会渐渐变得规则起来。初产妇每隔十分钟疼痛一次时就要和院方取得联系了。

见红，伴随着子宫的收缩，包裹胎儿的囊膜从子宫脱落，引起少量出血。出血有时和阵痛同时发生，有时则发生在阵痛之前或之后。

破水，羊膜破裂，羊水流出。破水一般发生在分娩开始后，但也有相反的情况为早期破水。大多数情况下，破水后24小时内会开始阵痛，然后就是分娩了。如果在家发生了破水，注意不要淋浴或者泡澡，以免引起子宫内细菌感染，应及时和医院取得联系。

此外，高位破水的情况下，破水位置较高，流出的羊水量较少，这时可能会被误认为是尿失禁。如果自己不能区分，请前往医院就诊。

生产的前兆

①胃部感觉轻松
由于胎儿体位下降，胃部不再受到压迫，变得轻松舒畅。

②胎动减少
此时，腹中的胎儿已经完成了发育，头部降至子宫口并被固定下来，几乎很少活动。

③腹胀次数增多
每天出现数次不规则的腹胀。等腹胀变得规则并伴有疼痛时，就是生产来临的信号了。

④出现前驱阵痛
在真正的阵痛来临之前，每天出现一两次不规则的疼痛，就像轻微的痛经一样。不过，有些人不会出现这种现象。

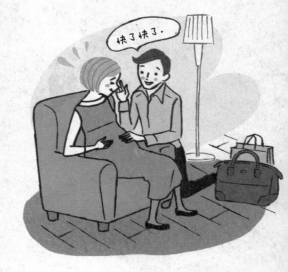

各个临产征兆出现时的应对措施

见红、阵痛

感到阵痛

记录阵痛是从什么时候开始变成每隔10分钟（经产妇每隔15分钟）1次的。如果有见红，要记录见红的时间。

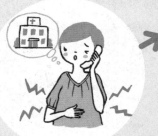

联系妇产医院

联系妇产医院，说明情况，听从医生指示。

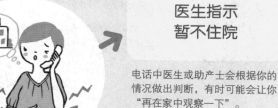
医生指示暂不住院

电话中医生或助产士会根据你的情况做出判断，有时可能会让你"再在家中观察一下"。

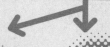
在家做点什么

医生指示住院

缓解疼痛

阵痛来临之后，要采取措施缓解疼痛，如果丈夫或其他家人在身边，可以请他们帮把手。

吃饭、洗澡

肚子饿了的话，可以趁阵痛的间隙吃点东西。空腹的状态下很难有足够的力气生产。此外，生产时肯定会大汗淋漓，所以要提前洗个澡，最好也洗洗头发，这样还可以转换一下心情。

和家人取得联系

打电话给丈夫和父母。

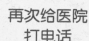
再次给医院打电话

如果收到住院的指示就前去医院吧。

徒步或坐车前往医院

破水

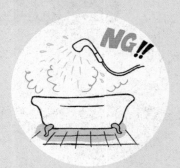

NG!!

破水

最好使用产妇专用卫生巾，没有的话也可以使用一般卫生巾。严禁淋浴或泡澡。

和妇产医院取得联系

如果无法区分是破水还是尿失禁，请及时联系妇产医院。一般情况下，医生会让你立刻前去就诊。

备车

丈夫和其他家人都不在时，可以打电话让他们为自己安排车辆。

静下心来等待车辆来接

破水是自己无法阻止的。如果羊水流出很多，可以垫上一条浴巾。

出现持续性的强烈腹痛或出血时

有可能是前置胎盘或常位胎盘早期剥离，应立刻和医院取得联系。

坐车前往医院

尽量平复心情，在车后座躺下。如果乘坐出租车，请事先告诉司机要住院生产。

乘车、救护车前往医院

住院所需物品清单

妇产医院也会准备一些物品，所以事先确认一下都需要自己带什么吧！

住院时最好备有的物品	母子健康手册、体检表、身份证 自己 □ 医院 □ 把它们放在一起随身携带。	面巾纸 自己 □ 医院 □ 为方便起见，可以放在盒里备好。
	开襟睡衣 自己 □ 医院 □ 也有一些授乳专用的睡衣。开襟比较便于授乳。	笔记本 自己 □ 医院 □ 用来记录阵痛的间隔和产后授乳的时间等。
	浴巾、毛巾 自己 □ 医院 □ 除了阵痛时用来擦汗以及产后洗浴时使用之外，还可以披在乳房下面吸收溢出的乳汁等。	产褥裤 自己 □ 医院 □ 产后方便卫生巾的更换。生理卫生巾也可以，只是要注意确认一下大小。
	缓解阵痛用品 自己 □ 医院 □ 扇子、一次性暖宝宝、球等，有可能会大有用处。	产妇专用卫生巾 自己 □ 医院 □ 大多数医院都有准备。
	表 自己 □ 医院 □ 用来记录阵痛的间隔，最好选择有秒针的那种。	

住院生活必备物品	洁面用品 自己 □ 医院 □ 小号的旅行套装非常方便。	乳带 自己 □ 医院 □ 授乳专用的乳带和文胸等。为了方便起见，最好使用前扣文胸。
	洗发水、护发素 自己 □ 医院 □ 只需准备旅行套装即可。	带把茶杯、筷子 自己 □ 医院 □ 喝茶时用带把的杯子比较方便。医院里可能备有筷子，需要确认一下。
	基础护肤品 自己 □ 医院 □ 住院时只需用化妆水和保湿乳就可以了。如果有试用装会更方便一些。	袜子 自己 □ 医院 □ 可以准备两三双袜子。
	纱布毛巾 自己 □ 医院 □ 用来给宝宝擦嘴或者洗澡时使用。10条左右即可。	母乳垫 自己 □ 医院 □ 防止母乳溢出。为避免母乳溢出时来不及使用，事先用乳袋将其和毛巾一起固定。
	长袍、开衫 自己 □ 医院 □ 秋冬、早春等天凉时，可以在授乳时使用。	

出院时必备物品	出院后妈妈要穿的衣服 自己 □ 医院 □ 妊娠前的衣服可能都穿不下了。选择一些宽松的衣服，记住不可以穿牛仔裤等紧身衣服。
	出院后的宝宝服 自己 □ 医院 □ 内衣、婴儿装、帽子、袜子、婴儿包被等。
	出院费用 自己 □ 医院 □ 事先打听好所需费用，出院当天让爸爸做好准备。

确认好需要什么不需要什么

大多数妇产医院都以生产（顺产）次日为第一天算起，到第四天时就要出院了。住院时可能会用到一些你没有想到的东西，所以事先要整理一下，必须带上什么，什么是可有可无的，出院时必备的是什么，以便尽早准备。

有的妇产医院备有完整的住院用品套装。即便如此也要问一下套装中包括哪些东西。还有一些医院准许住院时携带手机，这些都需要做好事前确认。

从住院到生产的流程

在病房或产房度过

收到医生的住院指示时，生产就临近了。徒步或乘车来到医院，挂号，然后接受医生检查。此时，医生会查看子宫口的打开程度、宝宝的下滑情况等，如果断定生产临近，那就要当即办理住院事宜了。

一般情况下，如果医院条件允许，会安排产妇入住阵痛专用的"阵痛室"，否则就要住进普通病房。如果是LDR式分娩，从阵痛到分娩、产后恢复都在同一个房间度过。

住院后，医务人员会安装分娩监视装置，查看阵痛波和腹胀的情况。等到阵痛来临时，建议进行一些上下楼梯的练习，以缓解疼痛、催促分娩。此外，还可以趁阵痛的间隙适当进餐。而如果恶心、呕吐不能进食的话，也要注意补充足够的水分。

有时医生和助产士还会进行内诊，以确认子宫口打开的程度和生产进程，等到子宫口全开时，就要转至产房了。

有时会根据情况让产妇回家观察

以上介绍的是住院后顺利开始生产的情况，但还有一些情况并非如此。规则的阵痛来临后匆匆赶往了医院，可是子宫口却迟迟无法全开，胎儿仍处于子宫的较高位置，这种情况下，医院可能就会让产妇回家观察。

一般情况下，初产妇在规则的阵痛开始后平均12～14小时内开始生产。不过，这毕竟只是一个平均值，有的产妇会开始得早一些，也有的产妇则需要更长的时间。

还有一种情况是阵痛非常规则，但是一直不强烈，持续不断的微弱阵痛既不能引起生产，又大大消耗了产妇的体力，对胎儿来说也是一种压力。这时，为了引起正常的阵痛，最好能够活动起来。如果活动之后还是不行，就要使用阵痛催进剂了。

● 从离家到生产的流程

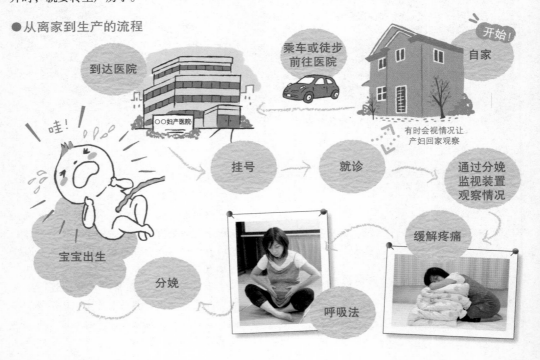

160

揭密胎儿分娩过程

预产期临近时，子宫口开始慢慢变软，骨盆的韧带也变得松弛。等妈妈的身体把一切准备就绪后，宝宝就借助着妈妈的力量、伴随着阵痛波呱呱坠地了。

宝宝是旋转着出生的

当出现阵痛和见红，妈妈进入临产状态时，腹中的宝宝也开始了出生的准备。这时，宝宝的头部已经进入骨盆，并保持着侧躺的姿势。为了能够顺利地通过狭窄的子宫口，宝宝会把身体蜷缩成一小团，并在阵痛的刺激下，一点点地向妈妈臀部的方向旋转，直至娩出产道。

这段时间，妈妈要调节好呼吸，以便给宝宝输送充足的氧气。等子宫口全开之后，开始在助产士的指导下发力。而当宝宝的头部出来时，妈妈就要停止用力，改为轻柔的喘息，之后宝宝就自然地降生了。

那么，接下来就让我们一起了解一下宝宝分娩的三个阶段以及当时妈妈的情况吧！

第一产程

妈妈的情况、采取的措施等	宝宝的情况

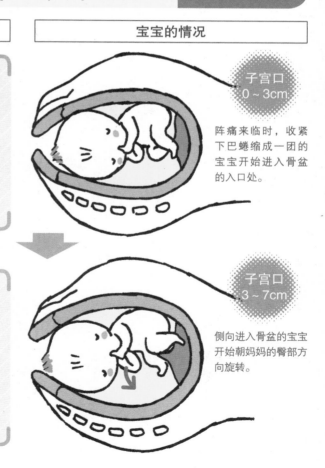

阵痛变得规则，还会感到一阵压迫腰部的疼痛。有时也会有出血和破水现象。

子宫口 0~3cm

阵痛来临时，收紧下巴蜷缩成一团的宝宝开始进入骨盆的入口处。

规则的阵痛变成每10分钟左右发生1次时，就要准备住院了。住院后，安装分娩监视装置，检查宝宝的胎心率以及子宫的收缩情况。

子宫口 3~7cm

侧向进入骨盆的宝宝开始朝妈妈的臀部方向旋转。

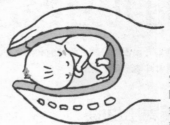

伴随着子宫口张开，阵痛越来越强烈，阵痛间隔变为2~3分钟。这时即使会有想发力的感觉，但也不能用力。就算阵痛每分钟发生1次，也要趁其间隙补充水分。

子宫口
7~10cm
（全开）

宝宝旋转着慢慢下降。等头部降至骨盆下面时，子宫口就完全打开了。

第二产程

妈妈的情况、采取的措施等

宝宝的情况

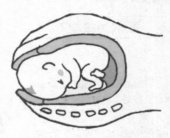

趁阵痛的间隙将产妇移至产房，登上分娩台。阵痛来临时会有想发力的感觉。

子宫口
10cm
（全开）

宝宝降至骨盆的出口时已经旋转了90°，此时正好面向妈妈的背部。这时宝宝会慢慢地抬起下巴，一点一点地向骨盆的出口处移动。

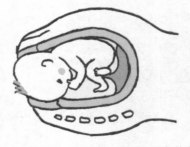

在助产士的指导下，伴随着阵痛波发力。这时臀部要紧贴分娩台，并注意不要挺起腰部。如果遇到会阴无法拉伸或急需结束生产的情况，医生可能会实行会阴切开术。

宝宝的头部一会出现一会缩回，反复数次。
（排临）

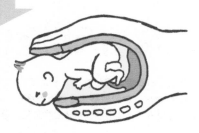

最痛苦的阶段。感觉受不了时可以睁开眼睛，做深呼吸。

这时，即使妈妈不用力，宝宝也不会再缩回去了（发露）。等头部慢慢穿过骨盆后，宝宝就会抬起下巴，钻过耻骨。

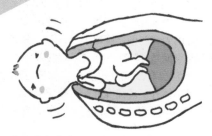

妈妈停止用力，改为"哈哈哈"的短促呼吸。这时助产士会告诉产妇什么时候停止用力，只要按照助产士的指示并调整好呼吸即可。

宝宝头部出来以后会再次变成侧向的姿势，之后两只肩膀会先后出来。

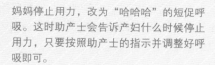

第三产程

妈妈的情况、采取的措施等等

生产结束后10~15分钟会有轻微的阵痛，以促使胎盘娩出。如果分娩时进行了会阴切开手术或者有自然拉伤，这时还要进行伤口的缝合处理。然后妈妈还需要在分娩台上静养2小时左右（有的妇产医院是在恢复室休息）。

宝宝的情况

助产士吸引出宝宝吞咽的羊水，并把宝宝的身体擦拭干净。然后用婴儿专用的保暖仪器为宝宝取暖、测量。等一切结束后，宝宝再次回到妈妈身边，这时妈妈就可以抱抱自己的宝宝，或者给他喂奶了。

宝宝的神秘之处

为了通过狭长的产道，重达3000g的宝宝用尽了各种办法使身体缩小。分娩开始之前，宝宝会蜷缩起身体等待时机，而且在通过产道的时候，头骨的结合处还会自动拼接，以使头部半径达到最小。这种现象被称为"胎头的变形能力"，会在出生几天后还原。

助您减轻疼痛的几种姿势

阵痛来临时，不要一直躺着，偶尔改变一下姿势或者活动活动身体，都有助于舒缓你的疼痛。在此，向大家介绍几种分娩时的辅助动作，希望能够帮助你缓解疼痛。只是，具体哪种动作更有效，需要试过之后才能知道。而且，根据分娩阶段的不同，辅助动作也要发生变化。总之，到时候就用自己最"舒服"的姿势吧！

缓解阵痛，让身体活动起来

分娩的准备就绪之后，一方面，妈妈开始努力将宝宝推出体外，另一方面，腹中的宝宝也急于出世，极力地配合着妈妈。像这种妈妈将宝宝推出体外的力气叫做"娩出力"，而"娩出力"的动力源泉就是"阵痛"和"产妇发力"。

分娩开始后，伴随着阵痛和子宫收缩，胎儿被一点点推出体外。阵痛在开始时就像平时的痛经，然后才逐渐强烈起来，阵痛间隔也渐渐变得规则。疼痛来临的时候，要积极地活动活动身体，或者尝试不同的姿势，这样会比一动不动地躺着轻松许多。此外，根据阵痛的阶段不同，感觉舒服的姿势也会发生变化，具体哪种姿势最有效果便是因人而异了。所以，以下介绍的这些方法，准妈妈们都可以尝试一下，然后在分娩时选择自己感觉最舒服的方式。

此外，多数医院还备有网球、平衡球等，用来让产妇倚靠或者做指压按摩。住院前妈妈们可以向医院确认一下。

一个人的时候

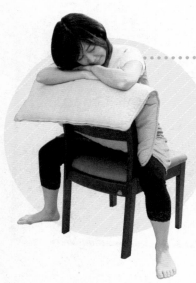

利用椅子

在椅子的靠背上垫上枕头，两腿分开，像骑马一样坐在椅子上，双手抱住靠背。腰部按摩时也可以采用这种姿势。两腿分开有助于扩宽产道，顺利生产。

趴在被子上①

上半身趴在叠好的被子上做深呼吸。有助于缓解紧张。

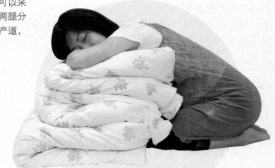

双手撑墙

保持站立的姿势，两脚叉开同肩宽，伸出胳膊，两手撑墙。疼痛时一边吐气一边推墙。

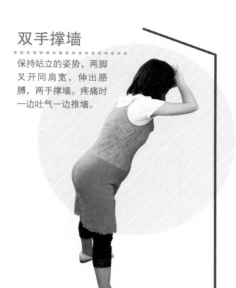

按压股关节

在床边坐下，两腿自然下垂，用拇指按压股关节。

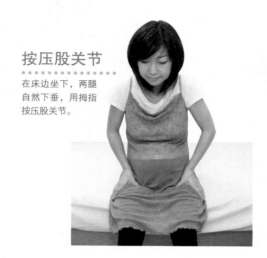

请他人帮助

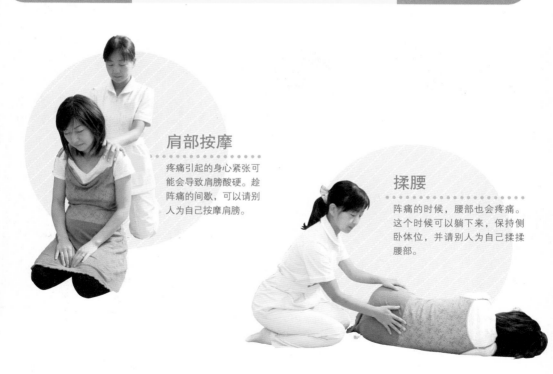

肩部按摩

疼痛引起的身心紧张可能会导致肩膀酸硬。趁阵痛的间歇，可以请别人为自己按摩肩膀。

揉腰

阵痛的时候，腰部也会疼痛。这个时候可以躺下来，保持侧卧体位，并请别人为自己揉揉腰部。

趴在被子上②

趴在叠好的被子上,请丈夫或助产士为自己按摩。也可以用平衡球代替被子,或者双手双膝撑床。

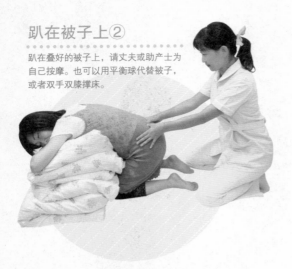

休息的时候

用侧卧体位
在阵痛的间歇休息时,侧卧体位会让你更轻松。此外,还可以在两膝之间夹一个靠垫或者枕头。

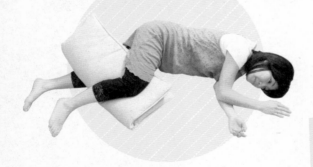

巧妙使用网球或高尔夫球

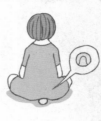

腹中宝宝的体位下滑后会压迫到肛门,使肛门周围感到疼痛。这时,可以保持正座的姿势,使用全身的体重来挤压肛门。此外,按压时也可以使用高尔夫球或者网球。

请他人为自己按摩腰部的时候,可以用网球或者棒球用力按压肛门。

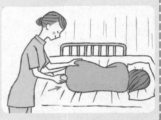

尽量放松

如果有丈夫或其他家人陪伴的话,可以让他们帮你做按摩或者按压穴位。没有人陪同的情况下,可以请助产士或者护士帮忙。

紧张的时候疼痛会更加强烈,所以分娩时一定要放轻松。可以戴上耳机听听自己喜欢的音乐,或者使用自己喜欢的精油等。

除此之外,用40℃左右的温水泡脚也有助于放松身心,催进分娩。

生产没有进展时上下楼梯很有效

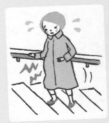

走路本身就有助于子宫口的打开,特别是上下楼梯时负担加重,效果会更好。所以,如果生产迟迟没有进展的话,就请丈夫或家人陪自己爬爬楼梯吧!

为宝宝输送氧气、让妈妈轻松分娩的呼吸法

阵痛确实非常辛苦，不过宝宝也在努力。预产期来临之前，反复进行呼吸法的练习。等到生产真正到来时，就把它作为你对付阵痛的有效武器吧。

预产期临近时练习呼吸法

阵痛的时候，就让"呼吸法"来帮你吧！后期的妈妈教室会进行呼吸法方面的指导，回到家后一定要好好练习哦！呼吸法的窍门其实很简单，就是睁开眼睛，慢慢地用口呼气，然后再随着生产的进行不断改变呼吸方式即可。

话虽如此，在阵痛没有到来之前，妈妈们可能抓不到任何诀窍。不过，如果在真正生产的时候想不起来怎么做的话，也一定不要慌张，要先做深呼吸，让自己冷静下来，然后再按照助产士的指示进行。

呼吸法不仅可以帮助妈妈轻松分娩，还可以给宝宝输送充足的氧气，让宝宝也轻松起来。疼痛难耐的时候，请想象一下宝宝努力的样子，再用呼吸法调整好呼吸，阵痛这道难关一定会顺利度过的。

第 一 产 程

基本呼吸
子宫口3～7cm

阵痛来临后开始的呼吸法
在家发生阵痛时，先做2次大大的深呼吸，然后用鼻孔慢慢地吸气，并慢慢地吐出。疼痛消失后再变回正常的呼吸方法。注意随着疼痛的强度随时改变呼吸的速度。

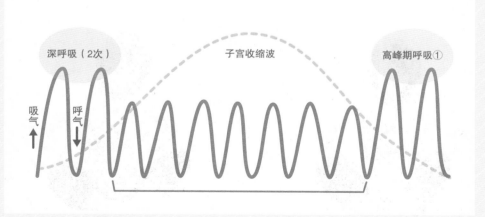

深呼吸（2次）　　子宫收缩波　　高峰期呼吸①

吸气　呼气

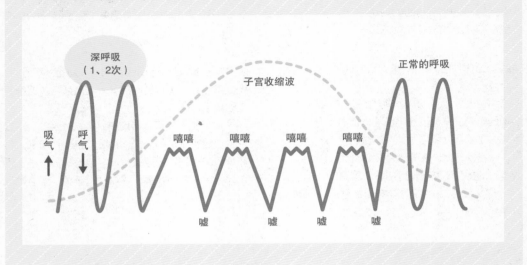

高峰期呼吸①
子宫口3～7cm

疼痛强烈时的呼吸法
阵痛渐渐变强后，先做2次深呼吸。而在第3次吸气后，需要先"嘻、嘻"地短呼2次，然后在第3次时"嘘"地全部吐出。疼痛缓解之后即可恢复正常呼吸。

深呼吸
（1、2次）

正常的呼吸

子宫收缩波

吸气

呼气

嘻嘻　　嘻嘻　　嘻嘻　　嘻嘻

嘘　　　嘘　　　嘘　　　嘘

**基本呼吸法
（深呼吸）**

要点
呼气时，要像吹蜡烛那样"嘘"的吐气。

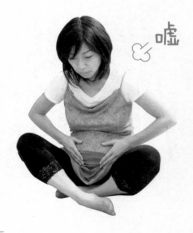

嘻

嘘

吸气
盘腿而坐，两手置于腹部两侧，阵痛波来临时从鼻孔吸气。

呼气
两手向耻骨处下移的同时，"嘘"地大口呼气。内心感觉恐慌时，只要做好基本的呼吸（深呼吸）就可排除。

高峰期呼吸②

子宫口7～10cm
（全开）

高峰期呼吸①无效时使用，节奏为"嘻、嘻、嘘"

阵痛来临时，先做2次深呼吸。而在第3次吸气后，先"嘻、嘻"地短呼2次，然后在第3次时"嘘"地从鼻孔慢慢呼出，以免给腹部加压。疼痛消失后再次变为深呼吸。

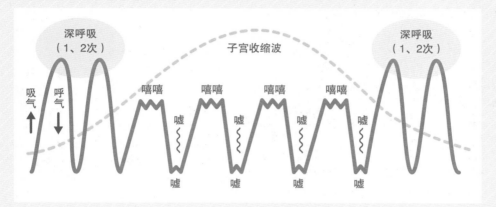

第二产程

娩出呼吸

子宫口10cm（全开）

在分娩台上开始发力后的呼吸

分娩的场所转至产房。阵痛时先做2次深呼吸，等助产士指示"用力"后，再吸气、憋气、用力。用力时眼睛要盯着自己的肚脐，这样可以避免背部挺起。完成一次发力后，再次深呼吸。

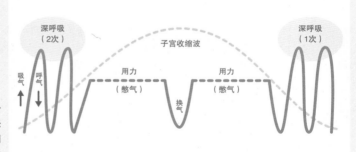

短促呼吸

宝宝头部出现后，暂停用力"哈、哈、哈"地呼吸

宝宝的头部出来后，助产士会指示你停止用力。如果正在用力，可以将双手放在胸口处，停止用力，"哈、哈、哈"地用口呼吸。不久，宝宝就会自然降生了。

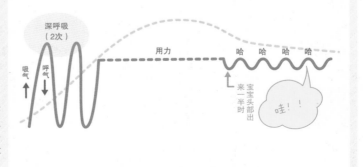

生产时的医疗处理

为了使生产顺利进行，医生可能会视情况进行一些必要的处理。那么，具体都有什么样的处理方法呢？为避免生产时的无端恐惧，现在就快来了解一下吧！

阵痛促进剂、阵痛诱发剂 **用来减轻妈妈和宝宝的负担**

在不同的情况下使用时，阵痛促进剂、阵痛诱发剂的叫法也不同，但使用的药剂是一样的。

阵痛促进剂主要在阵痛自然来临后，痛感一直较弱，妈妈体力被大量消耗，可能会给宝宝造成负担的情况下使用。如果阵痛一直没有到来，为了引起阵痛而使用的就是阵痛诱发剂。

比如，已经发生了破水，可阵痛仍然没有到来，或者孕妇患有妊娠高血压综合征，可能会给宝宝造成不利的影响，这种情况下

就没有时间等待阵痛的自然来临了。还有一种情况是过了预产期，胎盘功能开始衰退，这时也不得不使用人工方法来引起阵痛，进而促使分娩。

此外，计划分娩的时候也会用到。

该药剂中含有引起阵痛的激素成分，目前经常使用的有后叶催产素和前列腺素两种。

使用点滴控制药量

如果在子宫口未完全成熟的情况下使用阵痛促进剂、诱发剂，即使引发了阵痛，也仍然无法打开子宫口。而药量使用过多时还有可能引发过强阵痛（比普通的阵痛要强烈许多的疼痛）。所以，使用该药剂之前，要通过分娩监视装置观察一下宝宝的情况，并通过内诊检查子宫口的打开程度。然后，再将其加入葡萄糖中逐量注射，注射期间医生或助产士要随时注意孕妇的身体变化。

万一出现什么问题，要立即停止注射。以前阵痛促进剂、诱发剂都是使用内服的形式，可是一旦服用之后，再有什么情况就很难控制了，所以现在主要通过点滴使用。

有必要事先了解一下该药物

根据分娩时的情况，每个人都有可能使用到这种药物。由于使用时必须经得本人的同意，所以，如果有什么疑问或者不安，一定要事先咨询清楚。

可能有些妈妈坚持要自然分娩，即使在情况不妙时也不同意使用阵痛促进剂。如果产妇本人无论如何都不愿意使用，就可能要进行剖宫产了。

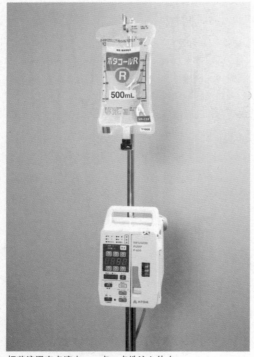

把药液混在点滴中，一点一点地注入体内。

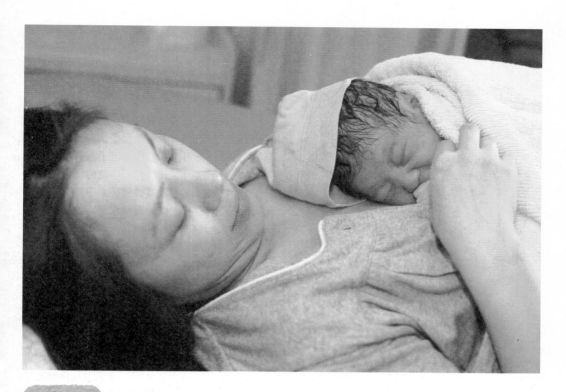

会阴切开 根据医院的诊断，确定切不切会阴

会阴是指阴道口和肛门之间的部分。当宝宝出生时会阴会被拉伸变薄。但是，如果会阴伸展性较差，就会拉长产程，给产妇带来很大的痛苦。这个时候，医生就会剪开会阴的一侧来取出胎儿。否则，在胎儿头部的挤压下，阴道口到会阴的部分可能会被严重撕裂。此外，如果在发露（可以看到宝宝的头部时）的时候忘了停止用力，宝宝就可能会在妈妈不停的发力下穿过阴道口，撕裂会阴。像这种由宝宝的压迫而产生的裂伤，伤口较小时只需缝合一下即可，而如果是不规则的撕裂，恐怕就难以缝合了。

是否进行会阴切开术，每家妇产医院都有不同的方针。如果医院不主张会阴切开，在生产进行到可以看到宝宝头部时，医生或助产士会用手按住宝宝的头部，以免宝宝的头部突然产出而造成会阴裂伤，然后再一点点地拉开会阴。这种方法叫做会阴保护，可以在生产的过程中避免实行会阴切开手术。

此外，如果真的"不想被切"，就需要自己的努力了。比如，妊娠期间多活动身体或进行有利于会阴拉伸的按摩等。

导尿 将尿液排空，以免妨碍子宫的收缩

如果膀胱内贮存尿液，会影响到子宫的收缩。需要将导尿管经由尿道插入膀胱，引

以下情况下需要
使用阵痛促进剂、诱发剂

- 已经发生了破水，可阵痛还没有到来。
- 过了42周阵痛仍没有发生。
- 患有妊娠高血压综合征等并发症，需要尽早结束妊娠。
- 没有有效的阵痛，妈妈体力可能会被大量消耗。
- 计划分娩。

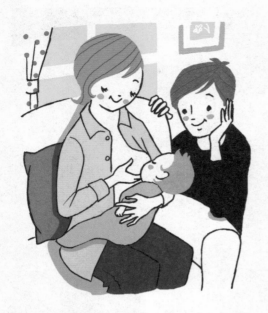

使用海藻宫颈扩张棒或宫颈扩张袋

如果子宫口没有弹性，产妇只会苦于阵痛的折磨，却始终无法引起生产，而且对宝宝来说也是一种负担。在这种情况下就有必要采取措施，使子宫口变软并打开。这时可以使用海藻宫颈扩张棒或者宫颈扩张袋。海藻宫颈扩张棒由海藻的根茎制成，吸收水分后就会膨胀。将其插入子宫颈管后就可以使子宫口慢慢打开。宫颈扩张袋的使用方法也是一样，只是现在已经很少使用了。

浣肠
有时会在粪便堆积时使用

把堆积在肠道内的粪便排出有助于产道扩张，还可以防止在分娩过程中出现排便的情况。各妇产医院会根据自己的方针，自行决定是否实行该措施。

流出膀胱内贮存的尿液。在阵痛强烈、上分娩台前无法去洗手间或膀胱受到宝宝头部的压迫、尿液无法排除等情况下，就会采取导尿的措施。

剃毛
根据医院的方针，可剃可不剃

剃毛，一是为了避免附着在阴毛上的细菌感染到婴儿，二是为了会阴切开后容易缝合。有的医院完全不剃，有的医院则根据生产的情况，只在会阴切开时将阴毛剃除。

点滴
必要时可能会注射葡萄糖

在没有摄取水分和食物的情况下生产却一直不能结束，就可能会造成产妇脱水，此外还会影响到子宫的收缩。这个时候可以注射含有葡萄糖的点滴。必要时还可以加入阵痛促进剂。有时在紧急情况下，为了保护血管，也会注射点滴。

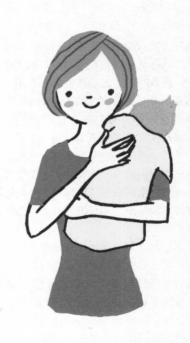

新生儿的身体机能和能力

刚刚从妈妈腹中出来开始肺呼吸的宝宝，他的身体中有着很多神秘之处。为了帮助宝宝更好地成长，先来了解一下新生儿的身体情况和变化吧！

新生儿具备自我生存的能力

伴随着一声清脆有力的哭喊，呱呱坠地的宝宝便开始了用肺呼吸。而仅在数分钟之前，宝宝还被羊水保护着，通过脐带进行着呼吸。这种呼吸方式的突然改变，对宝宝来说应该是个不小的挑战吧！

但是，宝宝天生具备一种神奇的能力，可以让他从容地应对接踵而来的各种刺激。比如，出生后仅仅一个月的时间，宝宝就长成了柔软的肌肉和光滑的皮肤，还渐渐学会了吮吸奶水。此外，宝宝还会出现一些症状，让你怀疑他是不是生病了，而事实上那些症状大部分都是自然的生理现象。

了解宝宝各身体部位的特征

"刚出生的宝宝头顶软软的，不知道可不可以用手摸""皮肤看起来很薄，感觉一碰就会破""连抱他的时候都有些担心"……看到上述这些情况，可能很多新妈妈都有同样的感受吧。鉴于从此就要开始照顾宝宝的生活，事先了解一下宝宝各身体部位的机能还是很有必要的。

在此，我们将向大家介绍一下宝宝的眼睛、鼻子、嘴巴、耳朵、头、胸、屁股、性器官等各个身体部位所包含的功能及特征。如果准爸爸妈妈们读过后能够豁然开朗，也会增加一些育儿的信心吧。

新生儿的测量

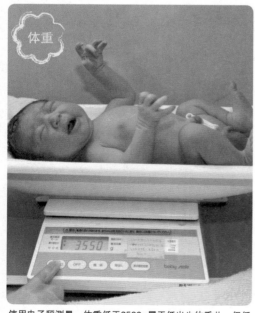

使用电子秤测量。体重低于2500g属于低出生体重儿，但低出生体重儿也未必都需要保温箱护理。

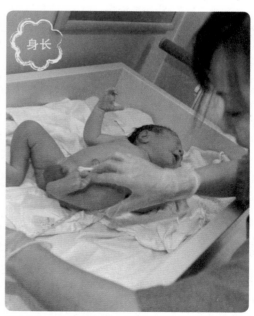

测量从头顶到脚跟的距离。由于婴儿习惯将两腿弯曲成M形，所以测量时要注意把宝宝的腿拉直。

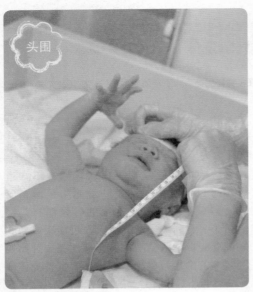

头围

绕胎头一周的最大长度。

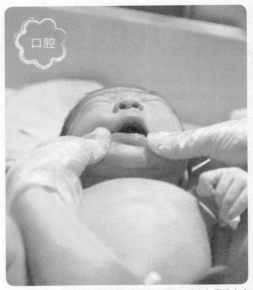

口腔

检查宝宝的口腔是否存在异常，比如口唇腭裂（上唇没有愈合完好，有裂缝）等。

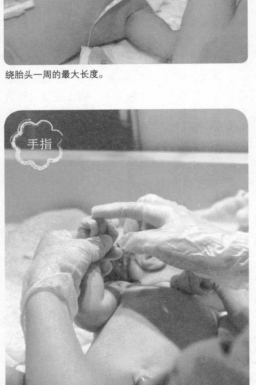

手指

检查宝宝的双手和双脚，查看手指和脚趾的数量及长度。

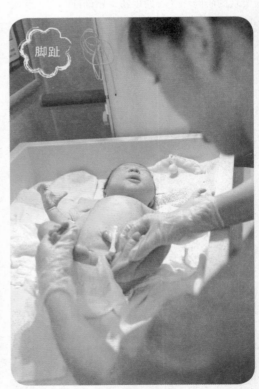

脚趾

新生儿身体各部位的功能和能力

口、鼻

味觉和嗅觉是与生俱来的。有的宝宝的牙龈处会长出一些白色的疹子，有的宝宝鼻子上会长一种叫做皮脂腺的粟粒疹，这些都无需担心，出生后1~3个月内就会自行消失。

头

生产时宝宝的头部受到挤压，皮下组织淤血，有时会形成一种叫做"产瘤"的肿包。通常产瘤在产后3~4天便会逐渐消退。此外，在宝宝的头顶有一块凹陷下去的部分叫做"囟门"，囟门对宝宝的发育有着举足轻重的作用，触摸时一定要小心谨慎。宝宝1岁左右时囟门就会自然闭合。

耳

妊娠28周左右时宝宝的听力就已经发育完整，并能够听到外界的声音。刚刚落地的宝宝也可以清楚地听到耳边的低声细语。而和成人一样的听力系统还要到产后4个月时才开始建立。

眼睛

据说产后不久的宝宝就已经具备了区分明暗的能力，还能够模模糊糊地区分一些事物。而到产后2~3个月时，宝宝就开始对外界的事物有一些视觉感知了。此外，新生儿期间，宝宝的鼻泪管（眼泪流出的管道）比较狭窄，因此可能会出现一些眼屎，妈妈们可以通过轻轻按摩宝宝两眼之间的部位来改善这种情况。

肚脐

"脐带（肚脐）"是腹中宝宝和妈妈"沟通"的重要生命线。在宝宝出生后，医生会将这条脐带结扎。几天后，被切断的脐带变干脱落就变成了肚脐。脐带在脱落前要保持干燥，洗浴后妈妈可以用干净的纱布将脐带轻轻擦干。

胸、背

刚出生后，宝宝的胸围和头围基本相同，有时胸围甚至比头围还要小。不过，4~7个月后胸围就会超过头围。此外，有的宝宝背上还可能长有很多胎毛，但会在出生后不久逐渐消退。

手、足

新生儿的肌肉比较柔软，而且收缩的能力要强于伸展的能力，所以我们会看到宝宝的双腿经常呈M形弯曲。宝宝还喜欢轻轻地握着小手，而5根脚趾一般都是自然分开。此外，如果用什么东西碰触宝宝的手掌和脚心，宝宝会反射性地将其握住。这种现象叫做手掌抓握反射和足底抓握反射。

生殖器官

如果宝宝是个男孩，可能会注意到他的阴囊有些发黑，这是由于受到了妈妈体内激素的影响，属于正常现象，无需担心。如果宝宝是个女孩，有可能出现阴部出血的情况，这也是因为激素在搞怪。还有的宝宝屁股上长有一大块蒙古斑，不过之后都会慢慢消退。

川本恭大
体重3550g
身长52cm

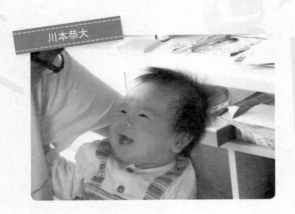

川本恭大

●新生儿身体各项平均值

	男婴	女婴
体重	3000g	2950g
身长	49.0cm	48.5cm
头围	33.5cm	33.0cm
胸围	32.0cm	31.8cm

生产后至出院前的母子生活

令人感动的生产之后，和宝宝的共同生活就正式开始了。给宝宝洗澡、换纸尿裤等需要学习的事情会很多。在此，我们就抢先一步看看住院生活应该是什么样子的吧！

出院前的日程表

刚刚生产之后

先来看妈妈的情况。在分娩室休息的2个小时中，妈妈需要测量血压、更换卫生巾、检查子宫收缩的情况等。如果没有什么问题，就可以转到病房休息了。此外，为了预防感染，妈妈还要服用抗生物质、抗炎症剂等内服药以及有助于子宫收缩的药物。生产完8小时后，就可以在医务人员的陪同下走着去洗手间了。接着，我们再来看一下宝宝的情况。医务人员会为宝宝进行身体的各项测量，并把宝宝的身体擦拭干净，还要给他消毒、点眼药水，以防止感染。如果是第一次哺乳，需要在生产完12小时后喂宝宝糖水，再过3个小时后喂维生素K2糖浆。让宝宝饮用糖浆是为了预防母乳喂养时出现维生素K2缺乏症。住院期间需要服用2次。

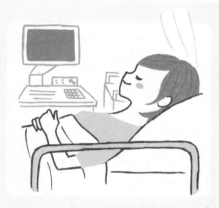

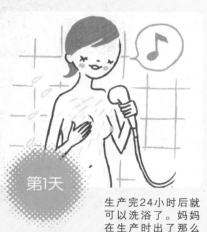

第1天

生产完24小时后就可以洗浴了。妈妈在生产时出了那么多汗，一定感觉非常不舒服，这会儿就好好地洗一洗吧！身体状况较好的话，就可以开始自己照顾宝宝了。虽然这时候可能还没有真正下乳，但还是建议开始授乳，并做一些乳房按摩。如果自己不方便，可以请助产士或者护士小姐来帮忙！

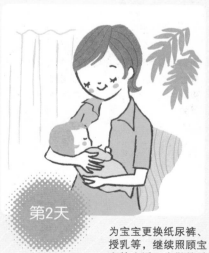

第2天

为宝宝更换纸尿裤、授乳等，继续照顾宝宝的生活。在做的过程中，这些事情都会慢慢熟练起来。如果有什么疑问，可以随时向助产士咨询。

妈妈需要抽血检查是否有贫血症状，并进行尿检、血压测量、骨密度检测。此外，还要跟助产士学习如何给宝宝洗澡。

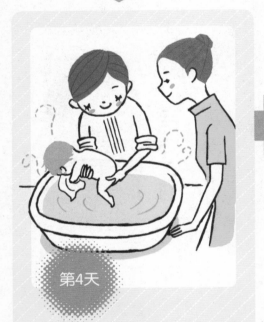

妈妈可以尝试着亲自给宝宝洗澡。如果爸爸也跃跃欲试的话，也可以尝试一下。如果身体状况允许，想要在第4天出院也是可以的。

再次让宝宝服用维生素K2糖浆。从脚底采集少许血液，检查宝宝是否患有先天性代谢异常。并使用仪器为宝宝做听力试验。这天，妈妈和宝宝都要进行出院检查，没有问题就可以出院了。

先天性代谢异常是由于抑止体内代谢的酶的先天性缺乏所引起的先天性疾病。

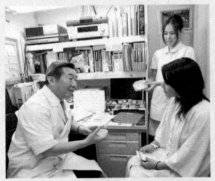

出院检查没有问题的话就可以出院了。但如果还有什么不安和担心，一定要仔细问问医生！

宝宝的出院检查

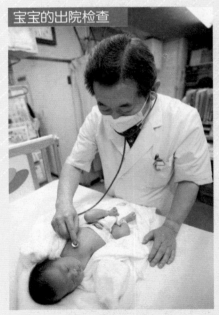

检查黄疸是否已经消退、心脏和肺音是否异常以及体重增加和原始反射的情况等。一般由儿科医生或妇产科医生进行。

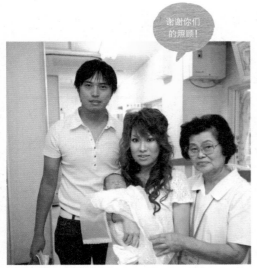

谢谢你们的照顾！

↑大桥千春小姐、祐介先生和小宝宝柚菜。祝贺你们要出院了。

和宝宝的共同生活开始了

　　刚出生的宝宝在被擦拭干净和进行完必要的处理和测量之后，就会立刻被送到在分娩室休息的妈妈身边。有的妇产医院会让妈妈在这个时候进行初次授乳。之后，妈妈就转移到一般病房，而至于母子是否同室还要由医院来决定。有的医院会在生产当天让宝宝住新生儿病房，有的则需要宝宝在新生儿病房住到妈妈身体基本恢复，也有的医院从生产当天开始就母子同房。而只有极少数的医院坚持母子别室直至出院。

　　住院期间，妈妈要进行身体保养和各项检查，还要学习如何照顾宝宝等，每天都会非常忙碌，转眼工夫出院的时间就到了。

　　此处的解说主要是以户塚MT诊疗所的住院日程为蓝本，希望可以为各位妈妈提供一个参考。一般情况下，如果把生产当天记作第0日，到第5日就是出院日了。不过也有一些医院规定在第4日出院。

每天的日程安排

　　一般情况下，一日三餐分别在8点、12点、18点左右进行。有的妇产医院还会提供一些点心。在育儿指导方面，除了洗浴指导、授乳指导外，营养师还会为妈妈进行调乳指导。由于每天都要记录体温，所以妈妈们要在指定的时间将体温测量好。

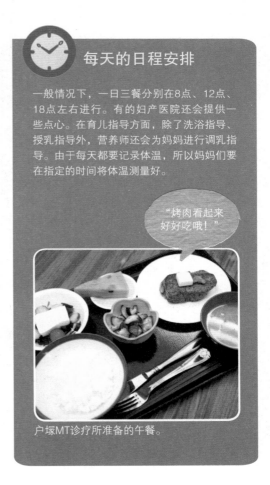

"烤肉看起来好好吃哦！"

户塚MT诊疗所准备的午餐。

多人间病房和单人间病房的特征

　　有的妈妈认为"住多人间病房还要事事在意旁边床铺的病人，实在是太麻烦了"而不愿意选择多人间病房。相反，有些妈妈则认为"可以借此机会认识别的妈妈，还可以看看别人家的宝宝"而特意选择住多人间。住单人间病房确实有很多优势，比如在家人来看望时可以不用小声说话，不必像住多人间那样有很多顾虑。但是，相比多人病房，单人间需要的住院费用相对较高（各妇产医院的收费标准也各不相同）。

生产前后问与答

问 如果阵痛开始时一个人在家怎么办呢？我越想越觉得不安。

答 阵痛不会突然高频度发生的。在开始时阵痛很不规则，每小时会发生2~3次。而且在阵痛的间隙还可以像平时一样正常活动，这时就可以联系丈夫或者其他家人了。阵痛来临的时候，要想办法缓解疼痛，等阵痛过后，最好能抓紧时间换下衣服或者吃点东西。所以，一定要提前准备好行李，以便一个人在家的时候也能够随时前往医院。

如果担心医院离家太远，也可以提前和医院取得联系，商量一下能否早些入院受诊。此外，对那些打算回老家生产的妈妈们来说，如果在回到老家前阵痛就来临了的话，可以联系之前就诊的医院。

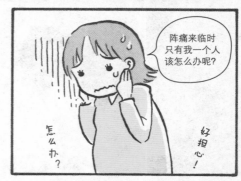

问 如果在外出时阵痛来临，是否需要马上回家？

答 临近预产期时，最好不要出远门。万一在外出时发生了阵痛，要立刻和医院取得联系。如果主治医生指示住院，就要考虑是回家取完行李再去医院还是直接去医院的问题了。根据产妇的情况，有时医生会建议即刻住院。所以，外出时一定要随身携带体检表、母子健康手册和身份证，行李则可以在稍后由家人带来。如果是持续性的疼痛或者有出血的情况，那么就可能有胎盘早期剥离的危险。在这种情况，就要马上叫救护车了。

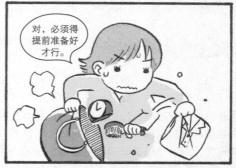

问 在阵痛的间隙吃点什么东西好呢？

答 阵痛是非常消耗能量的。况且子宫的收缩也是一种肌肉运动，没有足够的能量，子宫的收缩能力也会变差。如果不摄取任何能量，还有可能导致微弱阵痛，造成生产延时。

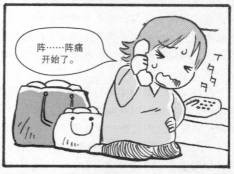

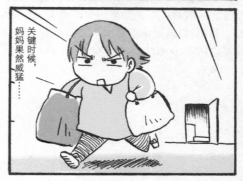

而能够在最短的时间内转化为能量的就是"糖分"，所以在阵痛的间隔可以吃些香蕉、冰激凌或者果冻等。虽然在妊娠期间需要控制糖分的摄取量，但是在生产的时候多服用一些是没有关系的。

此外，肚子饿的时候，还可以简单地吃点饭团等。如果阵痛疼得厉害，吃不下这些固体食物，建议饮用一些富含糖分的运动型功能饮料。

由于阵痛的时候会出很多汗，为了避免出现脱水症状，妈妈们一定要补充足够的水分。

问 阵痛开始后，能自己开车去医院吗？

答 等到要去医院的时候，阵痛一般都比较规则了。初产妇的情况下每隔10分钟1次、经产妇每隔15分钟1次。但是，你不可能一到疼痛时就把车停到路边，而且有时候阵痛会毫无先兆地突然来临，会大大分散你的注意力，所以，一边忍受着阵痛的强烈疼痛一边开车是十分危险的。万一发生了事故，不仅自己受伤，还有可能伤及别人。阵痛没有定时，不知道会在哪个时间点到来。如果丈夫在家当然最好，可以让他来开车，而如果是自己一个人，就要事先考虑一下阵痛时要如何去医院了。

问 平时就有些腰痛，分娩时更加严重怎么办？

答 上了分娩台也就意味着宝宝马上就要降生了。这个时候，阵痛达到了最高峰，你肯定在拼尽全力地想早些诞下宝宝，根本就没有精力去担心腰痛。但是，如果腰部真的疼痛，可以告诉助产士或者护士小姐，请她们为你揉揉腰或者按摩一下。

问 在分娩台上，可以改变仰卧的姿势吗？

答 如果上了分娩台时离生产还有一段时间，改变一下姿势也没有关系，比如侧卧等。

感觉分娩台较硬的话，还可以在背部垫个靠垫。

问 我听说到生产的最后阶段时，会股关节发软、没有力气……

答 一般情况下，产妇在分娩台上要保持一种两腿大大张开的姿势。而持续这种平时不太习惯的姿势一段时间后，有可能会出现股关节疲惫发软的情况。特别是股关节原本就比较硬的人更容易如此。为了预防这种情况的出现，建议妈妈从妊娠期间就开始做一些有助于加强股关节柔软度的体操。此外，平时坚持多走路也很重要。孕妇瑜伽中也有很多动作有助于加强股关节的柔软度，条件允许的话，还可以去上一下瑜伽班。

问 听说在阵痛时会有呕吐的情况，是这样嘛？

答 生产临近时出现呕吐的情况是很正常的。一来是由于阵痛引起了腹内压力升高，二来呕吐也可以说是宝宝将要诞生的一种信号。如果感觉恶心不舒服的话，吐出来会好一些，之后再补充些水分就可以了。此外，生产临近时还可能会出现犯困的情况。这是因为阵痛和发力消耗了大量体力。这种情况下可以趁阵痛的间隙闭上眼睛休息一会，即使很短的时间也没有关系。

问 生产时不知道要在什么时候用力该怎么办呢？

答 生产达到最高潮的时候，经常会出现妈妈们搞不清楚该在什么时机用力的情况。这时，请一定要实事求是地告诉助产士。然后再和助产士一起从最开始的深呼吸做起，慢慢把握用力的节奏。

另外，疼痛来临时最好也告诉助产士一声，以方便助产士提醒你用力的时机。

阵痛时的推荐食品

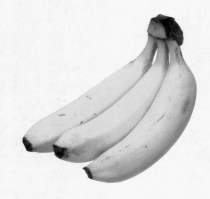

香 蕉

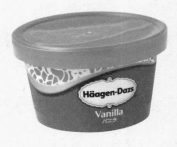

冰激凌

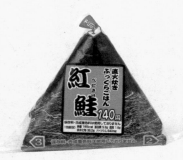

饭 团

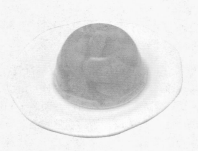

果 冻

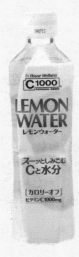

运动饮料

问 阵痛时有没有什么东西可以用来帮助缓解疼痛呢？

答 缓解疼痛时经常会用到高尔夫球和网球。随着生产的进行，肛门周围会感到一种被压迫的疼痛，用硬球按压肛门处有助于疼痛的缓解。有的妇产医院会有准备，不过，事先最好还是向医院确认一下。

音乐也有助于放松，所以有的妈妈会带上自己喜欢的CD。如果阵痛室是单人间，就可以在自己的房间里播放音乐。而如果是用帘子隔开的情况，最好佩戴上耳机，以免影响到别人。以上列出的东西，在阵痛时使用起来都比较方便。如果觉得还不错的话，就快快把它们加入到自己的行李袋吧！

问 生产的征兆出现后做点什么好呢？

答 正产的征兆有阵痛、见红和破水。初次阵痛到来的时候，请记录下当时的时间。因为分娩用时要从初次阵痛开始的时间算起。如果是阵痛或者见红的话，在阵痛的间隙，还可以像平时一样做家务、吃饭、洗澡等。见红的情况下，还可以垫上一个卫生巾。

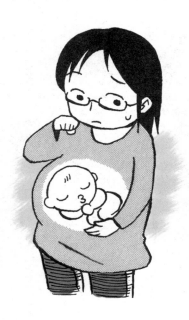

而如果是破水的话就不一样了。破水是指保护子宫的卵膜破裂、羊水流出。这时，如果泡澡或者洗淋浴，会有引发子宫内感染的危险。

所以，发生破水时，首先要垫上一个干净的卫生巾，然后再和医院取得联系。如果医生指示住院，就乘车前往医院吧！

问 生产迟迟没有进展的话该怎么办呢？

答 有时会出现这种情况，在生产刚开始的时候非常顺利，子宫口也打开了，可是途中阵痛突然变得微弱起来，并且还影响到了子宫口的打开情况。这个时候最好可以活动活动身体，比如走走路、上下楼梯等。特别是上下楼梯的运动，坚持一段时间后非常有助于生产的推进。此外，通过让身体变暖改善血液循环效果也很不错。

这种情况下，建议用40°左右的温水泡脚。此外，也有医院使用精油来促进子宫收缩。

如果进行了这些努力后生产还没有进展，考虑到妈妈的体力消耗和宝宝的负担，可能要使用阵痛促进剂了。

问 住院期间，我想让丈夫陪我生产，可是他有点不乐意。

答 由于越来越多的夫妻希望共同分享宝宝出生的喜悦，而且现在丈夫陪同生产的事例也越来越多。但是，如果爱人不愿意，就需要夫妻之间好好商量一下了。你可以向他说明自己希望他陪同生产的原因，如果这样他还是不同意，就打消这个想法吧！

因为如果没有"夫妻共同生产"的信念，丈夫陪同生产也就没有什么意义了。

问 我想让丈夫把生产的过程全部录制下来，可以吗？

答 我非常理解您想要记录宝宝诞生瞬间的心情。但是，如果陪同生产是为了录像的话，我总觉得有些不妥。夫妻二人携手度过生产这道难关才是陪同生产的意义所在。

如果真的希望录像，那么把这项工作交给其他人来做怎么样呢？有的妇产医院会提供此类服务。而如果没有合适的摄影者人选，也可以在得到医院的同意后，用三脚架将录像机固定住进行录像。

问 生产前一定要进行导尿或者剃毛吗？为什么要这样做呢？

答 导尿是指将清洁后的导尿管插入尿道，导出积存在膀胱内的尿液。如果膀胱内有尿液存积会影响到子宫的收缩，产道也会因此变窄。生产时最好能将膀胱排空，所以要尽量多去洗手间。但是，随着生产的进行，宝宝的头部压迫到膀胱，可能会出现想排尿却排不出的情况，那时就需要导尿了。

剃除阴毛，一是为了预防感染，二是为了方便会阴切开或被撕裂后的缝合处理。不过也有医院认为"没有必要"而不主张剃毛。如果在意生产时的医疗处理，可以在妈妈教室中确认一下医院的方针。

问 会阴切开手术和自然切开，那种方式好一些呢？

答 如果会阴可以被充分拉伸，就可能不用进行会阴切开手术了，即使进行手术也仅仅是剪开一点点。但如果会阴无法被充分拉伸而勉强用力，就会造成严重的裂伤，有时甚至要缝合好几处伤口。

为了避免这种情况的发生，会阴拉伸较差的情况下，医生就会根据情况进行会阴切开手术。比起被撕裂好几处，手术后的伤口更加整齐，也比较容易愈合。

妊娠期间进行会阴拉伸养护和锻炼的人们，一般情况下到生产时会阴都比较容易拉伸。所以，如果不想进行手术，妊娠期间一定要多多努力。

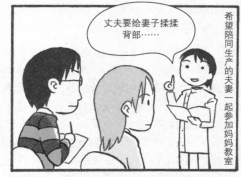

希望陪同生产的夫妻一起参加妈妈教室

丈夫要给妻子揉揉背部……

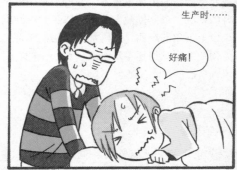

生产时……

好痛！

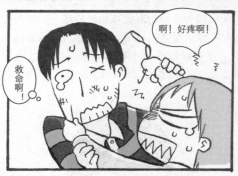

啊！好疼啊！

救命啊！

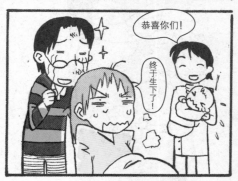

恭喜你们！

终于生下了！

阵痛时的得力"小助手"

平衡球

依靠在上面很舒服。事先需要向医院确认一下。

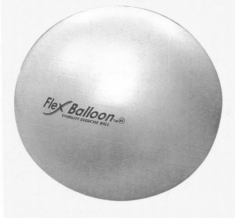

硬球

用来按压穴位、腰部或者肛门。

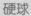
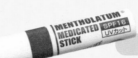

唇膏

使用呼吸法时，嘴唇容易变干。所以唇膏是必备物品。

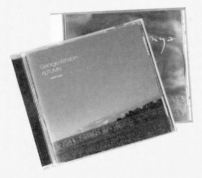

CD 选择喜欢的音乐或舒缓的曲子。不过要事先确认一下能否将播放器带入病房。

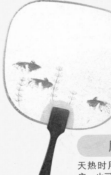

扇子

天热时用，可以自己扇，也可以让丈夫为自己扇。

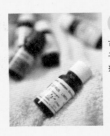

精油

可以尝试一下有助于放松或者缓解疼痛的精油。

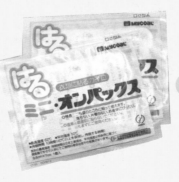

一次性暖宝宝

腰部温暖后会感觉舒服些。

为了宝宝也为了妈妈，产后请尽情地哺乳吧

母乳是妈妈送给宝宝的第一份礼物，也是最好的礼物。母乳育儿既可以提高宝宝抵抗疾病的能力，又有助于提高母性，稳定宝宝的情绪。所以，产后就让宝宝尽情地吮吸乳汁，来感受初为人母的喜悦吧！

母乳育儿好处多多

为了送给宝宝最有营养的"乳汁"，乳房从妊娠期间就已经开始了准备。伴随着宝宝诞生的喜悦，母乳育儿的生活也拉开了序幕，在此就先来了解一下母乳都有什么好处吧！

最理想的营养源

富含宝宝所必需的各种营养，营养成分均衡，便于宝宝消化和吸收。

提高宝宝的抗病能力

母乳中含有丰富的免疫物质，可以保护宝宝免受传染病的侵袭。特别是产后前5天的初乳中，免疫物质含量尤其丰富。所以，无论如何一定要把初乳喂给宝宝。

促进宝宝下巴发育

用奶瓶喂宝宝的时候，宝宝只要简单地吸一下奶嘴就能够轻松地喝到。但如果是母乳喂养，就需要宝宝充分地活动下巴肌肉才能够吮

●母乳分泌结构图

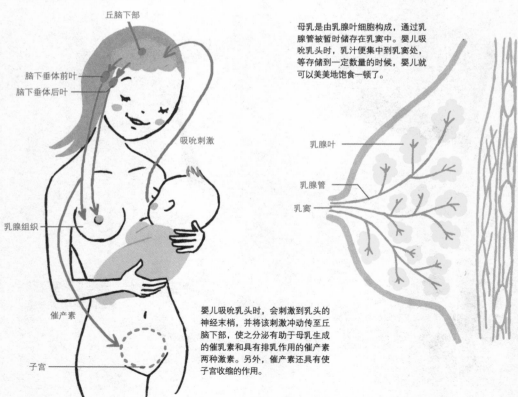

丘脑下部

脑下垂体前叶
脑下垂体后叶

吸吮刺激

乳腺组织

催产素

子宫

母乳是由乳腺叶细胞构成，通过乳腺管被暂时储存在乳窦中。婴儿吸吮乳头时，乳汁便集中到乳窦处，等存储到一定数量的时候，婴儿就可以美美地饱食一顿了。

乳腺叶

乳腺管

乳窦

婴儿吸吮乳头时，会刺激到乳头的神经末梢，并将该刺激冲动传至丘脑下部，使之分泌有助于母乳生成的催乳素和具有排乳作用的催产素两种激素。另外，催产素还具有使子宫收缩的作用。

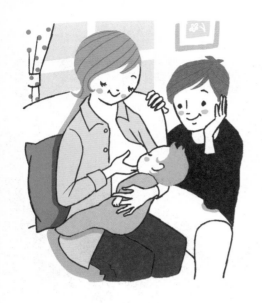

吸到乳汁。所以说，母乳有助于促进宝宝下巴的发育。

增进母子之间的感情

妈妈把宝宝抱在胸前的时候是宝宝最安静的时候。宝宝的心理得到满足，有助于形成健全的人格基础。此外，通过哺乳，妈妈也开始萌发十足的母性。

促进产后母体的恢复

在宝宝吮吸乳房的时候，妈妈体内会分泌出一种叫做催产素的激素。催产素具有促进子宫收缩，加快产后身体恢复的作用。另外，产后哺乳还不容易导致身体发胖。

母乳育儿的成功要诀是"宝宝哭了就喂奶"

母乳是如此的神奇，那么在宝宝诞生后，就赶紧让他吮吸这富有魔力的乳汁吧！

然而遗憾的是，在产后的2～5天，母乳的分泌量是极为有限的。可是，如果产后立即哺乳，在宝宝吸吮的刺激下，兴奋经神经传入丘脑下部，就会刺激催乳素激素和催产素激素的分泌，进而促进乳汁的分泌。所以，为了加快这种体内活动的进行，在宝宝哭闹的时候，妈妈就让宝宝尽情地吮吸乳房就好了。这个时期即使出现

母乳不足的情况，也不会导致宝宝营养不良，这一点妈妈们大可放心。

此外，在刚开始授乳的时候，初为人母的妈妈可能会有些不太习惯，宝宝也很难顺利地喝到乳汁，不过这些都是非常正常的事情。反复几次哺乳之后，妈妈和宝宝都会变得擅长起来。所以，如果无法顺利哺乳，一定不要因此就放弃母乳喂养或落寞生气，可以把它当成是和宝宝一起进行的练习，坚持下去就会好起来的。

即使没有奶水也不要责怪自己

从产后的四五天起，母乳便开始大量分泌。特别是过了一星期之后，宝宝吸吮乳汁的方法熟练起来，母乳育儿也渐渐地步入了正轨。

但是，也有些妈妈到这个时候仍然没有奶水。这种情况下，妈妈们可能就会觉得"没有奶水都是自己的错"而不停地埋怨自己。但是，我们建议妈妈们一定不可自怨自艾，而应该和助产士商量一下，想想增加奶水的办法。

有时，如果妈妈精神状态不好，出乳情况可能会变得糟糕，妈妈也会因此烦恼不堪，这便又会影响到乳汁的分泌，导致恶性循环。

其实，宝宝只要被妈妈抱着就会非常安心，心理也非常满足。所以，如果没有奶水，就用奶粉代替吧。只要让宝宝感受到你满满的爱意就可以了。

另外，如果感觉奶水不足，可以尝试一下有助于改善血液循环的体操，效果也很不错。

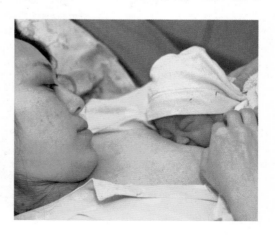

● 哺乳室和乳房激光器

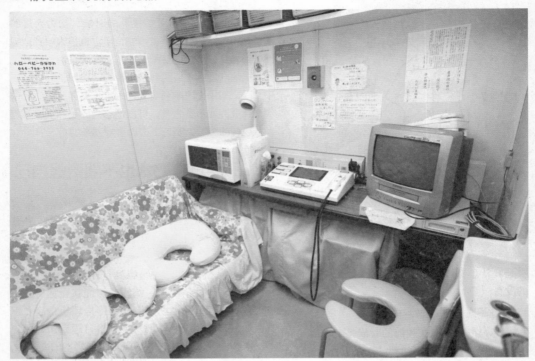

宝宝住在新生儿病房时需要在哺乳室授乳。

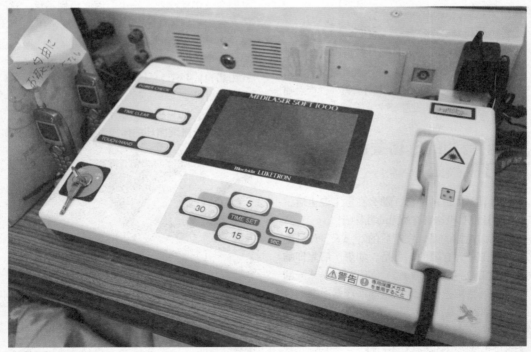

乳房胀痛的时候，使用乳房激光器有助于缓解疼痛。

出乳不好时

胀乳较弱的时候，可以在授乳前练习。

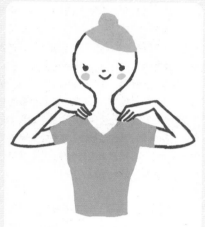

双臂张开，双肘弯曲，双手置于双肩之上。

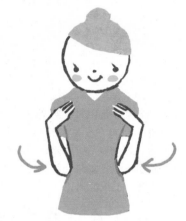

用双肘从下往上推挤乳房。反复练习10次左右。

肩酸背痛时

下图所示的体操可以有效缓解持续授乳所造成的肩酸背痛。

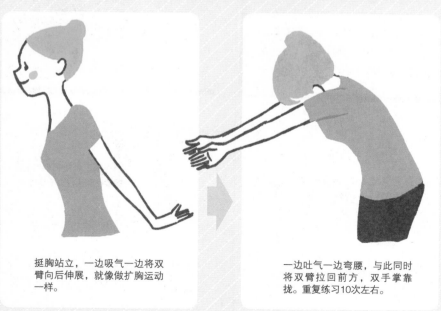

挺胸站立，一边吸气一边将双臂向后伸展，就像做扩胸运动一样。

一边吐气一边弯腰，与此同时将双臂拉回前方，双手掌靠拢。重复练习10次左右。

坚持乳头、乳房的按摩以保证母乳育儿的成功

如果"一定要母乳育儿",从妊娠期间开始就着手进行乳房的保养吧。此外,积极地进行乳头、乳房按摩也非常有助于产后顺利出乳。乳头的按摩尤为重要。母乳是由乳腺分泌,并通过乳腺管被宝宝吸入口中。所以,如果乳腺管不通畅,好不容易储存的乳汁便被堵塞,不但宝宝吸吮起来非常困难,妈妈也会出现乳房胀痛等问题。

如果可以的话,最好产后立刻就进行乳房按摩,第二天开始也可以。如果自己没有办法做,不要客气,请助产士帮忙吧!

选择积极主张母乳育儿的妇产医院

母乳育儿,刚开始的时候最为关键。而这个阶段尤其需要专业人士的指导,比如主张母乳育儿的妇产医院,医生和助产士都可以为你提供帮助。

不过,也有些妇产医院不会对母乳育儿进行特别的指导,而是完全交给孕妇自己解决。这种情况下,即使孕妇在母乳育儿时遇到了麻烦,这些医院也不会过多关照。所以,在选择妇产医院时,一定要考虑到该医院是否重视母乳喂养。

有助于提高母乳质量的饮食

母乳中含有丰富的营养元素,而这些营养元素则主要来源于妈妈的饮食。所以,妈妈们一定记住不要偏食或吃太多速食食品,那样会导致母乳质量下降。而饮食中脂肪摄取过多,也会导致乳汁变稠,容易引起乳腺管不通。所以,哺乳期的妈妈们一定要尽量避免食用肉排、汉堡、烤肉等比较油腻的食品。建议多多食用一些蔬菜以及优质蛋白、矿物质含量丰富的食物。此外,烟酒中的有害成分会直接随母乳排出。咖啡因之类的食品也要控制。

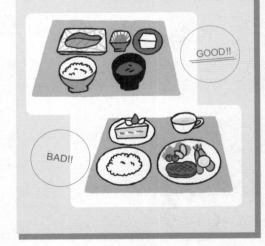

GOOD!!

BAD!!

乳头按摩

为了疏通乳腺管,防止乳头皲裂,每天要坚持进行2~3次。

将手洗净,指甲剪短。按摩时使用指腹。

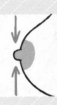

用拇指、食指和中指的指腹捏住乳头,上下揉捏。

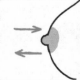

将乳头向外拉伸、摁下,反复进行。

乳晕、乳头按摩

通过刺激乳晕部位，有助于促进乳腺管的疏通以及乳汁的分泌。授乳前进行效果会更好。另外，按摩时注意手指不要滑到皮肤上，容易擦破皮肤。

手指保持刚才的姿势，用力向背部方向按压。

食指和拇指放到乳晕处。

按压过后不要松开，两手指向中间靠拢，挤压乳晕。有节奏地挤压10次左右后改变手指位置，上下左右及斜角线方向都要进行一遍。

乳房烦恼问与答

问 刚刚喂过奶的宝宝又马上哭了起来，是奶水不足的原因吗？

答 有时奶水充足的时候宝宝也会哭。比如，宝宝吃饱后想要打嗝又打不出来的时候，宝宝就会痛苦地哭闹起来。这个时候，就想办法帮宝宝打嗝吧！
此外，如果宝宝每日小便6次以上或者每日吃奶8次以上的话，就可以认定母乳充足。不过，如果感觉母乳不足，可以另外喂宝宝吃些奶粉，一来宝宝得到了满足，二来妈妈也可以松口气。不要过于拘泥于母乳喂养，适当地增加些奶粉也是没有关系的。

问 宝宝在哺乳后经常吐奶，我非常担心，不会有什么问题吧？

答 由于连接宝宝食道和胃的贲门还没有发育完善，所以在宝宝咳嗽或者打嗝的时候就经常会出现吐奶现象。但是，如果宝宝每天多次吐奶，或者吐奶时像喷水一样，就有可能是先天性幽门狭窄症等，具有严重隐患，要立刻前去小儿科就诊。

问 宝宝有时候吃着奶就睡着了，要不要把他叫起来继续吃呢？

答 刚刚出生的宝宝还没有从生产的疲惫中完全恢复过来，所以有时就会出现含着乳头入睡的情况。但是，如果宝宝只吃了一边的乳房就睡着了，另一只乳房就会有胀痛感，对妈妈来说可能也很痛苦。
所以，哺乳时要注意让宝宝吸吮到两边的乳房，比如可以每隔5分钟交换一下。如果宝宝吃着奶睡着了，就挠挠他的小脚心或摸摸他的锁骨，轻轻地把他唤醒吧！

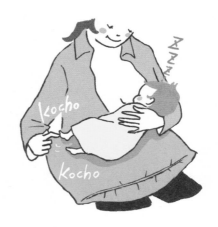

乳房问题

在授乳的过程中可能会遇到以下几个问题。一般情况下通过预防和保养都能顺利度过。但是有些症状可能会需要医学治疗。

● 乳头皲裂

乳头受到宝宝吸吮的刺激后发生皲裂。预防乳头皲裂，可以通过乳头按摩使乳头变得结实。如果出现了小伤口，可以使用市场上出售的美德乐纯羊脂膏（Medela Purelan）来保护乳头。而如果没有羊脂膏，也可以在乳头上涂抹少量乳汁代替。

● 乳汁淤积

哺乳初期容易出现的问题。由乳腺管不通导致母乳的出口被堵塞，乳汁被淤积在乳房之中，乳房变得坚硬、疼痛，有时还会出现发热现象。在这种情况下，首先要做的就是进行乳房按摩，疏通乳腺管，将乳汁排出。但如果疼痛非常严重可以先冷敷一下乳房。自己无法进行按摩的时候可以请助产士来帮忙。此外，如果感觉自己有乳汁淤积的倾向，饮食上就要注意少吃点心、果汁，以及脂肪含量较高的食物。这些食物会导致乳汁变稠，更加容易引起乳汁淤积，所以食用时一定要注意。

● 乳腺炎

乳腺炎的症状是乳房疼痛、肿胀、发热，严重时乳头还会有脓液流出。乳腺炎分为由乳头伤口感染所引起的"急性乳腺炎"和由乳汁淤积导致的"乳汁淤积性乳腺炎"两种。

感觉疼痛的时候可以用湿毛巾冷敷一下乳房，只要没有脓液流出就一定要继续授乳。因为停止授乳的话，乳汁分泌就会变差。病情严重时请及时到医院就诊。

● 乳头炎、乳晕炎

乳头或乳晕受到某种念珠菌的感染。如果继续授乳，就会传染给宝宝，令宝宝的口腔中出现一些状如凝乳的白色渣滓（鹅口疮）。如果这些渣滓不能用纱布擦掉，就可以断定是鹅口疮，这时妈妈就要去看医生了。一般情况下，医生会开一些抗真菌的软膏，妈妈可以涂抹在乳头、乳晕周围。但授乳的时候一定要将药膏擦拭干净。

我的生产日记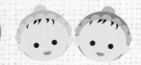

随着预产期一天天临近，准妈妈们是不是都在想自己的生产过程到底会是什么样子的呢？虽然每个人的情况各不相同，但不得不说每个人的生产都像电视剧一样精彩。那么，在此就先来看看刚刚生产完的妈妈们令人感动的生产日记吧，让准妈妈们也可以对分娩有个大概印象。

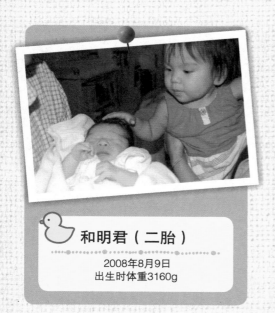

和明君（二胎）

2008年8月9日
出生时体重3160g

在丈夫和父母的支持下终于度过了不安的时期

泷泽亚矢小姐（东京都练马区）

当我得知自己怀上第二胎的时候，长女才11个月大。说起来，我的妊娠生活还算顺利，只是在第29周左右时经常觉得腹胀。我记得当时医生跟我说"是宫颈管变短的原因"，并告诉我要注意静养。但由于上面的孩子还需要照顾，在34周的时候我就回到了父母家里。想来可能是因为妊娠初期和中期的时候没有好好休息的缘故，不过现在后悔也无济于事了。

8月9日早晨，我突然感到一阵强烈的胀痛，"不会是要生了吧！"我就急急忙忙地起了床。果然，到8点半左右时，我感到了不规则的强烈阵痛。但由于这次疼痛的感觉和上次生产时完全不同，一时间自己也拿不定主意了。

就这样，我又在家里待了一段时间，等确定是阵痛时赶往了医院。内诊检查之后发现宫口已经开至6cm。可自那以后，阵痛却迟迟没有进展，助产士小姐建议我爬爬楼梯或者使用平衡球做点运动。说实话，当时我觉得特别麻烦，但还是照助产士的话去做了。我运动一会儿就停下来休息一下，然后再继续运动。

就这样反反复复到了下午1点多，终于发生了破水，感觉腹中宝宝的体位也一下子下降了许多，当时我真想就这样一鼓作气地把宝宝生下来。可是，为了避免进行会阴切开手术，我必须慢慢地用力，而这个过程是最辛苦的。接着我又坚持了10分钟左右，终于顺利地诞下了健康的宝宝。

我丈夫陪我一起进了分娩室，生产的时候也全程陪在我身边。顺利生产之后，家里人都迫不及待地赶过来看我和宝宝，大家都高兴极了。

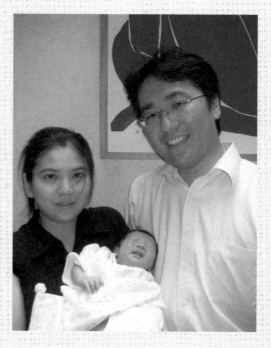

虽然我头胎生产和二胎生产没有隔太长时间，可我还是忘记了生产的疼痛，现在想来真的是好神奇啊！

现在我终于明白当初阵痛没有进展时助产士为什么一直建议我运动了，因为她知道那个时候努力运动，之后的生产就会变得非常顺利，所以才狠下心来劝我运动的。虽然这次生产的感觉和上一次完全不同，但不管怎样，能够顺利地诞下宝宝，我真的是非常感激。

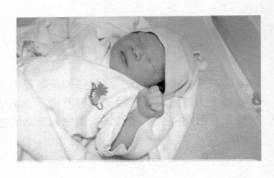

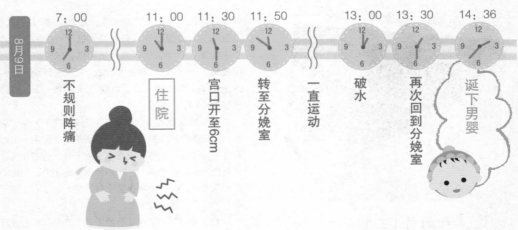

8月9日

7：00	11：00	11：30	11：50		13：00	13：30	14：36
不规则阵痛	住院	宫口开至6cm	转至分娩室	一直运动	破水	再次回到分娩室	诞下男婴

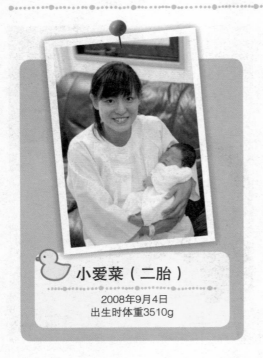

小爱菜（二胎）

2008年9月4日
出生时体重3510g

原本想冷静地面对此次生产，可还是被感动得不行。能成为两个孩子的母亲，我真的真的非常幸福

吉田麻衣子小姐（神奈川县横滨市）

预产期的两天前，我感到下腹有种痛经般的疼痛，第二天早上还多次出现了强烈腹胀的感觉。但因为长女的关系，那天我需要外出，所以上午打扫房间、洗衣服、做好晚饭的准备之后，我就在午饭前出门了。为了放心起见，出门时我还随身携带了母子健康手册等最基本的东西。因为我那天约见的朋友也是一位孕妇，而且和我同在一家妇产医院，再加上要去的地方离医院很近，所以也就没有太过担心。

而等我确定这种腹胀就是阵痛的时候，我正在朋友家吃午饭，也就没有太放在心上，午饭一直吃到下午2点多。我考虑着可能要等到晚上才能住院，

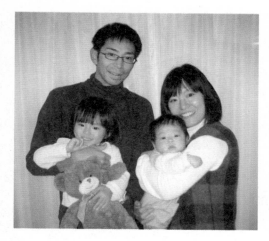

于是去商店买了想要的化妆水和孩子的内衣。那个时候，阵痛的间隔好像已经变成每15分钟1次了。到下午3点左右时，我在洗手间发现自己已经见红了，我知道再这样下去肯定不行，于是就抓紧时间往回走。

我一边走一边休息，总算是回到了家。再次确认了一下住院的包裹以及长女的物品。不知道女儿是不是也察觉到了什么，她突然变得很不安，哭着让我陪她玩儿。实在没有办法，我就陪她玩了30分钟，然后丈夫就回来了，那时我阵痛的间隔已经变成了10分钟。即便如此，我还是泡了泡澡。泡完澡后出血已经很严重了，我赶紧给医院打了电话，医生听了情况之后让我"马上住院"。因为我觉得肚子好饿，就问医生"能吃完饭再去吗"，医生说

"因为是经产妇，所以不行"，于是我换上衣服就去了医院。办完住院手续后已经是晚上8点左右了，由于那时阵痛波还没有来，我也终于有了喘口气的机会。

在每隔7分钟1次的阵痛过程中，时间已经是第二天了。助产士小姐说"可能是因为便秘的原因，阵痛一直没有进展"，在她的建议下，我进行了强力的浣肠，果然感觉轻松了许多，而且强烈的阵痛波也随之而来了。可即使如此，宫口还是仅仅打开了6cm。正在我睡不着觉，不知如何是好时，助产士小姐走过来告诉我："这样下去只会白白消耗体力，现在需要使用一些有助于子宫打开的药物"，给我注射了点滴。

大概又过了30分钟左右，子宫口终于全部打开，与此同时，强烈的阵痛波也随之而来，令我有种想要用力的感觉，随后将我转到了分娩室。助产士小姐告诉我"可以用力了"，在我用力5次后感觉宝宝的头部将要出来时，按照助产士小姐的指示休息了一下（停止用力）。由于我们当初说的是要丈夫陪同生产，所以当助产士小姐问我"要不要把您爱人叫进来"时，我着实犹豫了一下，但考虑到女儿睡醒时喜欢哭闹，万一把她吵醒了看到妈妈这个样子，女儿肯定要哭个不停，于是我拒绝了助产士小姐的好意提醒。

没过一会儿就听到了一声有力的哭声，宝宝终于诞生了。护士小姐通知丈夫之后，他急急忙忙地跑了过来。本来打算让丈夫看生产时我有多痛苦，因为我们都差不多忘记了上次生产时的经历，

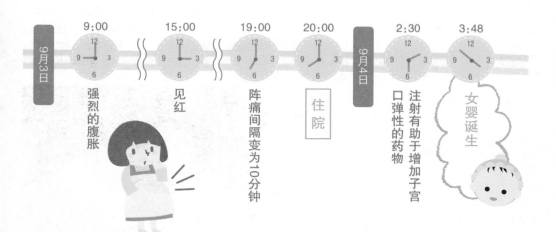

9月3日　9:00 强烈的腹胀　15:00 见红　19:00 阵痛间隔变为10分钟　20:00 住院　9月4日　2:30 注射有助于增加子宫口弹性的药物　3:48 女婴诞生

结果也没能如愿，心里面多少有点遗憾。但话说回来，这是我自己拒绝的……不过这样也好，丈夫不在身边，我觉得自己更能集中精力了。

整个夏天我都挺着个大肚子，天气炎热、身子又笨重，真的是非常辛苦，所以生产后我最大的感觉就是"啊，好轻松"。但我还有点不习惯宝宝已经不在我腹中的感觉，呵呵！不管怎样，现在我充满了感激，"能成为两个孩子的母亲，真的非常幸福。"

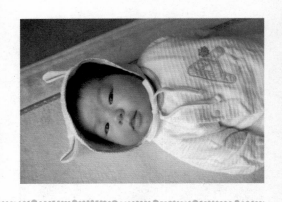

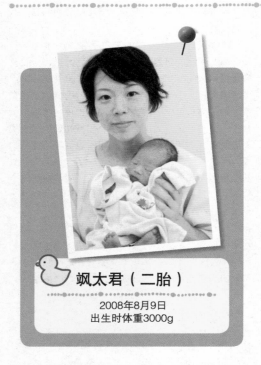

飒太君（二胎）

2008年8月9日
出生时体重3000g

多亏了助产士小姐和丈夫的大力支持，我才能顺利度过阵痛

伊东绫子小姐（东京都武藏野市）

总的来说，我的妊娠生活非常顺利。由于大儿子每天都要去幼儿园，让我感觉一天的时间好像很快。怀头胎的时候还有点孤单，而这一回却不一样。只要身体条件允许，我都会积极地参加幼儿园妈妈们的聚会。大家也都非常关照我，每次和她们在一起的时候，我都感觉非常轻松，所以真的非常感谢她们。

在预产期大约1星期前，也就是8月9日下午3点左右时有些见红，我考虑着可能就要生了，于是就

在家中洗了洗澡，并准备了一下住院的东西。下午4点半左右，阵痛间隔变成10分钟，丈夫开车带我和儿子去了医院。

到达医院之后，虽然阵痛已经变得很规则，但也还有时间，于是就和家人一起在病房里吃了点东西。由于这次是第二胎，妊娠期间我也没有做什么孕妇运动，甚至连生产相关的书籍也基本上没读。所以，当天我想看看书学习一点生产知识，助产士小姐还嘲笑我说："现在再看书也来不及了哦！"真是令我羞愧不已。

晚上8点过后，我感觉有些不行了，就带着含有水分和芳香剂的毛巾进了分娩室。由于医院事先问过我在分娩室时希望怎么度过，我想着听听音乐应该会比较轻松，于是就选择了乌克里里琴乐，果然，琴声令我彻底放松了下来。

每次阵痛波来临时，助产士小姐都会为我按摩腰部。多亏了助产士小姐，不仅为我缓解了疼痛，还一直陪在我身边，令我心中很有底气。就这样，我在缓解阵痛的椅子上坐了1小时左右，到21点50分时上了分娩台。因为我想一个人集中精力生产，

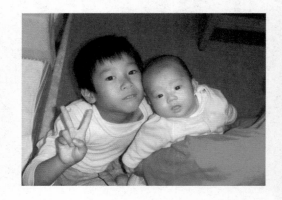

就没有让丈夫陪同，他们一直在病房里等着。很快，在22点12分时我顺利产下了次男。

产后马上进行了母婴肌肤相亲法（袋鼠育儿），我把孩子抱在胸前，感受着宝宝身体的温暖，心中的爱意一下子涌了上来。

刚刚生产后，我的母乳有些不足。不过出院那会儿就好了许多，基本上每天都过得非常顺利。

回想这次生产，给我留下最深印象的就是和丈夫、助产士一起迎接分娩时刻的那段时间。有了能够信赖的医务人员的支持，生产竟然可以如此温暖并令人感动，我甚至因此改变了自己对生产的想法。能够经历这样一场精彩的生产，我真的觉得自己好幸运。

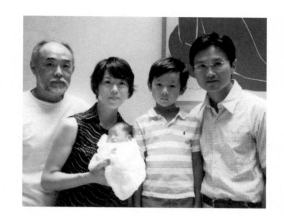

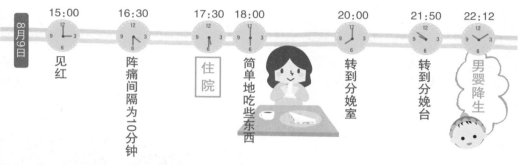

8月19日	15:00	16:30	17:30	18:00	20:00	21:50	22:12
	见红	阵痛间隔为10分钟	住院	简单地吃些东西	转到分娩室	转到分娩台	男婴降生

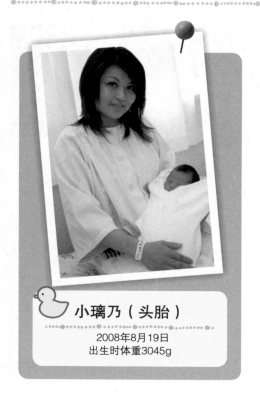

🦆 **小璃乃（头胎）**

2008年8月19日
出生时体重3045g

看到宝宝的瞬间，所有的疼痛和不安都烟消云散了，只剩下满满的感激

山本菜穗子小姐（神奈川县横滨市）

虽然这是我第一次怀孕，但我觉得妊娠生活还算顺利。我一直工作到7月份，为了多做些运动，上班的时候我都尽量走楼梯。进入8月份以后，天气渐渐热了起来，同时自己的身子也越来越笨重，除了必要的家务以外什么也不想做。不过在傍晚比较凉爽的时候，丈夫会陪我一起出去散散步。

8月19日凌晨，我正在睡觉的时候突然觉得下身有些潮湿，好像流了很多白带似的，就匆匆起了床。因为流量不多，我也弄不清楚是不是破水，就迷迷糊糊地给医院打了电话。医生告诉我说"再观察1小时，如果还是这样的话就准备住院吧"。果然，之后也多次出现了同样的感觉。于是就在凌晨3点前往了医院，医生确定是破水后就当即住院了。

可住院后一直等到天亮阵痛也没有到来，直到午饭过后才开始有一点疼痛的感觉。然后到傍晚的时候，终于变成了每隔10分钟1次的阵痛。

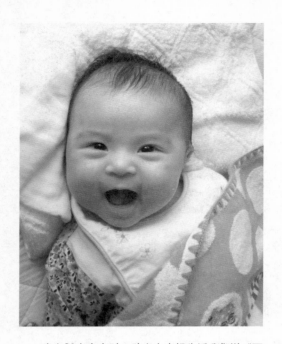

了，一时间有些不知所措，便着急地大叫起来："那我要怎么做才好？"

等丈夫和姐姐匆匆赶到时，已经到分娩的最后一刻了。我是在上了分娩台之后大约30分钟产下的宝宝，产下宝宝的那一刻，我什么话也说不出来，只是不停地感慨："太好了！太好了！"刚才那般撕心裂肺的疼痛，在看到宝宝的一瞬间就全部消失了，连我自己都觉得好神奇。

说实话，从知道怀孕以来，我都一直没有要做妈妈的感觉，只是一直担心宝宝会不会平安地降生。可当我真切地看到宝宝的小脸蛋儿时，所有的疼痛和不安都消失得无影无踪了，只剩下满腹的感激："宝宝，谢谢你的平安到来。"

刚开始的时候一直没有奶水，真的令我非常痛苦。可如今我的奶水非常充足，看到宝宝拼命吃奶的样子，我觉得她真的好可爱。另外，这次生产之后，我终于了解到妈妈把我生下来有多么的不容易，现在我对妈妈充满了感激。作为刚刚上任的新爸爸和新妈妈，我相信我们会和孩子一起快乐地成长。

晚上21点左右时，助产士小姐告诉我们说"可能要等到明天早上了"，于是我就让一直陪我的丈夫和姐姐先回家了。可他们刚刚离开，疼痛就突然变得强烈起来。由于我基本上没有过痛经的经历，所以一时间搞不清楚这种疼痛意味着什么，自己到底要怎么做才好。不管怎样，我决定先忍耐一会儿。然而没过多久我就坚持不住了，于是就跟跟跄跄地走到值班室，然后护士小姐就把我带到了分娩室。助产士看到后说："不好，要出来了！"就急忙准备让我生产。我也感觉到体内某种东西正在下坠，于是就不由得想要用力。可助产士小姐让我先不要用力，当时我连之前练习过的呼吸法也忘记

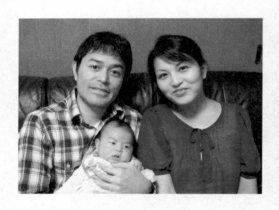

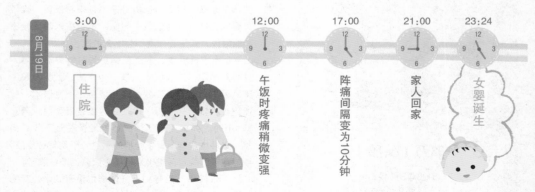

8月19日　住院　3:00　12:00 午饭时疼痛稍微变强　17:00 阵痛间隔变为10分钟　21:00 家人回家　23:24 女婴诞生

198

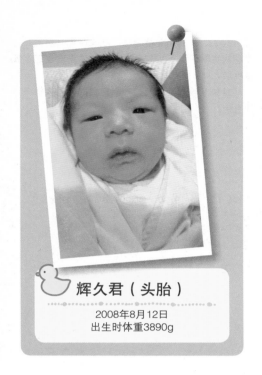

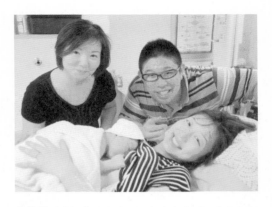

辉久君（头胎）

2008年8月12日
出生时体重3890g

一家三口共同迎来的温暖生产，非常期待宝宝今后的成长

日垣慧理子小姐（千叶县千叶市）

由于要回老家生产，我在预产期两周前就回了老家。预产期8天后，也就是在12日早晨，我第一

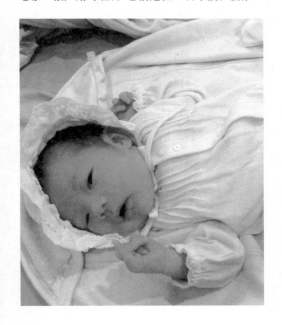

次感觉到腹部有些疼痛。而在此之前则没有任何征兆，我每天都外出购物或者参加夏季的节日等。考虑着阵痛可能要开始了，我就给医院打了电话，然后在阵痛间隔变为20分钟左右时去了医院，当时大概是11点。

住院之后，助产士小姐看出我有些紧张。就给我使用了和艾草作用差不多的精油。由于之前去韩国时也做过类似的护理，再加上我也很喜欢这个味道，所以没过多久我就彻底放松了下来。

接着，我在生产前最后泡了泡澡。助产士小姐告诉我要好好泡一泡，于是我泡了很长时间。

大概在正午过后，阵痛渐渐变得强烈起来，阵痛间隔变为8~10分钟。其实现在想来也没有那么疼，可当时疼痛真的是越来越强烈，到18点左右时就上了分娩台。而在那之前的几个小时，由于腰部疼痛得厉害，我真的是非常痛苦。从正午到上分娩台的6个小时内，我丈夫一直在给我做腰部按摩。特别是尾骨周围，他一会儿给我按按，一会儿给我揉揉，把他自己也累得不行。现在想来，能坚持那么长时间，他还真是挺不容易的。

上了分娩台后，医生对我说："这样下去的话，阵痛间隔又会被拉长，还是没办法生产。"建议我做些运动。于是，我就走走路，爬爬楼梯，还试了试高脚凳。但仰卧的时候无论如何都找不到想要用力的感觉，于是我又尝试了其他各种姿势。

做过运动之后，阵痛间隔终于没有那么长时间了。等到20点左右时，我再次回到了分娩室。不久，在阵痛间隔变为两三分钟时，就听见助产士小姐说："宝宝的头要出来了！"果然，都已经能看到宝宝的头发了，紧接着我们就见到了日思夜盼的宝宝。而这一天正好是他爸爸的生日。之前我们就老说，要是能在这天生产就好了，没想到真的赶在了一起，丈夫更是高兴得不得了。

还有一点令我比较意外，宝宝的个头真的好大。虽然生产时费了不少力气，但看着宝宝那有力的小手小脚，我就知道他一定非常健康。希望他以后也能健健康康地成长。

我觉得这次生产之所以能这么顺利，都是和丈夫、宝宝共同努力分不开的。特别是丈夫，不仅为我做了那么长时间的按摩，生产的时候也一直陪在我身边。看完生产的全过程，丈夫好像比以前更能理解我了，我们都非常满意。现在想想，自己在妊娠期间也学习了不少东西，总算是快乐地度过了妊娠生活。

希望从今以后，我们一家三口都能够快快乐乐地生活。

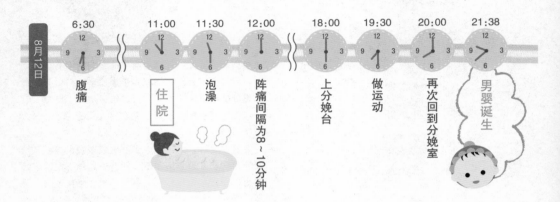

8月12日

6:30 腹痛

11:00 住院

11:30 泡澡

12:00 阵痛间隔为8～10分钟

18:00 上分娩台

19:30 做运动

20:00 再次回到分娩室

21:38 男婴诞生

200

第五部分
产后身体恢复
与出院后的生活

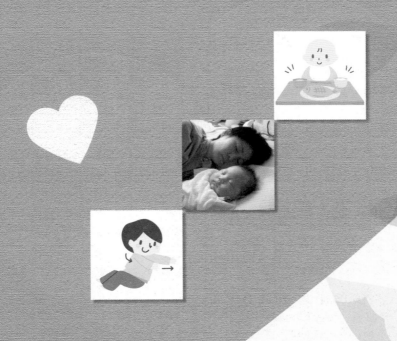

关于产后身体的恢复

分娩后6~8周就是所谓的"产褥期"，这段时间是身体恢复的重要时期。如果不注意而勉强去做一些事情，会导致身体出现一些状况。所以，这段时间最重要的就是不要勉强自己去做身体难以承受的事情。

悉心照顾身体，等待慢慢恢复

分娩后，身体状况慢慢恢复的6~8周为"产褥期"。在这段时间里，身体开始由怀孕状态慢慢恢复到以往的状态，所以身体会发生很多变化，例如，激素水平开始调整、子宫为了恢复到孕前的大小开始收缩、产生恶露等。此时，刚刚经历了分娩的身体已经非常疲乏无力了。

但是，产褥期的妈妈无暇感受这种疲惫感，除了哺乳和换尿片等，还要不断活动身体去做其他事情，甚至睡眠的时间都很短暂，总之，产后的生活会非常繁忙。

如果身体在产褥期负担过重，就会出现很多状况，例如恶露怎么也治不好、开始发烧等。

所以分娩后，在哺乳和换尿片之外的时间里，可以和宝宝一起休息，以一种轻松愉快的心情度过产褥期。

子宫的恢复（复合）

子宫恢复时期会产生被称为"产后阵痛"的疼痛感

分娩后，子宫立刻开始收缩，直至恢复到脐下3~4cm处。子宫通过收缩来防止胎盘剥离后的伤口出血。分娩12个小时之后，子宫会再次收缩到脐部，不过随着时间的推移会慢慢往下降。分娩9~10天后就会进入骨盆，从肚子上面就触摸不到了。分娩4~6周之后，子宫就会恢复到孕前的状态。

子宫恢复的时候会伴随着隐隐的刺痛感。这叫做"产后阵痛"。尤其在哺乳的时候痛感更加强烈，这是因为促使母乳分泌的

催产素具有促进子宫收缩的作用。所以，喂养母乳可以加快子宫收缩。其中还有一些人在分娩后"产后阵痛"会持续2~3天。另外，研究表明，比起初产妇，经产妇因为子宫收缩的能力更强，所以产后阵痛也就更加强烈。

据说，宝宝吸奶的次数越多，妈妈产后阵痛的时间就越短。有的人只疼一小会儿，忍忍也就过了，但也有的人痛得难以忍受，甚至难以入眠，这时经过医生的诊断后可以服用一些止痛药。

阴道的恢复

分娩会造成阴道出现许多细小的伤口

除了会阴切开和自然裂伤所造成的伤口外，阴道中还会出现一些其他的细小伤口。这些伤口在分娩后1~2周的时间内就会自行痊愈。而会阴切开所造成的伤口，则会在分娩后4~5周痊愈，也不会再产生疼痛感。

■ 子宫收缩的标准

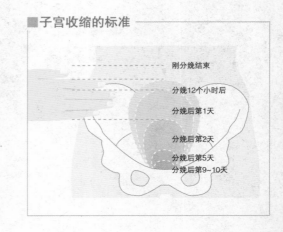

刚分娩结束

分娩12个小时后

分娩后第1天

分娩后第2天

分娩后第5天

分娩后第9~10天

骨盆的恢复

使用骨盆带矫正骨盆

骨盆在怀孕期间对逐渐增重的子宫起支撑作用，但经过分娩后就会变得松弛。随着时间的推移，骨盆会慢慢恢复，但需要注意的是，感觉累时最好躺下休息。与此同时，在腰间裹上骨盆带或者练习骨盆底肌肉收缩运动，可以有效地防治分娩后小便失禁。

排卵、月经

哺乳期也会排卵

分娩后的一段时间内，受促使母乳分泌的催乳激素的影响，妈妈既不排卵也不来月经。也就是说，受哺乳的时间长短的影响，月经再次来潮的时间会产生一定的差异。但是，有的人即使在哺乳期也会排卵。

分娩后经过一个月就可以再次有性生活了，有的夫妻认为没有排卵就可以不必采取避孕措施了，但这样的马虎大意很可能造成怀孕。要是没计划立刻生第二胎，最好还是做好避孕措施。

恶露

子宫恢复的晴雨表

恶露是指胎盘剥落后排出的血液、分泌液和子宫蜕膜等。分娩后2、3天内会排出像经血一样的鲜血，排出的量相当于月经最多时的血量。到分娩后4~7天，子宫内就会形成新的黏膜，虽然排出的还是鲜血，但量会明显减少。然后慢慢地就会变成棕色，不久后是米色，最终会变成白色。

下页图中给出了恶露变化的标准。即使时间上稍微有些偏差，只要排出的量能够顺利地减少，颜色也逐渐改变的话，就不用担心了。不过，即使量已经顺利减少了，如果

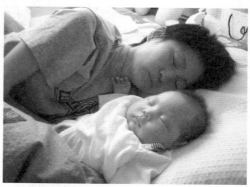

产褥期最好保证充足的睡眠！

身体过于疲惫，将可能导致恶露的量再次增加。所以，这时一定要好好休息，不要过度操劳。

为防止感染，要做好清洁

处理恶露时，分娩后两三天可以使用稍大一些的卫生巾，同时为了防止感染子宫，一定要注意勤更换。另外，坚持每天淋浴，做好阴部的清洁工作也很重要。如果家中配备的马桶带有清洁功能，那么排尿和排便后最好也清洗一下。最后，等恶露的颜色变成纯白色之后才可以沐浴，一般是在产后第4周左右。

出现以下情况时需就诊

分娩后，可能会出现子宫收缩不良、部分卵膜残留、子宫感染等状况。出现以下情况时需立即就诊。

· 分娩后差不多一个月过去了，但像月经一样的恶露仍止不住。
· 恶露发出强烈的臭味。
· 发烧，出现难以忍受的腹痛、腰痛。
· 不断有血块排出。
· 明明已经变黄了，却再次排出红色恶露。

恶露的变化

分娩之后

颜色鲜红，相当于
月经第2天的量。

分娩后第2~3天

颜色鲜红，但量明
显减少。

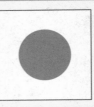

分娩后第4~5天

渐渐变成棕色，量
继续减少。

分娩后第1周

从棕色恶露变成略
带黄色的恶露。

分娩后第4~6周

恢复到以前白带的
颜色。

出院后的生活及生活方式

出院后的第一个月是进行静养的时期，也是正式步入与宝宝共同生活的时期。一定注意不要劳累，悉心照顾身体，等待慢慢恢复。

在分娩后的前2周内应尽量多卧床休息

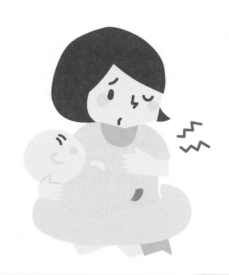

若是阴道分娩的话，把分娩的当天算作0天，那么一般在第4天或第5天就可以出院了。以前有这样的习俗，就是分娩后需要卧床休息，不必收拾被褥，等到分娩后第21天的时候才能下床走动，过正常的生活。由此可见，分娩后通过卧床来使身体获得充分的休息是非常重要的。

出院之后的生活方式有许多种，有的回老家坐月子，有的在自己家过亲子生活。出院后的前2周，最好只打理自己的事情和照顾宝宝，另外，宝宝睡觉的时候最好自己也一起休

爸爸的责任

积极地帮忙照顾宝宝

对于家里的事都是由妻子打理的丈夫来说，妻子分娩后该怎么办呢？分娩后，对爸爸最低的要求就是至少"自己的事情自己做"。除此之外，爸爸要最好早点结束工作，回家之后，帮妻子照顾宝宝，例如给宝宝洗澡、换尿片等。

对爸爸来说，他们无法拥有怀孕、分娩的经历，但是在宝宝出生之后，可以通过抚摸或哄逗宝宝来激发他们父爱的觉醒。所以，帮忙照顾宝宝对于培养父爱也是非常重要的。

尽量多做些家务

分娩后，家务一般交给妻子的母亲来做，不过最近也有很多家庭请保姆做。作为爸爸，因为平时要上班，所以可能很少做家务，但是放假休息的时候，最好还是帮忙做一些力所能及的事

情，例如打扫卫生、买东西、洗衣服等。厨艺不错的人在这时就可以大显身手了。即使不会做饭的人，也可以从妻子怀孕时去的烹饪班里学习一下怎么做饭。

当然，学习做家务和做饭，不仅仅有利于产褥期的家庭生活，在妈妈感冒卧床或者不在家的时候，爸爸就不必为这些事犯难了。想想这些"好处"，爸爸们还是赶快行动起来吧！

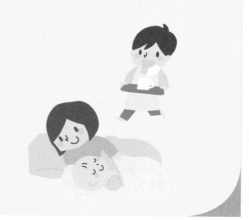

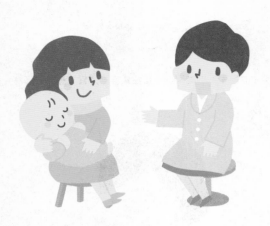

息。家务事可以交给家人或者保姆做。此外，异色恶露持续排出期间容易受到感染，所以最好不要沐浴，只通过淋浴做好身体的清洁工作就可以了。

照顾孩子时，弯着腰给宝宝洗澡是最要不得的。可以让爸爸帮宝宝洗，或者使用能放进水槽的宝宝澡盆。到分娩后的第3周，就可以做一些力所能及的简单家务了，但感觉累的时候一定要停下来休息。

若乳房出现乳腺炎等症状时要及时就诊

分娩后大约经过10天~1个月的时间，妈妈就会分泌大量母乳，从而顺利地进行哺乳。但是，由于母乳分泌过于旺盛，乳汁残存乳房或被宝宝吸过几次后乳头出现伤口，就会引发乳腺炎。当乳房肿痛发热时，一定要赶快到医院接受检查。

第2周健康检查
1个月健康检查

分娩后，妈妈一般都要到医院做1个月健康检查，不过，最近越来越多的医院在此之前都要进行第2周健康检查。分娩后第2周是最容易陷入孕妇抑郁症的，同时容易出现乳腺炎等乳房问题的时期。另外，因为还不是很了解怎

么照顾宝宝，所以也是一个身心疲惫的时期。因此，第2周健康检查是为了关注妈妈的健康而进行的，主要内容是问诊和检查乳房，大多都不做内诊。

分娩后的1个月健康检查时则需要进行内诊，主要是为了确认子宫的恢复情况和会阴切开术的伤口恢复情况。此外，还要进行尿检并测量体重和血压。如果确诊身体已经康复，没有什么特殊问题，并且可以像孕前一样生活的话，那么夫妻间也就可以恢复性生活了。

还要照顾第一个孩子的产褥期

生第二个孩子时，如果第一个孩子还很小，除了爸爸之外，还得再请个人来帮忙。比如孩子还在上幼儿园的话，在分娩后还没满一个月的时候，像上学接送、出去玩、帮忙洗澡这些事，最好还是交给其他人来做。

另外，第一个孩子可能会觉得，在此之前妈妈明明是我一个人的，可自从妈妈出院之后却只照顾刚出生的宝宝。所以，如果孩子不断撒娇，要求抱抱的话，妈妈肯定就会感觉疲惫了。不过，妈妈可以告诉他，他有了弟弟或妹妹，这是令人高兴的事，还可以让他们一起睡，一起抱他们，这样就能给予他们一样的关爱。

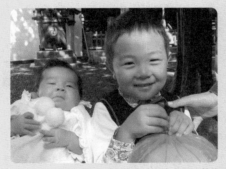

寺师辽太郎（长男）、康二郎（次男），两兄弟的感情非常好。

■分娩后的一个月该怎么过

	住院期间	分娩后第2周	分娩后第3周	分娩后第4周
身体的变化	·刚分娩完毕时会产生产后阵痛。 ·出现鲜血般的恶露。经过会阴切开术的人伤口会痛，所以坐下的时候可以垫上坐垫。 ·分娩后四五天开始分泌母乳。	·恶露的颜色呈红色、棕色。子宫进入小骨盆，从肚子上面触摸不到。 ·虽然现在流行母乳喂养，但有的人可能会引起乳汁淤积或乳腺炎。 ·经历会阴切开术的人，伤口基本上不会再痛了。	·恶露的颜色变浅，量也明显减少。 ·母乳分泌变得顺畅。	·恶露变成米白色或白色。 ·子宫也恢复到原先的大小（鸡蛋大小）。
生活方式	·分娩时间较长、感觉很疲劳的人，最好只在晚上照看孩子。 ·糖分较高的食物或饮料可能导致乳汁淤积，所以尽量避免。 ·乳房、乳头胀痛时一定要咨询助产医师。 ·仔细处理恶露。	·如果医院有第2周健康检查，最好去检查一下，有什么担忧也可以告诉医生。 ·家务最好交给其他人做，宝宝睡觉的时候自己也一起休息一会儿。 ·因为晚上还要哺乳，所以通过白天进行补觉。 ·坚持淋浴清洁身体，这时还不能沐浴。	·继续淋浴清洁。 ·可以做些简单的家务，但感觉累的时候一定要休息。 ·不能提重物、擦地板等。 ·养成累了就躺下休息的习惯。	·到医院进行1个月健康检查。 ·恶露变成白色时就可以沐浴了。 ·可以像孕前一样生活，但最好不要过于操劳。

骨盆底肌肉收缩运动

收紧骨盆底肌肉，预防漏尿

分娩之后，身体各处都会产生一定的变化，最主要的就是骨盆附近。成型的胎儿通过之后，骨盆就会松弛，包裹在阴道和尿道口附近的骨盆底肌群也会变得虚弱无力。骨盆底肌群在排尿以外的时间进行收缩以防止尿液外溢，但松弛之后就会导致漏尿。所以，为了预防漏尿，可以使用骨盆带帮助骨盆收缩，加强骨盆底肌肉收缩运动。骨盆带不能选择适用于全身的，最好使用较窄的、能裹紧骨盆的那种（参照右图）。进行骨盆底肌肉收缩运动时，可以参考下页图，每天1~3次，坚持1~3个月后，就能够有效地强化骨盆底肌肉。

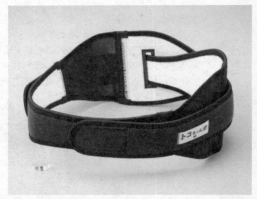

谁都可以将骨盆带轻松地裹在正确的位置。左右耻骨发生移位并产生疼痛的人也可以使用。

锻炼松弛的腹肌，杜绝分娩后肥胖

因为怀孕期间一直不能用腹部使劲，所以腹肌会松弛下来。如果分娩后不注意的话，脂肪就会逐渐堆积，产生赘肉，所以分娩后一定要抓紧锻炼腹肌，增加肌肉的力量。另外，通过增加肌肉的力量还可以改善姿势，从而促进基本的新陈代谢。

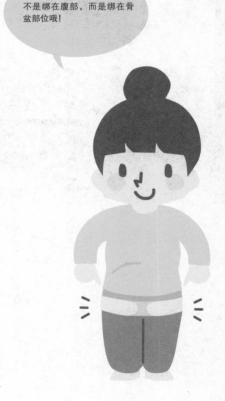

不是绑在腹部，而是绑在骨盆部位哦！

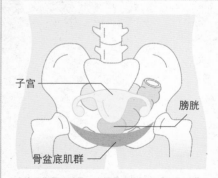

子宫

膀胱

骨盆底肌群

连接尾椎骨和耻骨、支撑骨盆的肌肉就是骨盆底肌群。同时也支撑着子宫和膀胱，具有收缩尿道、阴道和肛门的作用。

骨盆底肌肉收缩运动

采用睡姿

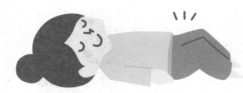

双腿伸直，夹紧大腿内侧和双膝，感觉着肛门和阴道的位置收缩肛门5~6秒钟。反复做10~20次。

坐在椅子上

双腿分开，坐在椅子上。往后靠，一边感觉着肚肌周围，一边收缩肛门5~6秒钟。反复做20次左右。

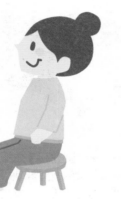

双手撑于桌面

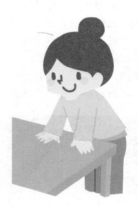

双手双脚打开，宽度与双肩持平，双手撑于桌面。全身的重心置于双手上，背部伸直。一边感觉脐下部位，一边收缩肛门5~6秒钟。坚持做20次左右。

采用站姿

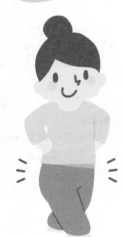

①将一条腿向前迈的时候，将肛门和阴道附近的肌肉收紧。

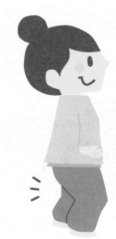

②双腿打开与双肩持平，放松膝盖站立。收紧臀部的肌肉，开始收缩或放松阴道和肛门。每次5~6秒钟，反复做20次左右。

分娩后的芳香疗法

缓解分娩带来的身心疲劳

Aromatherpy是指利用从植物的叶、花和树皮等中提取精油而进行治疗的一种芳香疗法。除了怀孕期间的芳香疗法之外，分娩时使用还可以起到促进身心放松和子宫收缩的作用。

有的医院对有需要的人不仅可以在分娩时使用，在分娩后也可以进行芳香疗法。分娩后，不仅会造成突然的疲乏无力，同时，哺乳还会导致睡眠不足和精神亢奋等，所以产妇要经受身心两方面的折磨。这时候，"想好好地睡上一小会儿"或者"想在喜欢的香气中让全身放松下来"的妈妈就赶快来体验一下吧。

治疗是由专业的理疗师来实施的，首先在房间内放一盅精油，然后理疗师开始进行全身

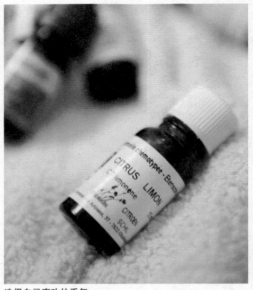

选择自己喜欢的香气。

按摩，特别是感觉不舒服的地方。很多人在住院期间就做过芳香疗法，等出院后照顾宝宝感觉疲惫或压力大时也经常会做。

选择你喜欢的精油

芳香疗法的确有很多好处，但有些地方还是需要注意的。不管某种精油能散发出多么"令人放松的香气"，但还是有很多人不喜欢，因为每个人对香气的爱好不同。例如，以前遇到一些不愉快的事情时闻过的某种香气，就有可能变成你讨厌的气味。所以，每个人最好选择自己喜欢的香气的精油。

另外，虽然使用芳香疗法的医院越来越多，但没有多少医院会在分娩后实施芳香疗法。所以，如果附近没有的话，可以去专门的芳香疗法沙龙，在那里就可以找到针对分娩后妈妈的芳香疗法了。

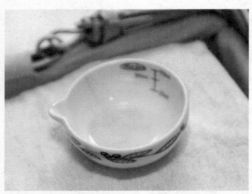

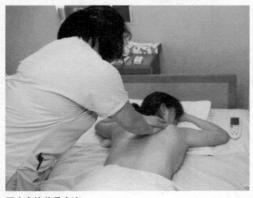

正在实施芳香疗法。

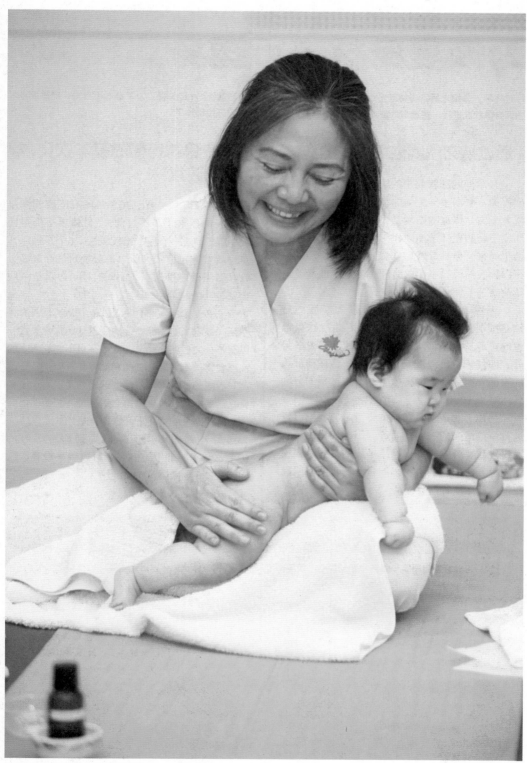

松岛叶子老师也可以为宝宝按摩。

为恢复身材进行塑身

经过怀孕、分娩之后，身材就会走形，想要恢复好身材，分娩后前6个月是关键。为了日后不后悔，产褥期可以根据身体状况进行一些适当的锻炼，而在分娩1个月之后就要真正开始锻炼了。

通过练习就能恢复原先的身材

怀孕期间膨胀起来的腹部，在分娩后就会变得像一个漏了气的气球，表面的肌肤也变得松弛无力。体重的恢复是一个缓慢的过程，例如皮下脂肪在怀孕期间作为分娩时的能量而被蓄积起来，但到分娩后就会通过哺乳被消耗。所以，大约经过半年的时间，体重就能恢复到孕前状态了。

当然，并不是所有人都这么好运。特别是哺乳期间肚子容易饿，若因此放任自己想吃就吃，那么脂肪就会一直囤积下去。另外，即使体重已经恢复了，如果不做任何锻炼的腹部和臀部就会变得松弛，形成典型的分娩后体型。

所以，为了恢复孕前的好身材，我们可以进行一些适当的练习。另外，因为成型的胎儿通过之后，骨盆也变得像掉了底的盆栽一般松弛无力，所以我们也可以配合练习骨盆底肌肉收缩运动来使骨盆收缩。

保持营养均衡的基本饮食，零食需注意

分娩后，大约花费6个月的时间就能恢复到孕前的体重了，不过前3个月体重下降得比较明显，而后3个月则比较缓慢。6个月过后，身材就基本定型了，所以，分娩后最好就裹上骨盆带以矫正骨盆，与此同时还可以进行一些比较轻松的练习。

另外，饮食方面也需注意。很多人因为怀孕期间被限制吃甜品，分娩后就开始猛吃零食，以至不久之后就变胖了。此外，也不能吃太多的油腻食物，例如油炸食品和汉堡等。要坚持怀孕期间养成的饮食习惯，保证营养均衡，而吃了零食之后要立刻通过运动把它消耗掉。想瘦的妈妈们在这些意见的指导下开始塑身吧！

另外，在市场上就能买到塑身练习的DVD。忙于照顾宝宝的妈妈可以买来看看，这样闲暇的时候在家就能练习了。

出院后就能进行的练习

分娩后可能会遇到恶露和哺乳导致的睡眠不足等问题，所以根据身体状况可以进行一些比较简单的练习。

锻炼腹肌 ①

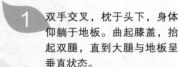

1 双手交叉，枕于头下，身体仰躺于地板。曲起膝盖，抬起双腿，直到大腿与地板呈垂直状态。

 一边呼气一边让头部与膝盖相互靠近。呼吸的同时一直坚持这个姿势保持几秒钟，然后慢慢放松以恢复到原来的姿势。反复做10次左右。

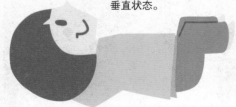

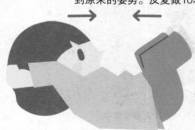

锻炼腹肌②

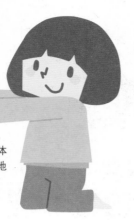

双膝跪地，身体挺直，使背部平展。然后身体前倾，尽量使胸部与地板呈平行状态。

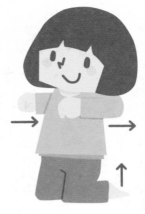

保持胳膊与地板呈平行的状态，然后弯曲膝盖，拉伸左右的肩胛骨。保持这个姿势不变，这时使脚尖离开地面。重复做10~15次。

适合分娩后满6周的妈妈练习

过了产褥期之后的练习，活动量稍大。目标是瘦腰。另外，为了燃烧脂肪，建议妈妈先将宝宝交给爸爸照顾，然后游泳大约30分钟。

收缩腹部

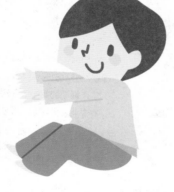

坐在地板上，慢慢弯曲膝部，然后双手向前伸。

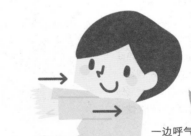

一边呼气一边向后倾倒上半身，直到最大限度。

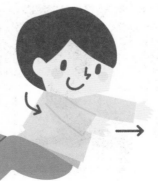

保持这个姿势，然后双手往左侧移动，扭转上半身。接着一边慢慢吸气一边恢复原来的姿势。往反方向做同样的动作。

收缩侧腹

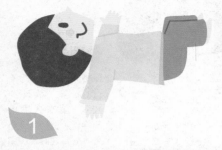

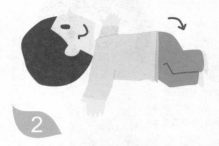

1 面部朝上平躺，双手分别向身体两侧伸展，手掌向上。抬起双腿，使膝部呈直角状态。

2 一边呼气一边使双腿向右侧倾倒，扭转腰部，注意双肩不要离地。然后一边吸气一边使双腿恢复到原来的位置，再往反方向倾倒。重复10次左右。

锻炼3个部位的肌肉，重塑体形和提高新陈代谢

为了收缩腰部，就必须锻炼3处肌肉，分别是位于腹部深层的腹横肌、两腋下的腹斜肌和中间的腹直肌。通过转体运动和身体的前伸后屈运动就能取得明显的成效。对腹部的大块肌肉进行锻炼，不仅有显著的瘦腰效果，还能提高全身的新陈代谢，从而也不易变胖。

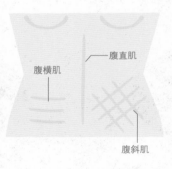

腹横肌

腹直肌

腹斜肌

参加产后有氧运动

很多妇产医院都提倡孕妇运动，那里一般都有专门参加产后有氧运动的地方。怀孕期间因为很多肌肉都用不到，所以大都松弛了下来。所以，通过参加锻炼松弛肌肉的训练和有氧运动，就能够重塑完美体型。该运动是面向过了产褥期的妈妈展开的，并且在这里还有专业人员帮忙照看宝宝哦。

产后有氧运动、瑜伽DVD

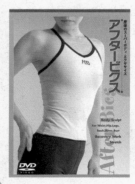

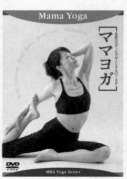

DVD的好处就在于，妈妈在分娩后即使很忙碌也能够轻松地进行锻炼。在此我们推荐"产后有氧运动"，因为每个部位运动的时间都非常短，大约只有30秒，所以妈妈们可以轻松地达到运动效果。另外一个是"妈妈瑜伽"，其基础还是印度的传统瑜伽，但其中揉和了产自于美国的力量型瑜伽的一些因素，所以这是一款专为分娩后的女性设计的瑜伽运动。

分娩后身体和心理都很敏感

分娩后身心都会出现很多状况，例如不知道该怎么照顾孩子和哺乳、容易困乏、情绪低落等。接下来，我们将以问与答的形式向大家介绍一下分娩后最容易产生的烦恼。

有烦恼时不要闷在心里

经过分娩这一人生大事之后，身体和心理都会产生疲惫感。作为新妈妈，要适应很多不熟悉的工作，每隔两三个小时就要哺乳和换尿片……还有漏尿、痔疮、孕妇抑郁症等分娩后特有的身心问题都会随之而来。面对这些问题，如果勉强坚持的话，只会使自己更加疲惫或者消沉。所以，妈妈们在遇到困难时，一定要向身边的人寻求帮助。

另外，如果有什么烦恼或者不安，千万不可以闷在心里，而应该找有经验的妈妈、朋友或者助产士商量一下，必要时也可以接受心理治疗。

而无论面对什么困难，最重要的就是要保持积极的心态。毕竟"困难只是一时的，不可能永远也解决不了"。

接下来主要列举了一些妈妈们在产后经常遇到的身心问题以及解决方法，妈妈们可以以此为参考，以顺利度过这段困难时期。

产后身心烦恼问与答

问 分娩后将近1个月过去了，但会阴切开术的伤口依然很痛。

答 会阴切开术的伤口一般在分娩后7天内就不再痛了，不过有的人在之后很长的一段时间内还会产生断断续续的疼痛。如果痛感较轻，可以坚持到1个月健康检查的时候再仔细检查，但是，如果疼得受不了，那就说明伤口还没有完全好。这时就不要再忍了，立刻上医院吧。

问 稍微动一下就会产生很多恶露，这种情况正常吗？

答 恶露就是子宫恢复情况的晴雨表。刚分娩后产生的恶露是类似月经一样的鲜血，但大约一周之后就会变成棕色，最后渐渐变成黄色。稍动一下就产生月经一样的恶露也时有发生，还算正常，但要是持续两三天都这

样的话就得看医生了，很可能是因为子宫恢复状况不好。

另外，要是小腹部出现疼痛或发热状况，那么可能是子宫出现了发炎，这时也需立即就诊。

再有，虽然恶露变成棕色之后也可以沐浴，但需要注意的是，刚开始的时候一定要用最干净的水洗澡。

问 分娩后好像长了痔疮。需不需要治疗呢？

答 怀孕之后，随着子宫越来越大，压迫力会越来越强，容易造成便秘。由于肛门附近的毛细血管经常产生淤血，所以就容易形成痔核，分娩时再次受到压迫后就会恶化。所以，不少人在分娩后都遭受着痔疮的折磨。主要症状是排便时出血和疼痛。

一旦出现痔疮，就只能通过手术来治疗

了，否则不能完全治愈。不过，通过使用栓剂和改善饮食生活也能起到抑制作用。虽然属于肛肠科，但产后出现的痔疮在妇产科也能治疗，所以可以去妇产科就诊。长了痔疮的人一定要注意饮食，少吃辣、少饮酒，同时多吃牛蒡和薯类等富含食物纤维、可软化大便的食物。

问 哺乳期间可以喝酒吗？

答 母乳是由妈妈摄入的食物中的营养直接转化而成的。所以，喝了酒之后，就会分泌出带有酒精成分的母乳。宝宝喝了这样的母乳，就相当于也喝了酒。

并且，酒精能够促进血液循环，喝酒之后乳房就会膨胀，非常难受。所以，准备母乳喂养的人在哺乳期间最好不要喝酒。另外，咖啡和绿茶等含有咖啡因的饮料也要尽量少喝。如果母乳中含咖啡因的话，宝宝就睡不着觉了。

问 哺乳期间不来月经，所以是不是就不用避孕了？

答 一般分娩后经过1个月就可以恢复正常的生活了。夫妻生活也可以再次开始。但是，哺乳期间即使没有月经也可能排卵。例

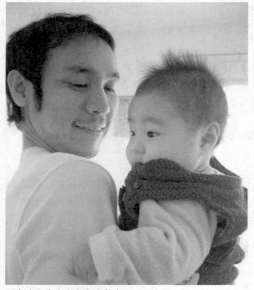

川本达人先生和宝宝小恭大。

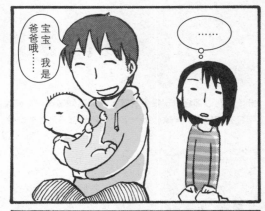

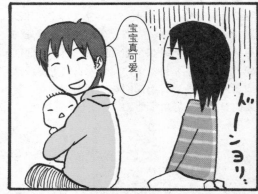

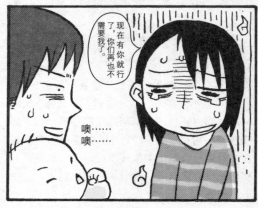

如，有的人在分娩后一直没来月经，但不久之后却再次怀孕了。所以，如果没打算生第二胎，就一定要做好避孕。另外，哺乳期间不能喝避孕药，所以最好使用安全套进行避孕。

下面这种情况也时有发生，因为通过不孕不育治疗才怀孕分娩的，所以就认为"肯定很难怀上第二胎"，但没想到就很快就怀孕了。所以，避孕措施不得马虎。

問 刚生产完觉得照顾孩子很辛苦，这样的妈妈是不是太不合格？

答 宝宝并不是永远都像天使一般可爱。刚出生的时候，它总是不分昼夜地哭，也不会去管妈妈难不难受，反正就是要吸着奶头。即便没发生这些情况，分娩后的身体也是很累的，所以很多人都觉得照顾孩子很辛苦。

但是，半夜哺乳的情况并不会永远持续下去，同时妈妈也会渐渐学会该怎么照顾孩子，适应之后就会轻松很多。感觉累了的时候，可以找丈夫或者父母帮忙，这样妈妈就能休息一会儿了。

问 明明已经生了宝宝，却老是想哭。

答 分娩之后，体内就不再分泌一直以来维持怀孕的激素了，反而会产生促进乳汁分泌的催乳激素。激素水平的这种急剧变化会给妈妈的精神造成一定的影响，即会产生"产后抑郁症"。大约从分娩后三四天开始，就会出现无故流泪、无精打采的精神状况。另外，此期间哺乳方面也不顺利，最终造成身心两方面的疲累，也是原因之一。

不过，一般在分娩后一个月左右情况就会好转。感觉不舒服的时候可以向身边的人寻求帮助。

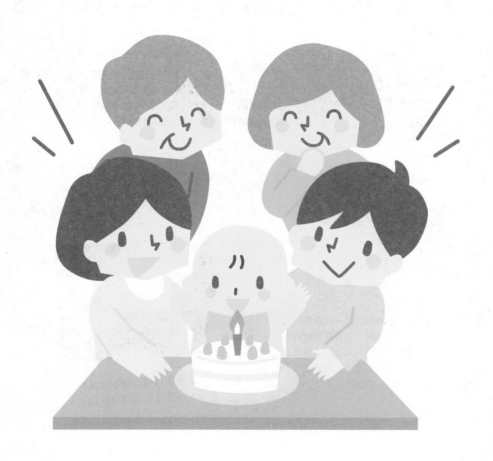

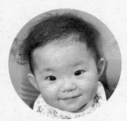

常识集锦
问与答

问 拜托别人给婴儿起名时该注意哪些礼节呢？

答 婴儿的名字一般都由父母来取，但也有很多人会拜托恩师等自己比较尊敬的人来取。如果事先已经得到了他们的同意，那么怀孕时就可以拜托他们取名了。但要记住，一定要把自己作为父母对孩子的期许传达清楚，例如打算怎么抚养孩子等。父母可以给出几个候选名字，由起名的人从中挑选一个，也可以由起名的人给出几个候选名字，由父母从中挑选一个。取过名字之后，一定不要忘记送上礼物以表达谢意。

问 需要给分娩时入住的妇产医院送礼吗？

答 基本上对医生、助产士和护士的谢意，以口头表达就足够了。觉得"很有必要表示感谢"的话，可以送点心和橘子的混装礼盒等工作人员能够分享的礼品。但是，很多医院都规定不能收礼，所以对这些医院就不要强求了。

问 告知婴儿出生的明信片该什么时候寄、都寄给什么人呢？

答 告知婴儿出生的明信片一般在孩子出生后1个月之内寄出。主要是寄给远方的亲人和朋友等。明信片上可以印上婴儿的照片。另外，对不太亲密的同事或朋友，可以通过手机短信或贺年卡简单通知一声就可以了。

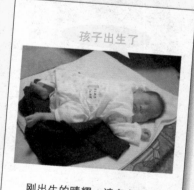

孩子出生了

刚出生的晴耀。请多多关照。
（生于2008年4月10日）

第六部分
妊娠、分娩以及身体可能遇到的问题

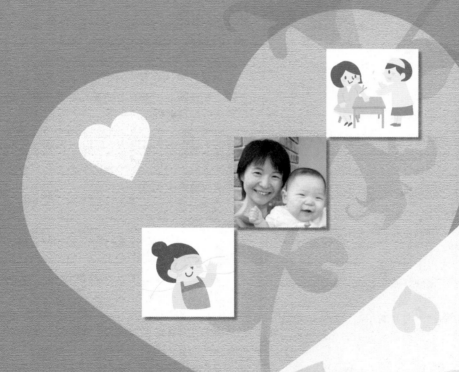

妊娠期间 产中 产后
注意事项

流产、先兆性流产

初期流产多是因为胎儿的原因

"流产"是指妊娠于22周之前终止的情况。妊娠8周以前是流产多发时期，而且八成以上都是因为胎儿的原因。如染色体异常或其他遗传因素等。

妊娠过了12周、胎盘形成之后，流产的危险将大大降低，不过仍有发生的可能性。12周之后的流产多是因为母体的原因，如宫内感染、子宫颈管无力症、子宫肌瘤、子宫形态异常等。

流产的主要症状是出血、腹痛、持续性腹胀等。但并不是说流产时都会出现上述症状，也有做完超声检查才发现流产的情况。

根据每个人的情况，出血量也有所不同。其中少量出血的情况也并不罕见。所以，如果有出血现象的话，无论多少，一定要立刻就诊。

连续流产2次的情况被称为"反复流产"，3次或3次以上者则是"习惯性流产"。这种情况下，建议好好做个检查，查明原因以对症下药。

"先兆性流产"是指有出血、腹痛或持续性腹胀等流产先兆，但经过处理后妊娠得以继续的情况。

如果能听到胎心音，并且子宫颈口未扩张的话，即使有少量的出血，也多被视为先兆性流产。

话虽如此，但凡事不可大意。先兆性流产患者一定要安心静养。其中，根据每个人的情况，可以选择住院也可以选择在家静养。患者可以在同医生商量之后再做决定。

此外，如果腹胀严重的话，还可以使用抑制腹胀的药物。

早产、先兆早产

预防早产要坚持做孕妇健康检查

"早产"是指妊娠满22周至37周之前胎儿娩出的情况。主要征兆有腹胀、疼痛、破水、出血等。

但是，像这样有明显征兆的早产现象仅占半数。其他情况下则没有明显的征兆，甚至连患者本身都难以察觉。

即便如此，通过在孕妇健康检查中测量宫颈长度、查看宫口的打开情况就可以判明是否有早产征兆。所以，为了预防早产，一定要坚持做孕妇健康检查。

特别是患有妊娠高血压综合征、心脏病、肾脏病、糖尿病等疾病的孕妇，以及倒产、多胞胎等情况下，早产的危险性更高。有时身心疲劳都会诱发早产。

早产出生的婴儿大多都是低出生体重儿，需要在NICU接受治疗。

目前，在22周之后但未满37周出生的婴儿，由于在母体中的时间短，足以保证他们在外界存活的身体器官、机能尚未发育成熟，生命会有危险，但医学上都会尽量采取措施力保他们存活。而如果有颅内出血的话，即使得到医治，也很有可能会留下后遗症。

所以，为了避免以上情况的发生，孕妇在妊娠期间一定要保持身心舒畅，并坚持接受每一次的健康检查。如果发现有可疑症状，就尽早向医生咨询。

虽然有早产的征兆，但通过适当的治疗和静养，早产可以得到抑制，这种情况被称作"先兆早产"。先兆早产的征兆和早产一样，也是腹胀、疼痛、破水、出血等。所以，一旦有上述症状出现，就要立刻就医并进行适当的处理。

医疗机关会检查子宫口的打开情况，并通过分娩监视装置观察宝宝的胎心率和子宫收缩情况等。

根据上述检查的结果，在医生感觉必要时，就会让孕妇注射或内服止胀药（宫缩抑制剂），并嘱咐孕妇静养。静养可以选择在医院或家中。如果是回自己家里静养，就需要家人的配合，绝对不可以勉强。

妊娠高血压综合征

高血压和蛋白尿是其两大症状

妊娠高血压综合征，即以往所说的妊娠中毒症，一般被认为有水肿、高血压、蛋白尿三大症状。但由于多数孕妇在妊娠期间都会有水肿现象，所以目前水肿不再被认为是妊娠高血压综合征的判断标准，只以高血压和蛋白尿作为其代表性症状（参照下表）。

孕妇患上高血压综合征后，引发常位胎盘早期剥离和胎盘功能不全的危险性也将大大增加。严重时甚至会导致孕妇全身痉挛、昏迷，对母子的生命安全构成威胁。

妊娠高血压综合征的病因目前尚未明确，

妊娠高血压综合征的两大症状

蛋白尿

24小时尿蛋白定量在300mg~2g属于轻症。高于2g，需要再进行几次复检，如果复检中单次尿蛋白连续多次均高于300mg，则属于重症。

高血压

至少符合下述一种情况
· 高压（收缩压）在140mmHG以上
（高于160mgHG属于重症）
· 低压（舒张压）在90mgHG以上
（高于110mgHG属于重症）

妊娠高血压综合征疑似患者以及发病风险较高的人，请使用家用血压计自己测量血压吧！

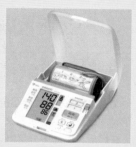

但一般认为是由身体机能无法适应妊娠带来的各种变化所致。

包括轻度患者在内，大约有10%的孕妇都患有妊娠高血压综合征。特别是高龄初产妇、多胎妊娠、以及肾脏病人等发病的可能性较

自家静养和住院静养的区别
根据孕妇自身的情况决定

孕妇有先兆性早产、流产危险或其他问题需要安心静养的情况下，如果需要持续观察和治疗或者据情况需要紧急手术，就要住院静养。而如果症状比较稳定且病情突然恶化的可能性较低时，则可以选择回家静养。

但是，如果上面的孩子太小或者家人太多，在家难以保持安静，则无论症状轻重，建议最好能住院静养。由于此事关乎腹中宝宝的健康，所以看医生时一定不要有所顾忌，把家里的情况都一五一十地告诉医生，和医生商量之后再做选择。

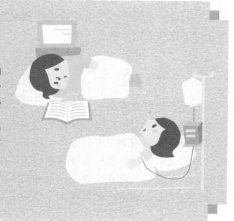

高，一定要引起足够的重视。

整个妊娠期间都有可能发病，其中妊娠36周之后、血压突然升高时发病的情况最为多见。为了尽早发现并及时治疗，孕妇一定要坚持接受健康检查，特别是妊娠晚期时更要认真进行。发病风险较高的人群，最好购置一台家用血压计，以方便自己进行血压测量。

孕妇被诊断患有妊娠高血压综合征时，有时医生会介绍她转至围产期母子医疗中心接受专业的治疗和围产期管理。

妊娠高血压综合征的治疗方法包括服用降压药、选择高蛋白、低热量、低盐分（每天盐分摄取量低于7～8g）的饮食以及安心静养等。严重者需要住院治疗，轻度患者只需定时来院就诊即可。

妊娠糖尿病

血糖因妊娠而升高

妊娠糖尿病是指怀孕前未患有糖尿病，在怀孕时才出现高血糖的现象，大多发生在妊娠晚期。妊娠后，胎盘中分泌出某种拮抗胰岛素的激素，并对糖代谢产生一系列影响。与此相对，孕妇体内胰岛素的分泌量也会增加，但如果胰岛功能储备不足，就会发生妊娠糖尿病。

其中，直系亲属中出现过糖尿病病人的孕妇、高龄孕妇、肥胖者以及生育过巨大胎儿（出生时体重大于4000g）的孕妇发病率较高。

在孕妇健康检查的尿检中，如果连续2～3次显示尿糖为"＋"，或者出现一次但数值特别高的时候，就需要测量血糖数值。如果血糖值超过了标准值则被视为妊娠糖尿病。

坚持饮食、运动疗法

如果患有妊娠糖尿病，在高血糖的情况下继续妊娠，不但会给妈妈的身体造成了巨大负担，而且还会影响到宝宝的发育。比如，胎儿成为巨大儿引发难产或引发呼吸障碍、低血糖等异常。不过，只有在血糖达到某种高度时才会导致巨大儿，而重症的情况下，反而会导致

低出生体重儿，严重的甚至会危及宝宝生命。

为了避免以上情况的发生，被诊断患有妊娠糖尿病后，一定要注意饮食和运动，必要时还要使用一定量的胰岛素。其中，在医生或营养师的指导下坚持进行饮食、运动疗法尤为重要。

如果血糖数值得到良好控制，母子平安地进行自然分娩的可能性也将大大提高。

产后，大多数妊娠糖尿病患者都会恢复正常。但也有转变为真性糖尿病的情况，这一点尤其值得重视。

前置胎盘

胎盘附着于子宫颈内口

一般情况下，胎盘是附着在子宫底，即在子宫内（上）侧。但有时胎盘可能会达到甚至覆盖在宫颈内口，这种情况就叫做"前置胎盘"。根据胎盘的位置，前置胎盘主要分为三种类型，如下页图所示。

由于胎盘是在受精卵着床的地方形成的，所以，如果胎盘形成的地方离宫颈口较近，就会形成前置胎盘。

除了子宫肌瘤和子宫形态异常容易引起前置胎盘外，子宫内膜及受精卵的移动情况等要素也可能成为前置胎盘的诱因。

最近有报告称，体外受精时前置胎盘的事例较多，于是便有人猜测前置胎盘是不是和受精卵的位置有关。但就目前来看，前置胎盘的原因依然不明。

从妊娠16周左右起，基本上可以判断是不是前置胎盘。不过，随着之后子宫一天天变大，也有可能发现胎盘是附着于子宫内侧的，所以一定要仔细观察。

而妊娠24周之后，是不是前置胎盘就可以明确断定了。

大出血会威胁到母子安全

妊娠晚期宫口开始打开之后，和胎盘之间产生错位分离，经常会引起反复少量出血现象。一般情况下不会伴有疼痛。

前置胎盘的种类

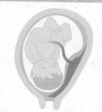

呼气
宫颈内口部分为胎盘组织覆盖。需进行剖宫产。

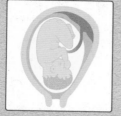

正常胎盘
胎盘附着于子宫内侧（宫高附近）。

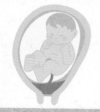

完全性前置胎盘
宫颈内口全部为胎盘组织覆盖。需进行剖宫产。

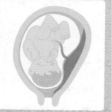

边缘性前置胎盘
胎盘附着于子宫下端，达到宫颈内口边缘。顺利的话可进行经阴道分娩。

根据胎盘的位置和经过，妊娠晚期子宫收缩后，使附着于该处的胎盘发生剥离，有时就会引起大出血，对母子的生命安全造成威胁。不过，最近通过超声检查一般都能及时发现病情，大出血的情况也越来越少。

被确诊为前置胎盘之后，就要尽可能抑制子宫收缩，所以在日常生活中保持安宁非常重要。如果有出血危险，就要及时住院并仔细观察病情的发展。

在边缘性前置胎盘的情况下，根据情况可以选择是进行经阴道分娩还是剖宫产。而部分或完全性前置胎盘的情况下，则要选择时机进行剖宫产手术。

常位胎盘早期剥离

胎儿娩出前胎盘发生剥离

一般情况下，胎盘都是在产后才从子宫壁剥离的。不过也有少数情况，即胎盘的位置非常正常，但在胎儿娩出前就发生了剥离，这种情况就被称为"常位胎盘早期剥离"。

为宝宝提供氧气和营养元素的胎盘发生剥离，也就意味着对宝宝的生命构成了威胁。与此同时，由于胎盘剥离的部位可能会出现大出血现象，所以对母体来说也是一种威胁。

虽然整个妊娠期间都有可能出现胎盘早期剥离现象，但大多都出现在妊娠晚期，即34~35周之后。

除了大家都知道的高血压综合征容易引发胎盘早期剥离外，也有报告称体外受精的情况下发病率也比较高。但是，胎盘早期剥离的原因至今还不清楚，所以每个人都有发病的可能。

常位胎盘早期剥离

虽然子宫内会出现大出血，但血液一般都存留在子宫内部，只有少量流出体外。即便是少量出血，一旦发现，也要引起足够重视。

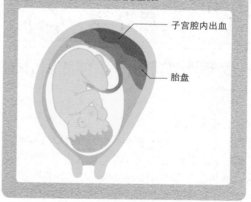

子宫腔内出血

胎盘

有持续性腹痛和出血现象时要立刻就诊

胎盘早期剥离没有什么确切的预防措施，不过，在发现征兆时及时就诊非常重要。

胎盘早期剥离的代表性症状有突发性腹部强痛和出血。出血大多都存留在子宫内，只有少量流出体外。

多数情况下，胎盘早期剥离时，腹部不

但疼痛，还有发硬的感觉。初产妇可能会把这种疼痛误以为是阵痛，不过阵痛是伴随着将胎儿推出体外的子宫收缩而来的疼痛，具有明显的周期性。而胎盘剥离的疼痛只局限在一个部位，而且疼痛持续不断。

了解两种疼痛的差别之后，一旦发生什么情况，孕妇就可以自我辨别了。

此外，胎动突然变少甚至没有，也是其中一个重要征兆。如果出现了上述症状，即使是叫救护车也要努力尽早就诊。

一般情况下，一旦断定是常位胎盘早期剥离，就会立即进行剖宫产手术。

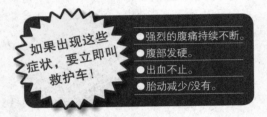

如果出现这些症状，要立即叫救护车！

- 强烈的腹痛持续不断。
- 腹部发硬。
- 出血不止。
- 胎动减少/没有。

宫外孕

受精卵着床于子宫体腔以外的地方

正常情况下，受精卵通过输卵管进入子宫，并着床于子宫体腔内（子宫内较为宽敞的地方）。而由于某种原因，受精卵在其他部位（参照右上图）着床的情况就被称为"宫外孕"。宫外孕最常见的发病部位是输卵管，即"输卵管妊娠"。

目前，人们在检验自己是否受孕时，大多是使用市场上出售的验孕药。而如果验孕结果为妊娠反应呈阳性，但超声波检查时却看不到胎儿，这种情况下可能有宫外孕的危险。不过，在妊娠的最初阶段，即使是正常妊娠，超声波检查时也有可能出现什么也看不到的情况。一般情况下，从妊娠5~6周起，才能逐渐通过超声波检查确定胎囊（包裹胎儿的囊膜）。

如果初诊看不到胎囊，尽量每周检查一

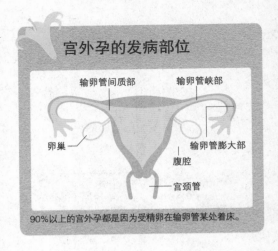

宫外孕的发病部位

输卵管间质部　　输卵管峡部
卵巢
输卵管膨大部
腹腔
宫颈管

90%以上的宫外孕都是因为受精卵在输卵管某处着床。

次，直到看到胎囊为止。

为了尽早发现并及时应对，认真接受健康检查尤其重要。

宫外孕早期发现注意事项

- 用市场上出售的验孕药检查结果呈阳性时要尽早就诊。
- 如果超声波检查中无法确认胎儿，之后尽量每周检查一次，直到能够确认为止。
- 妊娠期间发现出血、下腹疼痛等现象时，要及时就诊以查明原因。

发现可疑症状时要及时就诊

宫外孕的症状包括妊娠初期时的少量出血和下腹疼痛。这个时期，疼痛表现得不是那么强烈，有的人则毫无症状。

随着受精卵一天天长大，输卵管妊娠有可能引起输卵管破裂。而一旦输卵管发生破裂，就会突然出现强烈的疼痛和大出血，危及生命。所以，为了避免这种情况的发生，一旦发现宫外孕的任何可疑症状，都要立刻就诊。

如果被确诊为是宫外孕，就要尽早采取适当的医疗措施。宫外孕的治疗方法大致可以分为摘除受精卵着床的输卵管和去除受精卵、保留输卵管两种情况。

　　不过，在保留输卵管的情况下，由于受精卵着床的部位留有伤口，增加了再次发生宫外孕的危险，所以，目前一般建议进行"输卵管摘除手术"。即使一条输卵管被摘除，只要另一条输卵管没有异常，就不会影响下次妊娠。

　　一般情况下，如果出院2～3个月后月经正常，就不会对下次妊娠产生什么不好的影响。患有宫外孕的人，大多在术后一年左右就可以正常妊娠。

胞状畸胎

作为胎盘基础的绒毛组织异常繁殖

　　受精卵在子宫腔内着床之后，会在表层形成一种密生的刺状组织，就是所谓的"绒毛"。通过这些绒毛，受精卵得以根植于子宫内腔。与此同时，又以绒毛为基础，逐渐形成了从母体中获取氧气和营养元素的胎盘以及包裹自身的羊膜等。

　　然而，如果这些绒毛组织病态繁殖的话，就会将胎儿吸收掉，这种情况被称为"胞状畸胎"。由于宫腔内充满了由绒毛变形而成的水泡状组织，形状就像葡萄一样，因此又名"葡萄胎"。

　　胞状畸胎可分为胎儿被完全吸收的完全性胞状畸胎和被部分吸收的部分性胞状畸胎两种。两种类型的综合发病率0.1%～0.2%，相当罕见。而孕妇年龄越高者发病的可能性就越大。目前，胞状畸胎的原因尚不明确，但一般认为是受精卵的问题。

注意预防绒毛癌的继发

　　从妊娠8周左右开始，就会有断断续续的子宫出血及茶褐色的白带出现，腹部也会异常增大，完全不像是妊娠数周的样子。

　　此外，孕吐等妊娠反应也表现出日趋严重的倾向。

什么是围产期母子医疗中心?

　　从妊娠22周起至产后一周前的这段时期被称为"围产期"。而在围产期期间对母体、胎儿、新生儿进行的一系列医疗保健工作就被称为"围产期医疗"。其中，"围产期母子医疗中心"是围产期医疗的中心机构。

　　一般情况下，高危妊娠和生产的孕妇、出生体重低于1500g的婴儿、妊娠32前出生的婴儿都需要在围产期母子医疗中心进行综合的护理和医疗。

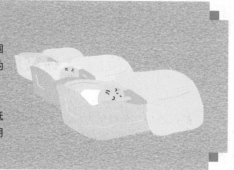

目前，胞状畸胎的确诊多是通过超声波检查，此外，通过检测尿液中的HCG（人绒毛膜促性腺激素=绒毛组织所分泌的激素）值也可以尽早做出判断。

胞状畸胎的最大威胁就是增加了"绒毛癌"的发病危险。绒毛癌是指妊娠终止后，由残留在子宫腔内的绒毛组织癌变所导致的病患。

绒毛癌也有可能来自于正常妊娠，但胞状畸胎时绒毛癌的发病率是正常妊娠的1000倍左右。大多情况下都是胞状畸胎发病半年~2年后，绒毛组织开始癌变，其中也出现过癌变和胞状畸胎同时进行的情况。

为了预防绒毛癌，胞状畸胎一经确诊就要立刻进行刮宫手术。有时刮宫手术需要反复进行2~3次，才能把宫腔内的物质彻底清除。与此同时，还要注意观察HCG值的变化，直至HCG值恢复正常为止。

一般情况下，胞状畸胎发病后应随访1~2年，之后再次妊娠就没问题。

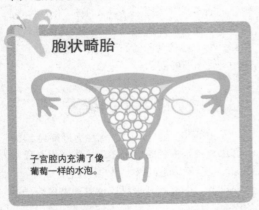

胞状畸胎

子宫腔内充满了像葡萄一样的水泡。

妊娠恶阻

病态的"妊娠反应" 最好住院治疗

"妊娠恶阻"是指妊娠反应、特别是消化器官症状非常严重、呈病态的情况。

其代表性症状有恶心呕吐严重、食不下

咽""食入即吐""不仅仅是食物，连水也喝不下""体重剧减（每周2~3kg以上）"等。

妊娠恶阻发生的时间和持续时间因人而异，但大多是在妊娠5~6周时开始，12周左右时达到高潮，16周之后开始慢慢得到缓解。其中也有一些孕妇在生产前一直都有呕吐现象。

如果对以上症状置之不理，可能会危及母子安全。所以，一旦发现可疑症状，就要立刻就医，并通过输液（生理盐水、葡萄糖、水解植物蛋白等）来补充水分和营养元素。

另外，维生素B1等B族维生素对妊娠恶阻非常有效，可以一并使用。

虽然以上这些治疗方法并不要求患者必须住院，但考虑到妊娠恶阻还牵扯到一些精神因素，为避免患者承受太多压力，有时会建议进行住院治疗。

倒产

生产前大多能够自然治愈

妊娠26~27周之前，腹中宝宝一直保持着头部时上时下的自由运动，之后才慢慢地变成头部朝下的姿势（头位）。一般情况下，妊娠30周前后，这种姿势就会固定下来。

然而，有时宝宝也会以脚或者屁股朝下的姿势（骨盆位）固定下来，这种情况被称为"倒产"。

有时"倒产"会出现在相对较早的时期。如果是在27周之前，由于胎儿还在频繁地活动，基本上都能自然地恢复头位。

虽然之后胎儿的活动慢慢减少，但30~34

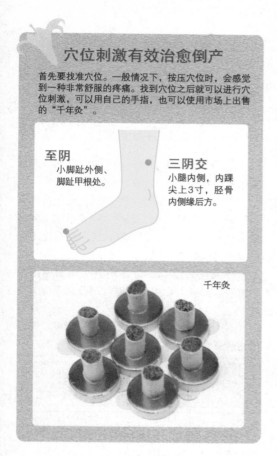

穴位刺激有效治愈倒产

首先要找准穴位。一般情况下，按压穴位时，会感觉到一种非常舒服的疼痛。找到穴位之后就可以进行穴位刺激，可以用自己的手指，也可以使用市场上出售的"千年灸"。

至阴
小脚趾外侧、脚趾甲根处。

三阴交
小腿内侧，内踝尖上3寸，胫骨内侧缘后方。

千年灸

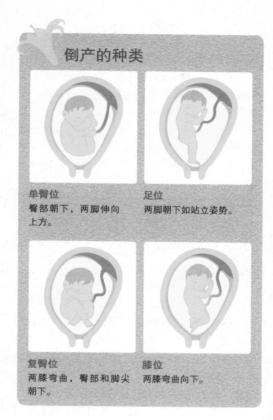

倒产的种类

单臀位
臀部朝下，两脚伸向上方。

足位
两脚朝下如站立姿势。

复臀位
两膝弯曲，臀部和脚尖朝下。

膝位
两膝弯曲向下。

周中，自然治愈的可能性仍然较高，甚至还有过38周时治愈的情况。

为促进胎儿恢复头位，对脚部穴位进行刺激被认为是一种很有效的方法。有的妇产医院会进行一些穴位刺激的指导，如果没有的话，也可以用自己的手指或者市场上购买的灸进行穴位刺激。

无法治愈时多进行剖宫产

倒产大多可以自然治愈，在所有的分娩事例中，倒产分娩的胎儿仅占4% ~ 5%。

倒产中大多数都是臀部朝下的"臀位"（分为单臀位和复臀位），大概占总数的70%。除此之外，还有脚部朝下的"足位"和双膝弯曲的"膝位"（参照下图）。

由于胎儿的身体各部位中，只有头部又圆又大，所以，分娩时头部先下时，产道就会自

然打开，接着身体也能很顺利地产出。

然而，如果脚部或者臀部先下，产道便很难完全打开，这时就有可能导致头部无法产出的危险。

于是，如果到生产时仍没有恢复头位，一般都会采取剖宫产的方式，但也有一些臀位倒产的胎儿可以据情况采取经阴道分娩。不过，

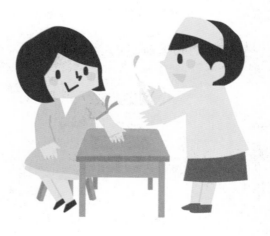

为了宝宝的安全，最近越来越多的妇产医院都规定"倒产胎儿一律剖宫产"。

倒产的原因目前尚不明确，但多胎妊娠、前置胎盘、子宫肌瘤、羊水过多症等情况下，倒产发生的概率较高。

值得注意的一点是，在倒产尚未治愈的观察期，容易引起早期破水，有时还会有早产的危险。鉴于以上这些情况，孕妇在发生疑似破水的情况时一定要立刻就诊。

羊水过多、羊水过少

羊水量异常

为胎儿提供可以自由活动的环境、呵护着胎儿的羊水，虽然也包含着一些脐带和胎盘的分泌液，但基本上都是来源于胎儿尿液。这是因为腹中胎儿吞咽羊水后将其作为尿液排出的缘故。随着胎儿的成长，子宫内的羊水量也会增多，并在妊娠30周前后达到最多。

虽然羊水量因人而异，而且差别较大。但是，如果羊水过多或者过少就有问题了。由于羊水的多少很难评估，所以一般通过超声波图像上规定的羊水指数法（在一定的条件下，测量胎儿和子宫壁间的距离等）进行诊断。

根据测量结果，羊水量高于800ml是"羊水过多症"，同样，如果低于100ml，则被认为是"羊水过少症"。

羊水过多时，腹胀现象加重，有时甚至会有先兆性早产的危险。此外，羊水过多还会成

羊水量异常

800ml以上 羊水过多症
胎儿可能有消化不良或消化道畸形。

100ml以下 羊水过少症
胎儿可能有泌尿器官功能障碍或胎盘机能不全。

为产后子宫恢复变慢或者恶化的原因。

另一方面，如果羊水过少，会导致胎儿活动受限、身体被压迫、妊娠数周仍然不见子宫变大、胎动变强等情况。

查明羊水量异常的原因尤为重要

然而，相比于上述各种现象，查明羊水异常的原因更加值得注意。

羊水过多症的原因一般被认为是胎儿发育不良或者胎儿有消化道畸形。而羊水过少则可能有胎儿泌尿器官功能障碍或者胎盘机能不全的危险。

不管哪种情况，仔细检查、查明原因最为重要。必要时也可以采取计划分娩等应对措施。

此外，羊水过多时一定要保持安静，并注意避免提重物以及运动等。

子宫颈管无力症

在没有腹胀和阵痛的情况下子宫颈自然张开

"子宫颈"是指连接子宫体出口（宫颈内口）和阴道（宫颈外口）的狭窄部位。

在整个妊娠期间，为了支撑沉重的子宫，子宫颈一直保持着紧闭的状态，直至生产时才大大地张开。

一般情况下，生产临近时，子宫颈会从宫颈内口处慢慢张开，并逐渐变短。

然而，有时宫颈内口在还不可以打开的时候就打开了，而且没有任何诸如腹胀、阵痛（子宫收缩）之类的症状，这种情况就被称为"子宫颈管无力症"，成为流产、早产以及先兆性流产、早产的原因。

造成子宫颈管无力的原因目前尚不明确，但一般认为和宫颈组织脆弱、宫颈感染等有关。

由于没有什么明显的征兆，子宫颈管无力症的诊断一直比较困难。现在一般通过经阴道

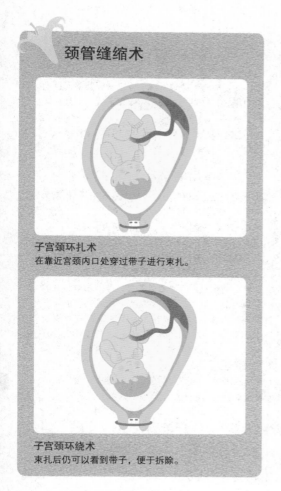

颈管缝缩术

子宫颈环扎术
在靠近宫颈内口处穿过带子进行束扎。

子宫颈环绕术
束扎后仍可以看到带子，便于拆除。

超声波检查测量子宫颈长度来进行。

而一旦被确诊为子宫颈管无力症，就要安心静养，并仔细观察病情的发展。

如果上次妊娠因子宫颈管无力症而流产、早产，有时会在妊娠14～16周之前进行手术治疗，使用特殊的带子束扎子宫颈（颈管缝缩术）。

但是，这种手术实施之后可能会促进子宫收缩，所以在进行手术时一定要考虑到这一点。

早期破水

不要洗澡，立刻前往医院

"破水"是指包裹胎儿的羊膜破裂、羊水流出。一般情况下，破水发生在阵痛到来、子

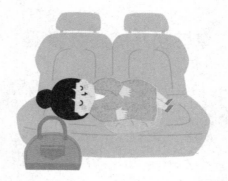

破水后，垫上干净的毛巾，立刻前往医院。

宫口全开之后。但也有在阵痛到来之前就发生了破水的情况，被叫做"早期破水"。

破水后，孕妇会感觉到很多温热的液体（羊水）从阴道流出。

但是，如果是子宫上方羊膜破裂，由于羊水流出量较少，有时就会被当成尿液或者白带。

所以，如果感觉有温热液体流出，不管量多量少，都应该引起注意。

破水发生后，注意先不要淋浴和泡澡，可以垫上一条干净的毛巾等，然后立刻前往医院就诊。

一般在1日内开始阵痛

即使发生了破水，但胎儿生存所必需的羊水并不会全部流出。所以，短时间内胎儿还不会有生命危险。

但是，一旦羊膜发生破裂，胎儿被细菌感染的危险就会大大增加，所以一定要到妇产医院进行预防感染的处理。

如果破水发生在妊娠37周之后，多数情况下，破水后24小时内就会开始自然阵痛。而如果阵痛没有发生，为了避免在此期间胎儿被细菌感染，有时就会使用阵痛诱发剂来催促生产。

而如果破水发生得过早，胎儿还未发育成熟，在进行感染预防等医疗处理的同时，有时还会使用宫缩抑制剂，以尽可能地让胎儿在母体中多呆一段时间。

但是，如果医生认为继续妊娠危险性较高时，就可能会采取措施结束妊娠，娩出胎儿。

高龄初产的注意事项

注意预防生活习惯病

35岁以上生产的情况叫做"高龄初产"。近年来，随着晚婚晚育人群的增多，高龄初产的情况也在不断增加。

高龄初产有很多优点，比如经济上比较稳定、精神上比较轻松等。但从身体状况上来说，高龄初产可能会伴随多种风险。

首先，高龄初产最需要注意的是预防"生活习惯病"。一般情况下，对高龄人群来说，即使没有怀孕，高血压、糖尿病、高血脂等生活习惯病的发病率也比较高。

而如果这时怀孕，身体负担加重，很容易引发生活习惯病。此外，高龄初产时容易发生的妊娠高血压综合征、妊娠糖尿病等也需要引起注意。

无论哪种情况，病情严重时都有可能威胁到母子安全。所以，妊娠期间一定要认真接受健康检查，以有效预防疾病的发生，并在症状出现时及时发现，防止罹患生活习惯病。

母子面临的风险增多

之所以把高龄初产定义为35岁以上，是因为据统计数据显示，以该时期为界，威胁母子的病症发生率开始大幅提高。

当然，每个人的情况各有不同，但除了生活习惯病以外，还有以下风险需要引起注意。

首先，就宝宝方面来说，唐氏综合征等染色体异常和先天性代谢异常的发生率较高。而妈妈方面，生产时遭遇微弱阵痛、软产道强韧等问题的情况增多，结果很多都不得不采取吸引分娩、产钳分娩、剖宫产等措施。

关于这些风险，如果有什么需要详细了解的，可以向主治医生咨询。

事先决定好产前检查的方针

由于高龄初产的情况下，染色体异常等问题的发病率较高，所以有的医生就会建议孕妇进行下述产前检查（妊娠期间以胎儿为对象的检查）。然而，就现实情况来看，各妇产医院的方针也不尽相同。有的只给希望检查的孕妇进行，而有的医院则规定，凡事35岁以上的孕妇都需要接受产前检查。

此外，孕妇对产前检查的态度以及对检查结果的处理方式也各不相同。比如，在发现异常时，有的人会表示"已经做好了心理准备"并乐观视之，有的人则会因"没有信心"而烦恼不堪，还有的人"什么也不想知道"，从一开始就不愿意接受检查。

如果在检查中发现了异常，针对接下来要采取的措施，医生可能就会询问孕妇的意见。

这样一来，就需要夫妻二人好好商量一下，并做出最后的决定。

主要的产前检查

●NT测量

妊娠10～14周时，根据超声波图像上的测量法，检查胎儿颈后是否有水肿症状。如果有，则被认为染色体异常的概率较高。但正常胎儿也可能会出现这种症状，随着妊娠周数的增加，大多都会慢慢消失。有的医院不进行此项检查。

●唐氏筛查

在妊娠15～18周时，通过检查母体血液中甲型胎儿蛋白、绒毛促性腺激素和游离雌三醇的浓度，计算出唐氏综合征等染色体异常发生的概率。此外，通过母体血清检查也可以达到相同目的。不过，筛查结果出来后，还要进一步做羊水穿刺，才能明确诊断。

●羊水穿刺检查

在局部麻醉之后，用针刺入腹部抽取羊水，取到胎儿的表皮脱落到羊水里面的细胞来进行培养，然后再检查其染色体是否异常。胎盘在子宫前方和腹胀时不可进行。羊水穿刺检查有引发流产和感染的危险，不过危险性较小。

羊水穿刺检查
的做法

经超声波图像确定胎盘和胎儿的位置后，小心地插入针头后抽取羊水。

血型不合

血型不合时大多不严重

血型不合是指母亲的血型和胎儿的血型不合，在母体内产生一种血型抗体，这种血型抗体可以破坏胎儿血中的大量红细胞，引起溶血（红细胞被破坏、出现黄疸）。血型不合有很多种类，但大多是ABO血型不合和Rh血型不合。

而ABO血型不合中最多见的是母亲为O型、胎儿为A型或B型。

但也并不是说所有这种组合类型都会引起不合。血型不合时，可以通过检测黄疸的指标胆红素来确定治疗方针。

Rh血型不合时二胎发病概率较高

Rh血型不合通常是指母亲为Rh阴性、胎儿为Rh阳性的情况。这种组合的情况下，胎儿血液进入母体后会产生相应的血型抗体，最终导致胎儿发生严重的血溶症。

话虽如此，但在正常妊娠的情况下，妊娠期间胎儿的血液不会进入母体，所以头胎基本上没有问题。

二胎的情况则不相同。由于头胎生产

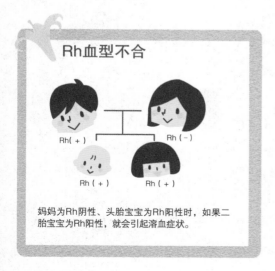

Rh血型不合

Rh(+)　　Rh(-)

Rh(+)　　Rh(+)

妈妈为Rh阴性、头胎宝宝为Rh阳性时，如果二胎宝宝为Rh阳性，就会引起溶血症状。

（流产或人工流产）时，母体内大多形成了Rh阳性血型抗体，所以就会引起严重的溶血症状。

为了防止以上情况的发生，在头胎宝宝诞生后，医院会立刻为孕妇注射球蛋白，以防止抗体的形成。

而如果婴儿出现了黄疸，一般会采用光线疗法（通过光纤照射减轻黄疸的治疗方法）。症状严重者，则可能会进行换血、输血。

多胎妊娠的注意事项

受体外受精的影响，多胎妊娠正在增多

一次妊娠的子宫腔内同时有两个或两个以上胎儿的情况被称为"多胎妊娠"。其中，双胎妊娠的发生率约为百分之一，三胎妊娠的发生率为万分之一。但最近受不孕治疗的影响，多胎妊娠的情况正在增多。接下来主要就双胎妊娠进行说明（也通用于三胎及三胎以上的多胎妊娠）。双胎妊娠可以分为单卵双胎和双卵双胎两种类型。其中前者是指由一个受精卵分裂形成两个胎儿，后者则是由两个卵子分别受精形成两个受精卵，并成长为两个胎儿。

共用一个胎盘时风险较高

在预测双胎妊娠等多胎妊娠的风险时，需要考虑的一个重要指标就是"绒毛膜性"。"绒毛膜"是包裹胎儿的胎膜之一，在包裹胎儿的三层胎膜中，绒毛膜位于正中间（参照P232）。

绒毛膜是构成胎盘的重要胎膜。在多胎妊娠的情况下，绒毛膜被如何配置就变成了一个重要问题。打个比方，就像是几个胎儿共同居住在妈妈的肚子里，他们是同用一个房间还是分别有自己的房间呢？

如果两个胎儿都有绒毛膜包裹就是"双绒毛膜"，而两个胎儿共用一个绒毛膜就被称为

"单绒毛膜"（分为"双羊膜囊"和"单羊膜囊"）。双卵双胎必定属于前者，而单卵双胎的情况下，在受精卵分裂时可出现以上两种情况。

其中，双绒毛膜的情况下，由于两个胎儿各有自己的绒毛膜和胎盘，胎儿面临的风险较小（有时两胎盘也会融合在一起）。而单绒毛膜的情况下，由于两个胎儿共用一个胎盘，如果血液流动不均衡，就有可能导致其中一个胎儿发育迟缓或者产生其他障碍等。这些都需要在妊娠期间仔细观察。

而体外受精妊娠的情况下，基本上都是双绒毛膜。

如果被诊断为单绒毛膜的话，就要切记凡事不可勉强，并坚持进行健康检查，严格遵守医生指示。

注意高血压综合征等

多胎妊娠的情况下，一方面，子宫很早就开始变大，另一方面，由于要向多个胎儿输送血液，血液循环量随之增多。以上这些都会给母体带来很大负担。

特别是妊娠23周之后，随着腹部突然变大，水肿、脚部静脉曲张（皮肤血管凸出，如肿瘤状）等症状的发生率也会大大增加。

多胎妊娠还有可能引发比较严重的疾患，如妊娠高血压综合征、贫血等。此外，先兆性流产、早产、羊水过多症等也同样需要引起注意。

妊娠期间，孕妇要注意保持均衡的营养摄取以及充足的睡眠。一旦发现可疑症状，就要立刻就诊。如果被诊断为妊娠高血压综合征或贫血，除了接受必要的治疗，还必须注意身体的调理。

到了妊娠晚期，由于要支撑比普通妊娠更大更重的腹部，腰部可能会疼得厉害，应注意不要长时间保持同一种姿势。

即便是普通妊娠的情况下，腹部变大之后，为了保持身体的平衡，孕妇也经常会挺起

双胎妊娠的绒毛膜性

单卵双胎

单绒毛膜双羊膜囊
胎儿面临的风险性高于双绒毛膜，需要仔细观察妊娠经过。

单绒毛膜单羊膜囊
此类型极端少见。同单绒毛膜双羊膜囊一样需要仔细观察妊娠经过。

双卵双胎

双绒毛膜双羊膜囊（两胎盘独立）
两个胎儿均有自己的绒毛膜和胎盘，风险较小。

双绒毛膜双羊膜囊（两胎盘融合）
妊娠经过和胎盘独立的情况基本相同。偶尔会发生血液上的问题。

包裹腹中胎儿的3层胎膜

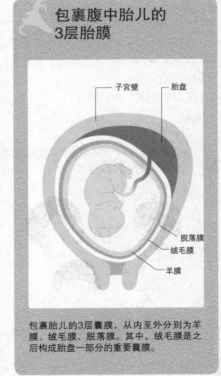

子宫壁　胎盘

脱落膜
绒毛膜
羊膜

包裹胎儿的3层囊膜，从内至外分别为羊膜、绒毛膜、脱落膜。其中，绒毛膜是之后构成胎盘一部分的重要囊膜。

双胞胎宝宝的体位

两个都是头位

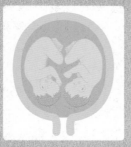

有可能采取经阴道分娩，胎儿较小的情况下大多能顺利生产。

两个都是倒产

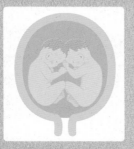

两个胎儿都是倒产的情况下，基本上都要实行剖宫产。

一个头位一个倒产

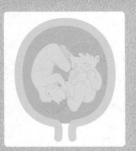

双胞胎妊娠的情况下，一个头位一个倒产的组合最为常见。如果先出来的宝宝是头位，则有可能进行经阴道分娩。

腰板，使腰痛更加严重，而多胎妊娠的情况下更容易如此。所以，为了保护好自己的腰部，多胎孕妇要尽量克制这种习惯。

提前和主治医生商量分娩方法

多胎妊娠的情况下，是进行经阴道分娩还是实施剖宫产需要综合考虑腹中胎儿的大小、体位（子宫内的姿势）以及妈妈的身体状况（是否有并发症）等情况之后再做判断。

但是，为了保证胎儿的安全，不少医院都奉行"多胎妊娠一律剖宫产"的方针。即使医院没有相关规定，三胎或三胎以上的情况下也基本上都是剖宫产。而双胎妊娠的情

多胎妊娠中需要注意的事项

妊娠期间认真接受健康检查。

凡事不可勉强，注意保持充足的休息和睡眠。

注意营养摄取的均衡。

一旦发现可疑症状，应即刻就诊。

提前和医生商量分娩方式。

提前入院待产（多胎妊娠大多如此）。

况下能否采取经阴道分娩，主要是由胎儿的体位决定的。

一般情况下，如果两个胎儿都是头位（头部朝下的姿势）或者先出来的胎儿是头位，则有可能进行经阴道分娩。而如果两个胎儿都是倒产或者先出来的胎儿是倒产，原则上就要实行剖宫产。

由于多胎妊娠时提前生产的情况较多，无论要不要实行剖宫产，首先要注意留心是否有早产征兆。根据各孕妇的情况，有时可能需要内服宫缩抑制剂或者提前住院等。

此外，有时即使已经决定了经阴道分娩，但也有可能会因为一些突发情况而改为剖宫产，这一点需要准妈妈们做好心理准备。

不管哪种分娩方式，宝宝的安全才是最重要的。希望妈妈们在了解这一点的基础上，提前和主治医生商量一下，并决定好要采取的分娩方式。

生产的注意事项

胎盘功能不全

生产前胎盘功能丧失

　　胎盘功能不全是指由于某种原因，在生产前胎盘的功能就已经丧失的症状。预产期过2周之后还没能生产（过期妊娠）的孕妇和患有高血压综合征、糖尿病、肾病等并发症的孕妇很可能产生这种症状。如果出现了胎盘功能不全症状，将很可能导致胎儿发育不良，也有通过分娩监视装置观察时发现胎儿的心跳异常。因为可能同时伴随母体尿液中的激素和脐带中的血流异常、羊水过少等症状，所以一定要诊断一下羊水的分量。

　　当医生怀疑产生了胎盘功能不全症状的时候，如果已经怀孕36周以上，一般就要采取一定措施来加快生产了，例如使用催生针或者接受剖宫产。当怀孕时间还不到36周时，如果胎盘功能不全症状较轻，胎儿发育良好的情况下，可以住院静养，等待胎儿长大，能够顺利生产。但是，如果胎儿比较危险，即使怀孕时间较短，也必须即刻接受剖宫产手术。

怀孕超过42周时，发生胎盘功能不全的几率就会变高。

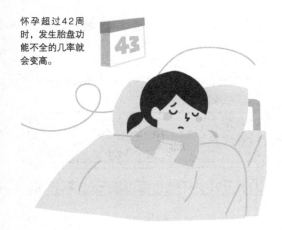

微弱阵痛

若母子都平安，也可以等阵痛变强之后生产

　　一般情况下，阵痛后在刚开始是比较微弱、不规律的，不过慢慢地就会变强，然后规律性地阵痛。与此同时，持续时间越来越长，而间隔时间越来越短，这是促使婴儿顺利生产的一个重要的变化过程。

　　不过，有时候即使过了很长时间阵痛也没有变强，这就叫做"微弱阵痛"。

　　由于体质问题和母体体能低下而产生强烈的不安感，或者子宫肌瘤、子宫畸形、前置胎盘、羊水过多症、回旋异常等症状都有可能引起微弱阵痛。

　　当然，处理办法因病而异，不过若母子均安，可以耐心等待阵痛变强。如果羊水没破，可以通过人为方式破坏卵膜，或者使用催生针来促使阵痛增强。

　　也有可能产生产程迟滞，如果医生认为已经危及到了胎儿安全，需接受剖宫产手术。

IUGR（胎儿宫内发育迟缓）是指什么？

腹中胎儿发育的体重低于正常胎儿体重的情况。共有3种类型：①头小，身体也小（受到药物或吸烟的影响，由先天性异常引起）；②头很大，但身体很小（由胎盘功能不全、妊娠高血压综合征、多胞胎妊娠、疾病并发症等引起）；③介于①和②中间（受药物、吸烟、酗酒等影响引起）。

孕妇在住院静养的同时，也要积极治疗可能引起该病的病因。在胎儿出生之后可能还会遭遇发育迟缓等问题，但也有不少婴儿出生之后快速发育，赶上正常婴儿的大小。

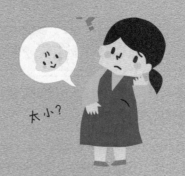

太小？

被诊断出IUGR之后要立刻住院静养，同时消除可能的病因。

胎头与骨盆腔不对称

胎儿的头颅直径大于妈妈的骨盆直径

孕妇骨盆直径最窄部分（即产科直径）的平均宽度为11cm左右，而胎儿的头部径线（即双顶径）的大约为9cm，所以只要没有其他问题，婴儿都能够顺利生产出来。但是，有时候也会出现因为妈妈的骨盆过窄或者婴儿的头部过大而造成分娩困难的情况，这就被称为"胎头骨盆不对称"。

当骨盆的产科直径小于9cm时就叫做"骨盆

胎头的变形功能

颅骨是由几块不同的骨骼构成的，在胎儿出生之后才会依次连接起来。因为分娩的时候骨骼还没有连在一起，这些骨骼可以重叠或衔接，所以胎头可以根据产道的变化发生不同的变形。由此，胎儿就能够顺利通过狭窄的产道了。

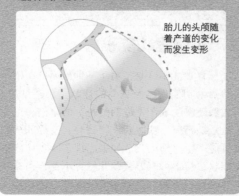

胎儿的头颅随着产道的变化而发生变形

狭窄"，如果胎儿的头颅很小，是能正常通过的，但大多数都会出现胎头骨盆不对称的状况。

即使检查时感觉产道没有什么多余的空间，但分娩时胎儿的头颅会暂时变形（参见上图），骨盆也会扩张，所以有时候也可以自然分娩。但是，如果从开始进入分娩过程时就出现"胎头出不来"的情况就非常危险了，所以在临近分娩的时候，就需要提前通过超声波画面来计算一下，看是否有胎头与骨盆腔不对称的情况。

一般情况下，如果产科直径减去胎头双顶径的数值小于1cm，就判定为胎头与骨盆腔不对称，这时就必须进行剖宫产手术来生产。稍微超过以上标准（1~1.5cm）的话，需要根据其他的条件和医院的方针来进行生产，但有的时候也要在做好紧急剖宫产手术准备的同时进行自然分娩。

回旋异常

胎儿通过产道时回旋运动不正常

分娩的时候，胎儿会把下巴缩起来，身体蜷成圆形，一边回旋头部和身体，一边努力通

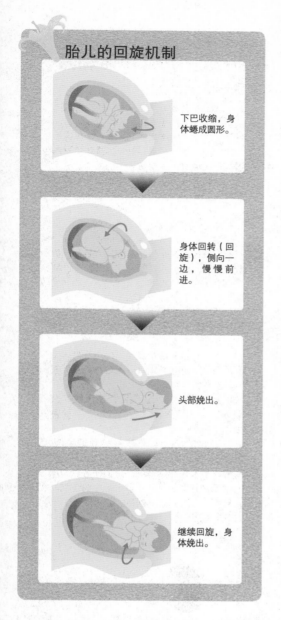

胎儿的回旋机制

下巴收缩，身体蜷成圆形。

身体回转（回旋），侧向一边，慢慢前进。

头部娩出。

继续回旋，身体娩出。

过狭窄的产道。而这期间，如果因某些原因而使回转（回旋）运动没能正常进行，则被称为"回旋异常"。

关于原因，大多数情况下都是因为胎头骨盆不对称引起的。即使通过事前的测量，认为勉强可以，决定实施自然分娩，但有的时候还是会出现胎头不能顺利娩出的情况。

此外，当母体存在子宫肌瘤、子宫畸形等病症的时候，或者当胎盘位置过低、怀有过大

婴儿或低出生体重儿的时候，也容易发生回旋异常的情况。不过还有一种情况，虽然在开始出现微弱阵痛、阵痛减轻的时候回旋没能正常发生，但当阵痛逐渐变强后胎儿就开始正常回旋了。

另外，有的胎儿不知为何抬起了下巴，变成了头部上仰的姿势，这时候回旋运动就不能正常发生了，也会导致胎儿不能顺利通过产道。

如果回旋运动始终都不能正常发生，便会导致分娩过程拖长，胎儿的生命也会受到威胁，这时候可以通过真空吸引分娩或做产钳术来继续分娩。当胎儿陷入危险的时候，就必须实施剖宫产了。

产程迟滞

生产时间大幅延长，怎么也生不出来

生产过程所花费的时间是因人而异的，但一般情况下，从开始规律的阵痛到婴儿出生，初产妇一般为12~15个小时，而经产妇平均时间为6~8个小时。

要是生产时间大幅延长，如果初产妇超过30个、经产妇超过15个小时也没能顺利产出婴儿，则被称为"产程迟滞"。

造成产程迟滞的主要原因是微弱阵痛、回旋异常、软产道强韧、胎头与骨盆腔不对称、婴儿过大等。

同时，根据导致产程迟滞的原因和胎儿与母体的状况不同，需要采取不同的对策。例如，如果是因为微弱阵痛，则需要在适当的时候使用催产素，如果是因为子宫颈管不能正常打开，则需要使用宫颈熟化剂。

如果生产时间超过了上面所说的时间，但没有什么危险、母子均安的话，也可以一边小心观察情况，一边进行分娩。

当胎儿和妈妈的体力下降或出现任何危险的时候，就需要实施真空吸引分娩或做产钳术，或者直接接受剖宫产。

软产道强韧

子宫颈管等产道难以打开

由胎儿出生时通过的子宫颈管（子宫出口处变窄的部分）、阴道以及后面的会阴部所构成的通道叫做"软产道"。

由覆盖在其周围的骨盆所形成的产道叫做"骨产道"，而与此相对，因为产道是由比较柔软的组织所形成的，所以便命名为"软产道"。

随着生产过程的推进，软产道便会变得柔软，逐渐打开，这样就为胎儿的顺利娩出准备了条件。尤其是平时肌肉较硬的子宫颈管会变得非常柔软，而子宫口也会随之打开。

然而，有的时候会因某些原因致使软产道难以打开，此时胎儿便不能顺利地通过产道，这种情况就叫做"软产道强韧"。

关于其原因，除了体质问题和精神过度紧张之外，以前的手术或生产留下的伤痕，甚至子宫颈管水肿等都有可能造成软产道强韧。另外，值得注意的是，高龄初产的发病率更高。

如果出现软产道强韧的情况，就需要使用宫颈熟化剂来使子宫颈管变软，或者使用子宫颈扩张袋和扩张棒等来帮助子宫口打开。

生产时大出血

当生产时的出血量超过500毫升时

生产时出血是指从分娩过程中到分娩后2个小时内的出血状况。很多时候，即使生产过程十分顺利，也可能会伴随一定程度的出血，但当出血量超过500毫升的时候，就被视为大出血，必须接受治疗。

其原因主要由以下几个方面：

子宫颈管裂伤、会阴裂伤，是指在胎儿通过产道的时候，由于子宫颈管和会阴产生裂伤

胎儿监护仪和无刺激胎心监护

在当今社会，孕妇在进行生产的时候，大多数情况下都会安装胎儿监护仪。这是一种用来了解腹中胎儿的心率、胎儿的活动（即胎动）和孕妇子宫收缩的具体情况的仪器。只要把感应器放在孕妇的腹部，关于胎儿和孕妇的数据便会实时地出现在监测器和记录纸上面。

在分娩开始的同时，通过这个仪器便可以观察到孕妇阵痛的情形和胎儿的心率变化。

关于此仪器该在什么时间使用、使用多长时间等问题，是根据医院的方针和母婴的健康状况而定的。有的医院从开始生产到结束都会使用这个仪器，而有的医院在开始阵痛时确认没有什么异常情况的话会断断续续地使用，最后会在子宫口全开到分娩结束的过程中一直使用该仪器来监测。

另外，通过胎心监护做20分钟胎心监护后，便可以从这个监测结果中观察出胎儿和胎盘是否有异常情况，而这种检查就叫做"无刺激胎心监护"。

因为现在的这种仪器都是无线的，所以即使正在接受检查，孕妇还是可以自由活动身体的。

通过胎心监护仪获得的信息，实际上是胎儿的"心声"，对我们来说至关重要。一旦出现异常情况，我们便可以利用这些信息，帮助胎儿度过重重生命的考验，使他顺利地降生下来。所以，请大家一定要记住这一点。

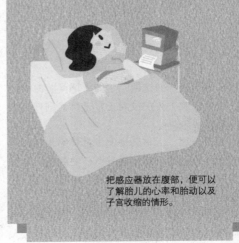

把感应器放在腹部，便可以了解胎儿的心率和胎动以及子宫收缩的情形。

而造成出血的情况。如果出血量很大就必须接受缝合手术。

前置胎盘，如果是胎盘附于宫颈内口的前置胎盘，那么随着子宫的收缩，胎盘便会剥落，从而引起大出血。近年来因为孕妇都会接受产检，所以与以前相比，大出血的情况很少发生，但是即使在现在也同样存在很高的出血风险。

正常位置的胎盘早期剥离，分娩初期胎盘剥离的情况也容易造成生产时大出血。这种情况下，建议立刻进行剖宫产，而产后也需要接受止血的治疗。

胎盘粘连，是指胎盘的一部分或者全部粘连在子宫壁上的情况。因为胎盘绒毛深深扎根于子宫肌层，所以当部分胎盘在分娩剥离和进行产后人工剥离的时候就会引起大出血。有时候也必须接受手术。

延迟性出血，是指由于产后子宫收缩乏力，子宫壁上的血管张开而造成的大量出血。

这时，需要采取人工剥离残留在子宫内的胎盘或使用宫缩剂等措施。

脐带异常

脐带缠绕或脐带先露

分娩时，关于脐带的异常主要包括以下几种状况：

脐带缠绕，是指脐带环绕胎儿部分身体的状态。这是最常见的一种脐带异常现象，大约20%的胎儿出生时都会出现。有时候会缠绕在肢体或躯干上，但大部分都是绕颈。调查显示，胎动比较活跃或者脐带过长的胎儿容易出现脐带缠绕现象。当然，我们可以通过产前的超声检查来协助诊断，但很多时候只是在胎头娩出时才被发现的。大部分情况下胎儿可以直接（保险的做法是将脐带从胎头摘下）、顺利地产出，但若是缠绕较紧，胎儿的心音和心率出现异常情况的话，就必须通过真空吸引分娩或做产钳术等来加快分娩。

脐带先露、脐带脱垂，是指脐带先于胎儿

身体脱出的症状。当胎膜未破时，脐带位于胎先露部前方的情况叫做脐带先露，而当胎膜破裂，脐带进一步脱出胎先露部的下方的情况叫做脐带脱垂。如果不及时处理的话，分娩时脐带将受到压迫，从而危及胎儿生命。所以，如果没能及早矫正脐带的位置，就需要紧急实施剖宫产手术。

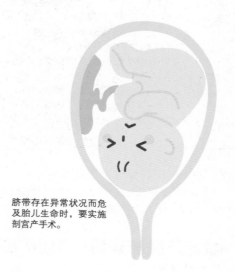

脐带存在异常状况而危及胎儿生命时，要实施剖宫产手术。

剖宫产

包括预定剖宫产和紧急剖宫产

当妈妈和宝宝因某些原因而难以进行阴道分娩时，就需要接受手术，切开母亲的腹部及子宫，取出胎儿。这种手术就叫做"剖宫产"。

剖宫产大致划分为两种情况：

第一种是"预定剖宫产"，即怀孕期间就判断难以进行阴道分娩，于是提前预约日期进行手术的情况。

而另一种就是"紧急剖宫产"，是指在分娩的中、后期，或者原本预定自然分娩，已经进入分娩状态时由于突发状况而不得不紧急进行的剖宫产手术。

一般情况下，预定剖宫产要在第37~38周

由于某些危险不能自然分娩的情况下

伴随着医学的进步，现今的诊断和治疗方法越来越发达，所以与以前相比，生产的风险也降低了很多。即便如此，对于宝宝和妈妈来说，分娩一直以来都是潜藏着各种风险的一大难关。但我们会采取各种产科措施来应对这些危险，保证母婴的安全。不过，有时候还是不能实现自然的阴道分娩。

其中有些母亲会因此而感到失落，不过最重要的还是要保证婴儿的顺利出生。所以，不管采取什么方式分娩，只要能做到这一点，妈妈们都要相信自己已经取得了成功。这一点请大家不要忘记。

进行，这时胎儿发育完全，并且阵痛还没有开始。孕妇需要在接受手术的前一天住院观察，然后在手术后1个星期到10天之后再出院。

一般进行局部麻醉，也能听到婴儿的哭声

麻醉可分为全身麻醉和局部麻醉，而进行剖宫产手术时多数实施局部麻醉。

而局部麻醉还包括起效较快的腰椎麻醉和将麻药通过针管注入的起效较慢但持久的硬膜外麻醉，有时候也可以同时并用这两种局部麻醉。

切口的方向

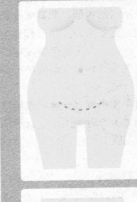

横向切口
伤口可以隐藏在腹部的皱纹和内衣下面，优点在于伤痕不明显。

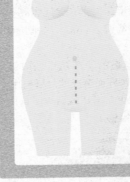

纵向切口
因为是沿着与子宫的同一方向切开肌层的，所以更容易观察内部情况，也更容易进行产后处理。紧急情况下多采用纵向切口。

不管是哪种局部麻醉，孕妇都能保持意识清醒，也能听到婴儿出生时的哭声。可能有的医院会有不一样的规定，但是只要母子均安，在分娩结束后产妇就能立刻抱孩子了。

剖宫产的流程

●手术前一天（预定剖宫产的情形）

· 住院，接受必要的检查。
· 进行剃毛备皮（腹部~耻骨）等术前准备，从晚上开始不要再进食。

●手术当天

· 检测体温、血压和脉搏。
· 灌肠、打点滴（保护血管）。
· 上手术台，导尿。测量血压，连接心电图等。

· 实施麻醉（局部麻醉）后，开始进行手术。
· 切开腹壁和子宫，拉出胎儿。
· 切断脐带，接受术后处理，缝合伤口。

●术后

· 检测血压、脉搏等，进行后续观察。
· 如果身体状况比较稳定，术后2天左右就可以停止注射点滴了。为了预防血栓的产生，尽量活动一下身体。7~10天之后出院。

不过，根据孕妇的身体状况，也有可能实施全身麻醉来进行剖宫产手术。

剖腹时的手术切口包括横向切口和纵向切口（参见上页），究竟该怎么切开要看医院和医生的判断。不过，紧急情况下基本上都会采用纵切。

最近大多都使用可吸收线来缝合伤口，这样就不用拆线了。另外，还有一种令伤口淡化的"真皮内缝合法"，只要将真皮层（皮下脂肪层）缝合，然后表层贴上胶带就可以了。

生产第二胎时也多实施剖宫产手术

剖宫产后的产后恢复与自然分娩基本上是相同的，但是剖宫产手术给身体带来的负担更大一些。产后最重要的便是恢复体力这件事。

一般情况下，通过剖宫产手术分娩的人在生产第二胎的时候也会进行剖宫产。这主要是考虑到生第二胎开始阵痛的时候，上次的伤口可能会引起子宫破裂的危险。

近年来，只要条件允许，有的医院还可以进行"VBAC"（Vaginal Birth After Cesarean Delivery），即剖宫产后阴道分娩。但在进行这种分娩之前，孕妇们必须详细了解一下其中的条件和风险。

剖宫产的适应症状

● 预定剖宫产
· 胎位不正
· 多胎妊娠
· 胎头与骨盆腔不对称
· 前置胎盘
· 前胎剖宫生产等

● 紧急剖宫产
· 正常位置的胎盘早期剥离
· 微弱阵痛
· 产程迟滞
· 回旋异常等

此外，当孕妇患有严重的高血压综合征或其他并发症的时候，需要进行预定剖宫产，而在生产过程中遭遇突发事故的话，则需要进行紧急剖宫产。

我的剖宫产经历

对宝宝和妈妈来说，最安全的方法就是最好的分娩。这是我发自内心的感慨。

即使是剖宫产，但依然感动于哭声和哺乳！

我分娩的时候，倒胎还没能矫正过来，于是在怀孕第37周的第6天接受了剖宫产手术。当医生通知我只能通过剖宫产来进行分娩的时候，我感到无比震惊，情绪也消沉了下去。

大约花费了1周的时间，我才说服自己说："要是到最后还是胎位不正的话，对腹中胎儿来说，也许剖宫产是最好的分娩方式吧。"

因为我非常信任医院的医生和护士，所以手术过程中并没有感到任何不安。躺在手术台上时，我心中思绪万千，"妈妈终于要见到你了，宝宝，加油啊。"

接受了局部麻醉之后手术便开始了。5分钟过后，我听到肚子"嘶"的一声被切开了，然后我深吸了一口气，这时便传来了婴儿"哇哇"的哭声……在此之前我都比较冷静，但就在听到宝宝的哭声时，我一下子变得激动起来，眼泪也哗哗地流了出来。宝宝在接受测量的时候一直哭得很大声，但测量结束后，医护人员把他抱到我眼前时，却突然不哭了。太不可思议了！

转到病房之后，我再次看到了宝宝。我先把他放

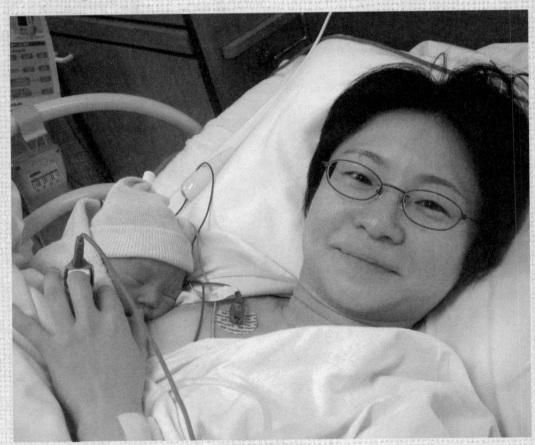

刚刚结束生产的木野德子女士和宝宝晴耀。第一次抱住宝宝，她非常激动。

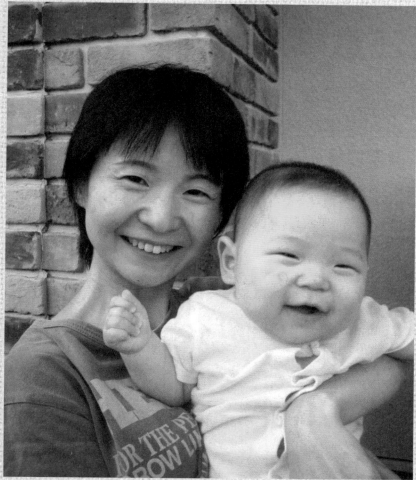
和出生5个半月的晴耀在一起。孩子非常健康和强壮。

感觉不到伤口的疼痛。但术后大概第5天咳嗽的时候，却感到了难以忍受的疼痛。

术后第二天，分娩室中传来了产妇的喊痛声。听到这些，我心里特别难受，"还是想亲身经历一次分娩的阵痛啊"，最终还大哭了起来。那天可能是因为激素的变化，神经特别脆弱，我也变得爱哭起来。这段经历虽然很丢人，不过也很令人怀念。

第八天我就出院了。刚开始奶水不是很足，不过渐渐状况就好了起来，从产后第二个星期开始就不用再补喂牛奶了。

估计通过剖宫产分娩的每位妈妈都会有这种想法吧，"还是希望能够自然分娩。"因为生第二胎的时候，我还是

在了胸口上。等适应之后，护士问："要不要给他哺乳？"然后我就把乳头放进了他的嘴里，虽然他还在睡着。

接着，他便开始用力地吮吸起来，把我感动得不行。"哇，他开始吃奶了！太棒了！"我没想到，手术结束之后就能立刻抱着新生宝宝，还能给他哺乳，所以非常高兴。

"抚养方式比分娩方式" 更加重要

产后，我出现了严重的腹痛症状，所以产后大约3天的时间里，我都一直在接受止痛的治疗。由于腹痛，我已经无法分神顾及术后伤口的疼痛，不过大约过了2个星期之后，我就可以下床走路了，完全

通过剖宫产（没想过实施VBAC）生产的，所以直到现在我还是感到有点失落，"这一生我都不知道那种阵痛是什么滋味啊。"不过，对宝宝和妈妈来说，最安全的分娩方法就是最好的生产。并且，与产后抚养之路的漫长、艰辛与感动相比，分娩只是一瞬间而已。剖宫产的网站上写着这样一句话"抚养方式比分娩方式更重要"，这成为了我最大的精神支撑。

有的妈妈因为在剖宫产手术中全身麻醉和衰弱，没能听到宝宝出生时的哭声，还有的因为在产后没能立即抱到宝宝，而感到寂寞和消沉。

但是，这些并不影响母子间的亲情。"每次分娩都很伟大"，这是我在自己与孩子相处的半年间，以及跟其他经历过剖宫产的妈妈们交流之后，从内心深处发出的感慨。

产后的注意事项

产后腹痛

子宫强烈收缩时引起的疼痛

　　怀孕期间大幅扩张的子宫壁，在分娩结束后便开始强烈地收缩。产后的几天内，子宫收缩便会断断续续地发生，所以妈妈们便会感到下腹部产生了类似阵痛的疼痛。

　　这种疼痛被称为"产后腹痛"。产后腹痛因人而异，不过一般来说，比起初产妇，经产妇的感觉更为强烈。同时，比起生产时间较长的人，时间较短的人腹痛更明显。

　　每当哺乳的时候，这种腹痛就会产生，或者更加强烈。这是因为促使母乳分泌的催产素具有刺激子宫收缩的作用。

　　产后腹痛是子宫正在恢复的一种表现，即使很强烈也无需过度担心，因为这对于身体的恢复来说是很乐见的现象，不过有时候这种疼痛的确令人难以忍受。

　　实在难以忍受的时候就需要看医生了。服用镇痛剂有助于缓解疼痛。另外，按摩腹部或者用热水袋温暖腹部等方法也能够有效地缓解疼痛。

　　产后，一般情况下会将冰袋放置在腹部来促进子宫收缩，但要是用来缓解产后腹痛的话，还是使用热水袋比较有效，所以实在很难受的时候，可以问问医生能不能用热水袋来暂时缓解疼痛。

会阴疼痛

分娩时切开或裂伤的会阴部疼痛

　　关于分娩时要不要切开会阴这一点，有的医院会，有的医院则不会。如果不切开会阴，只要会阴部的扩张状况良好，还是可以避免裂

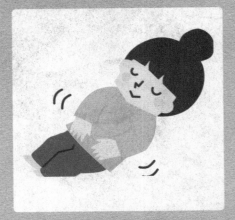

缓解疼痛的方法

按摩下腹部。最好将促进子宫恢复的冰袋暂时换成热水袋。

伤而顺利分娩的，不过很多人还是免不了产生裂伤。不管是切开的还是自然裂伤的，产后几天内多数人都会感到会阴疼痛。

　　当然，这种疼痛也是因人而异的，疼痛的方式也有所不同，有的人排尿时疼痛无比，有的人排便时一使劲儿就疼，还有的人摩擦到内衣时就火辣辣地疼痛。

　　大多数人遭受的各种疼痛在一定程度上是没办法避免的，不过要是实在疼得忍受不了，还是可以告诉医生，然后接受止痛治疗。

分娩后若产生如下症状，则需立即就诊

- ●分娩24小时后开始大量出血。
- ●红色或褐色恶露持续时间长（2个小时以上）。
- ●恶露混浊或有臭味。

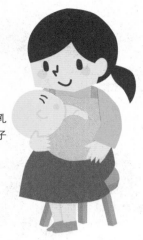

给婴儿进行母乳喂养能够促进子宫的恢复。

尽量避免压迫疼痛部位的姿势，也可以使用甜甜圈形状的坐垫，来保持相对比较舒服的坐姿。

会阴疼痛根据切开的方法不同会有所不同，不过大多情况下1周到10天便会有所缓解。

如果胀痛感比较强烈，也可以垫上温湿布来有效缓解疼痛。

产褥热

子宫和阴道的伤口遭到细菌感染而发烧的状况

分娩后，尤其在胎盘剥离后，子宫壁特别容易受到损伤。另外，子宫颈管和阴道、会阴等产道也会留下各种伤口。

这种伤口受到细菌感染，从而引起的发炎、发烧症状被称为"产褥热"。

现今社会医学发达，同时分娩前后的卫生管理也做得十分到位，所以与以前相比，产褥热已经很少发生了，但还是不能疏忽大意。否则就会引起感染扩散、症状恶化。

大多情况都是从分娩后2~3天开始发烧，然后再过2~3天就会退烧了，不过也有的人病情比较严重，发烧时间较长。

关于治疗方法，可以服用对症的抗生素，同时保持静养和充足的睡眠、摄取均衡的营养

也十分必要。

一般情况下是在住院期间开始发病的，能够得到及时、适当的治疗。所以，只要发现有发烧情况就一定要尽快通知医生。

不要擅自服用退烧药等药物，否则就不能及时发现症状，反而会使病情更加恶化。所以，如果分娩后出现发烧症状，一定要先通知医生，不要擅自服用退烧药和感冒药等。

产后子宫复旧不全

子宫恢复不良，一直未能缩小

分娩结束后，子宫就会明显缩小，一般在产后2~3周就可恢复到非孕状态的体积。与此同时，从体型上也能看到腹部明显缩小。

但是，在某些原因的阻碍下，子宫的恢复不良、始终不能缩小的情况也时有发生，这被叫做"产后子宫复旧不全"。

主要症状表现为腹部始终不能缩小，同时红色或褐色恶露持续时间延长。有时也会伴随腹痛或发烧症状。

最常见的病因在于胎盘、胎膜部分残留。

即使没有胎盘或胎膜残留内部，一般有以下情况的人也容易发生子宫复旧不全的症状：分娩时微弱阵痛和没有母乳喂养、子宫内感染、子宫肌瘤和子宫畸形等。

促使母乳分泌的催产素具有刺激子宫收缩、恢复的功能。所以，能够母乳喂养的人，如果能积极哺乳，就能够促进催产素的分泌，从而加快子宫复旧不全症状的改善。

关于治疗方法，确诊为部分胎盘等残留所致子宫复旧不全时，需接受刮宫术，刮除残留组织，术后使用子宫收缩剂，促进子宫收缩。

晚期产后出血

分娩24小时后依然大量出血

一般情况下，分娩后出血（红色或褐

色恶露）状况就会慢慢减轻。但如果分娩24小时后出血量依然不减少，或者貌似已经减轻，实则再次发生大出血的状况就叫做"晚期产后出血"。

发病的主要原因在于，胎盘部分残留在子宫内部，或者开始复合的子宫和阴道的伤口再次裂开等。

产后子宫复旧不全也容易导致晚期产后出血。确诊为胎盘残留所致时可以通过手术刮除残留组织，或者根据病因使用抗生素和子宫收缩剂等来促进子宫收缩。

胎盘残留

分娩后部分胎盘依然残存于子宫内部

一般情况下，胎盘作为胎儿娩出后的"后产物"会自然娩出体外。但是，由于某些原因也会导致部分胎盘残存于子宫内部，不能完全排除，这种情况就叫做"胎盘残留"。

大多数在分娩结束后就能立刻发现，然后接受治疗，但也有一部分可能没被发现。

临床表现常为，红色或褐色恶露时间延长导致晚期产后出血，或者分娩几天之后突然出现与普通恶露不同的鲜红色出血状况。

胎盘残留是导致子宫复旧不全的一大因

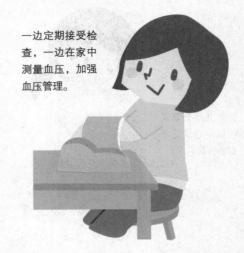

一边定期接受检查，一边在家中测量血压，加强血压管理。

素，会阻碍产后的恢复，所以最好尽早清除残留组织。

当怀疑可能是胎盘残留症状时，只要通过超声波检查就能够确诊。若已经被确诊为胎盘残留，则需要接受刮宫术，通过手术用具将残留在子宫内部的胎盘碎片排除体内。

妊娠高血压综合征的后遗症

产后持续出现高血压和糖尿病症状

怀孕期间出现的妊娠高血压综合征一般在分娩后即可自然痊愈，但有的人即使在分娩后仍持续出现高血压症状，即妊娠高血压疾病后遗症。

还有很少的一部分人虽然在怀孕期间并未出现高血压疾病，但是分娩后却出现了这类症状。

原本就患有高血压和糖尿病的人、有此类家族病史的人、肾脏功能弱的人、高龄产妇和过于肥胖的人等最容易产生妊娠高血压疾病后遗症，所以必须加以足够的重视。

确诊为妊娠高血压疾病后遗症之后，一定要定期到医院接受检查，同时在家里也要注意测量血压，加强血压管理。

另外，要根据医生和营养师的建议进行饮

胎盘粘连和胎盘附着

胎盘的绒毛深深植入子宫肌层而不能完全剥离的症状叫做"胎盘粘连"。粘连情况比较严重时可能导致大出血，分娩后则需要进行开腹手术将其剥离。

与以上情况不同，虽然比正常情况更难剥离，但并没有深深植入子宫肌层的症状被称为"胎盘附着"。胎盘附着大多情况下会导致胎盘残留，必须进行刮宫术将其清除。

食治疗。一般建议减少食盐的摄入量，同时注意营养均衡。

过于肥胖的人要控制体重，另外注意生活规律，进行适当的运动也很重要。

贫血

分娩中失血造成的产后贫血也需注意

怀孕期间就出现贫血症状或贫血倾向的人，在产后贫血程度容易加重。另外，即使怀孕期间并没有出现贫血症状的人，如果分娩过程中或分娩后出现大出血，也容易造成贫血。

很多医院都会对产后的孕妇进行贫血检查，所以一般都能够及时发现。

一旦被确诊为贫血，就需要服用一些铁剂药物或者食用含铁量丰富的食物加以改善。

含铁较多的食物主要有：肝脏、菠菜等绿叶蔬菜、大豆、豆制品、羊栖菜、裙带菜、蛤仔等。而新鲜蔬菜和水果中富含的维生素C以及蛋、肉、鱼等富含的蛋白质都有助于促进铁的吸收，所以一定要注意一起食用。

膀胱炎、肾盂肾炎

由于细菌感染，膀胱和肾盂发生炎症

产后很容易产生尿道感染症状（尿道发生炎症），其代表症状就是膀胱炎和肾盂肾炎。

虽然尿液是从尿道排出体外的，但膀胱却是尿液从尿道排出之前储存尿液的器官。肾盂是将肾脏生出的尿液积存起来的地方，与将尿液输送到膀胱的输尿管相连。

产后，如果排尿口（外尿道口）产生恶露，就会增加细菌感染的危险。

这时，细菌容易透过尿道侵入膀胱，从而引起膀胱炎。甚至沿着输尿管往上入侵到达肾盂，引起肾盂肾炎。

产后体力不足和抵抗力下降都是炎症产生的主要原因。

膀胱炎的主要症状是尿频、排尿时疼痛。肾盂肾炎的主要症状是感觉寒冷和突发高烧（40℃左右），有时也会感觉侧腹有压痛感。

针对这些症状，可以服用一些抗生素或消炎药来进行治疗。若还在哺乳期，则要注意选择一些不会影响到母乳的药物。如果自身出现了膀胱炎和肾盂肾炎相对应的症状，一定要早发现、早防治。

如果不彻底治愈，很容易再犯，所以即使暂时症状消失了，也一定要坚持去医院接受治疗，直到痊愈。

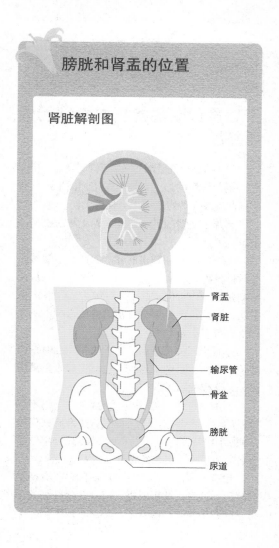

膀胱和肾盂的位置

肾脏解剖图

肾盂
肾脏
输尿管
骨盆
膀胱
尿道

产后的排尿障碍

有的人在分娩后1~2天内即使产生了尿意也很难正常排尿。这是由于分娩后膀胱壁和腹壁暂时处于扩张状态，不能正常收缩或紧张而造成的。一般情况下会慢慢恢复正常，但若是始终都排不出尿，就需要将导尿管插入尿道进行导尿。

还有另外一种情况，就是因为担心会阴部的伤口而难以排尿，最终养成了憋尿的习惯。过度憋尿会妨碍子宫的恢复，或者导致膀胱炎的发病率增高，所以尽量不要憋尿，及时排尿。

便秘

产后导致便秘的各种影响因素相叠加

很多人在分娩后都会产生不同程度的便秘。

引起该病的最主要原因在于，因生产导致不能产生强大的腹压，无力推送大便。

再加上还要哺乳，不能立即上厕所也是一个影响因素。

切开的会阴和裂伤的骨盆一产生疼痛感就会条件发射地担心"伤口会不会恶化"，从而抑制排便动作。但实际上，只要肛门没有产生裂伤，即使排便也不会对伤口造成影响，所以根本无须担心。

一旦出现便秘症状，在无法排便的时期内堆积的粪便就会越来越硬，也就更加难以排出体外，这样就陷入了一个恶性循环。

一般情况下，在医院分娩后2~3天仍不见排便的话，就要服用泻药或者接受灌肠来促进排便。腹部因便秘而产生不适感，或者感觉靠自己的力量排不出来的时候一定要告诉医生。

也有不少人在出院后一段时间内仍有便秘的倾向。这时，就需要摄入富含食物纤维的食物，或者早晨一起床就喝一杯温水或牛奶，平

治疗便秘的关键

● **摄入富含食物纤维的食物**

蔬菜、水果、海藻、菌类等。尤其推荐羊栖菜、裙带菜、苹果、魔芋等。

● **早晨一起床就喝一杯温水或牛奶**

能够刺激肠胃，从而容易产生便意。

● **平时注意适当运动**

即使不能去散步，在照顾孩子的间隙只做一些伸展运动也很有效。

● **尽量使生活规律**

由于哺乳生活容易变得不规律，所以最好不要随意熬夜。

时注意适当运动等，以此来积极预防和及时治疗便秘。

漏尿

由于分娩使骨盆底肌肉松弛无力而引起的症状

分娩后，容易出现"漏尿"现象。这主要是由于怀孕和分娩造成名为"骨盆底肌群"的肌肉松弛无力而引起的。骨盆底部犹如吊床一般支撑着内脏等器官的肌肉群就叫做"骨盆底肌肉"。

怀孕期间，由于要支撑起越来越重的子

宫，所以骨盆底肌肉所承受的压力就越来越大。另外，分娩时需要憋气使劲，骨盆底肌肉也会受到压迫或产生裂伤，这对骨盆底肌肉的损伤非常大。

所以，分娩后骨盆底肌肉的伸缩就容易变弱。而骨盆底肌肉同时也连接着排尿口的括约肌（外尿道括约肌），在尿道张开和闭合时发挥作用。所以，骨盆底肌肉松弛无力就容易出现漏尿现象。

有的人在产后只是出现暂时的漏尿现象，很快就能恢复，但不少人漏尿现象的持续时间都比较长。这时，进行一些锻炼骨盆底肌肉的收缩运动将有效地改善这种状况。

渐渐适应骨盆底肌肉收缩运动之后，不管采用什么姿势都能够进行锻炼。哺乳或做家务时也能够进行锻炼，这能够有效地预防和减轻漏尿现象。

如果时常做骨盆底肌肉收缩运动，漏尿症状仍没有改善，就需要到妇产科或泌尿科接受诊治了。

刚开始做骨盆底肌肉收缩运动时，仰躺的姿势最方便，渐渐适应之后采取任何姿势都可以进行锻炼。

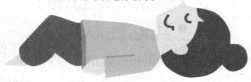

产妇抑郁症

无缘无故想流泪

有的产妇从分娩结束到分娩后10天的时间内，总是特别容易流泪，或者经常无故产生沮丧感，这就叫做"产妇抑郁症"。

产妇在分娩后体内激素水平会产生急剧的变化。此外，不仅要像往常一样照顾家人的生活，还要喂养孩子，甚至家庭环境也会

产后容易流泪的产妇抑郁症虽然只是暂时的，但一部分人可能会恶化成产后抑郁症，所以一定要多加注意。

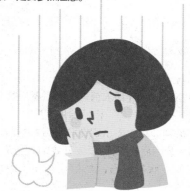

产生变化。于是就会引起这种短暂的精神抑郁症状。

临床表现主要有以下几种：孩子出生后本应该很高兴，却不知为何变得很悲伤；变得容易流泪。一看到孩子就会哭出来，一想起怀孕期间的事就会流下眼泪；无缘无故感到心情沮丧或产生不安感、烦躁感；情绪不稳。时而乐观，时而悲观。

研究表明，经期到来之前就容易产生精神不安的人，出现产妇抑郁症的几率较高。

即使有轻微症状也需坚持观察

包括症状较轻的人在内，2~3人之中就会有1个人产生产妇抑郁症，因为只是暂时性的症状，所以一般不需要进行特别治疗。

不过，其中一部分人容易恶化成产后抑郁症，所以一直感觉情绪低落的人就需要多加注意了。分娩10天后症状仍然持续和程度更加严重的人，请不要一个人闷在心里，尽早告诉丈夫、家人和身边的人，或者及时接受治疗。

产妇自身以及身边的人都有必要对产后容易产生的此类精神症状进行一定的了解。即使症状不明显也不能马虎大意，最好坚持进行观察。

产后抑郁症

如果真的出现了抑郁症，一定要尽早防治

出现产妇抑郁症的妈妈当中，相当一部分人的抑郁症状一直都未消失，最后甚至恶化成了真正的抑郁症，即"产后抑郁症"。

产后抑郁症大多出现在分娩后2~3周到3个月之间，分娩后1个月时就要开始加紧防范。

主要症状与普通的抑郁症相同，表现为失眠（或睡眠过多）、食欲不振（或饮食过量）、疲乏无力、忧郁、无精打采、自责等。

若以上症状比较严重或持续2周以上，则需要及时看医生。

与暂时性的产妇抑郁症不同，抑郁症若恶化，最严重时可能出现自杀行为，所以绝对不能马虎。

另外，虽然几率很小，但产后抑郁症也有可能转变成被称为"产褥期抑郁症"这种较为严重的症状，从而导致幻觉和暴力倾向的产生，做出伤害孩子的行为。

因为很多情况下产妇自身很难发现，所以家人一定要明白一点，即产妇"可能出现"这种情况。当家人看到妈妈的行为跟以往不同，

产后抑郁症的症状标准

- 入睡困难，睡眠浅。
- 食欲不振。
- 情绪低落。
- 认为自己是一个没用的人。
- 什么也不想做。
- 反应迟钝。
- 对什么都没兴趣。
- （重症者）出现自杀念头。
有的人则情况相反，出现睡眠过多、饮食过量的症状。

分娩后还可能出现其他精神障碍

分娩后还可能出现以下几种精神障碍，所以一定要注意。

- 产后恐惧症，发作性地出现胸痛、心悸、呼吸急促、恐惧死亡等症状。
- 产后不安症，无来由地产生不安感，严重影响日常生活。
- 产后强迫症，总是反复做一些毫无意义的动作。不停地确认婴儿是否还有气息等。

怀疑她有"抑郁"症状的时候，一定要前去咨询医生。

一旦被确诊为产后抑郁症，就必须服用抗抑郁药物来进行治疗。

分娩后需注意的其他症状

此外，分娩后还可能出现以下几种情况。因为孕妇分娩后身体会变得非常敏感，所以，一旦出现异常状况，就一定要及时咨询医生。

●恶露恶臭

恶露出现强烈的臭味，有可能是子宫或产道出现细菌感染的症状，一定要注意。

如果不加以治疗，很可能恶化成产褥热，所以要及早接受治疗。

若已经引起了细菌感染，最好服用一些抗生素和消炎药进行治疗。

●头痛、头沉

有的产妇在分娩后并没有出现什么特殊的病理原因，却一直被头痛和头沉所困扰。其主要原因是由于哺乳而睡眠不足、因分娩而疲乏无力、因哺乳姿势不当而引起肩膀酸痛等。

大多情况下，只要保证充足的睡眠和休息，头痛、头沉症状就会减轻很多。如果情况比较严重，则需要咨询主治医生。

产妇在分娩后不仅身体变得比较敏感，如果需要哺乳的话，还会对婴儿造成一定的影响，所以最好不要随便服用药店里出售的止疼药。

因照顾婴儿而睡眠不足的人，可以在白天婴儿睡觉的时候自己也休息一会儿，或让家人多帮忙做些家务等，这样就能够争取一点时间确保睡眠了。

●面部、眼部充血

有的产妇在分娩时由于使劲过大，血液憋在脸部的时间过长，而引起眼白和面部出现呈点状分布的内出血现象。

其中一些人照镜子时看到这些内出血还会吓一跳，但其实根本不用担心。因为这些只是暂时的，一般在分娩后1周到10天的时间内就会完全消散。

有的人不仅眼部充血，还可能同时出现眼睑水肿的症状。这也是能自然治愈的，不过如果很在意或者感觉眼皮很沉的话，可以将沾了凉水的湿毛巾敷在眼上，这样就能够消肿了。

眼部充血和眼睑水肿时，可以将沾了凉水的湿毛巾敷在眼上。

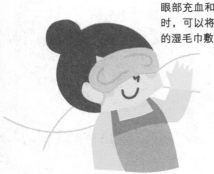

●脱发

有的妈妈在分娩后出现严重的脱发现象，甚至担心会不会是生病了。

脱发严重是由体内激素产生变化而引起的。怀孕期间体内会分泌出很多促进生发、护发的雌性激素，所以头发的寿命便会延长。

但是，分娩后就会恢复到原先的激素水平，所以这种巨大的落差就会引起暂时性的严重脱发现象。这种分娩后的脱发现象就被称为"产后脱发症"。

分娩后半年，较长时间的人为1年左右，都会持续出现脱发现象，不过还是会慢慢恢复正常状态的，所以无需担心。

●肌肉痛

分娩后，背部、足部和颈部会出现不同程度的疼痛感。这是因为，度过了腹部沉重的怀孕时期之后，需要大量活动平时不怎么用到的肌肉来帮助分娩。

按摩疼痛部位或者冷敷发热部位，能够有效地缓和症状。

如果没出现发热症状，则需要泡个澡或贴个热水袋来进行热敷。

●腰痛

分娩后，可能会持续出现怀孕期间产生的腰痛症状，或者由于照顾婴儿，从而产生腰痛

为了减轻腰部的负担，哺乳时，最好将婴儿的嘴托到与乳头相同的高度。

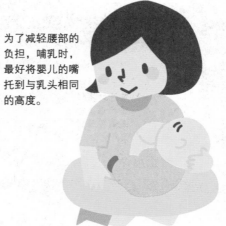

现象。

哺乳时盘腿或侧坐，都有可能引起腰痛，所以一定要采取左右对称的坐姿。虽然是用胳膊抱着婴儿，但却用腰骨使劲，这也是造成腰痛的根源之一。这时，可以使用弹力带或婴儿抱带来减轻腰的负担。

如果是母乳喂养，当宝宝的嘴位于妈妈乳房的下方时，容易给腰部造成一定的负担。

所以哺乳时，可以在腰部加个坐垫，将宝宝的嘴托到与妈妈乳房相同的高度。另外，将婴儿放到桌子上哺乳也是一个很好的方法。

子宫与卵巢疾病

子宫肌瘤

有的人怀孕时才发现子宫里长了"肿瘤"

子宫肌瘤是指附在子宫壁上的部分肌肉产生增殖现象而出现的良性肿瘤。有研究表明，包括形状较小的肿瘤在内，20%~30%的30岁以上女性都会生长子宫肌瘤。

根据肌瘤的生长部位不同主要分为以下四种类型（参加以下内容）：

● 肌壁间肌瘤　肌瘤位于子宫肌壁内，是最常见的一种子宫肌瘤。

● 黏膜下肌瘤　生长于覆盖在子宫内侧的黏膜下，凸出于子宫腔内，可增大变形。

● 浆膜下肌瘤　生长于覆盖着整个子宫的浆膜下，凸出于子宫表面，可增大变形。

● 子宫颈肌瘤　肌瘤在子宫入口较细的部位生长。比较少见。

黏膜下肌瘤和浆膜下肌瘤中，有的根部呈茎状生长，分别称为有茎黏膜下肌瘤和有茎浆膜下肌瘤。

不管哪种类型，形状较小的时候患者一般不会感到异常，所以很多人直到怀孕才发现。

即使形状很大，也可以顺利分娩

凸出于子宫表面的浆膜下肌瘤基本上不会

子宫肌瘤的生成部位及对怀孕、分娩的影响

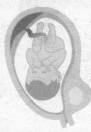

子宫颈肌瘤
一旦发现肌瘤正好堵住了产道，就必须实施剖宫产手术。

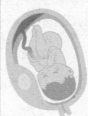

黏膜下肌瘤、肌壁间肌瘤根据大小和生长部位的不同，会产生不同的影响。一边观察一边采取措施。

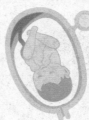

浆膜下肌瘤凸出于子宫表面，一般不会影响怀孕和分娩。

子宫肌瘤的生成部位

浆膜下肌瘤

黏膜下肌瘤

肌壁间肌瘤

浆膜下肌瘤

子宫颈肌瘤

有茎黏膜下肌瘤

对怀孕和分娩造成影响。而当子宫颈肌瘤阻碍分娩时也可以实施剖宫产手术。

其他类型的肌瘤根据生长部位和大小的不同，会产生不同的影响。多数情况下即使出现了肌瘤，也可以正常怀孕和分娩，但其中一些可能导致以下状况的发生，所以需要引起足够的重视。

●先兆流产与早产、流产与早产：由于怀孕，肌瘤可能发生病变引起炎症或肌瘤刺激子宫收缩等，从而造成流产、早产。

●前置胎盘、倒产：当肌瘤生长的位置影响到了受精卵的着床或腹中胎儿的位置时，可能引起这些问题。

●微弱阵痛、回旋异常：肌瘤影响到分娩中子宫的正常收缩时，就有可能导致这些问题。

有的肌瘤即使很大，只要没有压迫胎儿而影响到孕妇的正常活动，还是可以顺利怀孕和分娩的。而有的肌瘤虽然比较小，但如果生长部位不当，则可能导致以上状况的发生。

无论如何，孕妇们都需要铭记，比起没有肌瘤，生长了肌瘤的人更容易产生以上症状。所以，一定要定期接受妇科检查。

过度疲劳、精神压力大、持续紧张都会引起子宫的血液循环不畅，从而更容易导致以上所述状况的产生。所以，最好不要勉强自己，尽量增加休息的时间，保证子宫血液循环状况良好。

卵巢囊肿、卵巢肿瘤

体积变大时可以考虑做切除手术

卵巢囊肿是指卵巢因积聚了水和分泌液而逐渐变大、肿胀的症状，大多都是良性的。

有不少人是在怀孕早期通过超声波检查才发现卵巢囊肿的。其中大部分都是因为怀孕，激素水平急剧变化，从而导致卵巢暂时性肿胀。这是卵巢囊肿的其中一种，叫做"黄体囊肿"。黄体囊肿通常在怀孕15周左右自行消失。

不过，若在此之前，体积不断变大，超过5cm的话，则有可能引起"茎捻转"，即卵巢根枢部扭结。这时就会引起剧烈腹痛，严重者可能引起卵巢破裂，危及性命。所以，当超过5cm这个标准时，一定要通过腹腔镜手术或开腹手术来切除囊肿。

如果怀孕15周以上囊肿仍不消失，则有可能是黄体囊肿之外的卵巢囊肿或卵巢肿瘤。与液体积聚而产生的柔软的卵巢囊肿不同，卵巢肿瘤则是由坚硬的生殖细胞积聚在一起而产生的，有良性与恶性之分。

如果卵巢肿瘤的体积较小，被确诊为良性时，大多都要住院观察。如果难以判定是良性还是恶性，需要切除了研究之后才能断定，或者体积已超过5cm，很可能产生茎捻转的话，则需要进行切除手术。另外，若囊肿出现在"道格拉斯窝"（子宫直肠凹陷），很可能妨

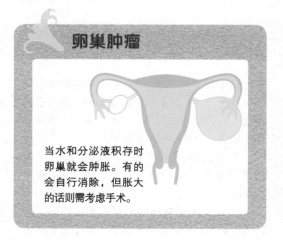

卵巢肿瘤

当水和分泌液积存时卵巢就会肿胀。有的会自行消除，但胀大的话则需考虑手术。

碍分娩，所以也需要进行切除手术。

手术最好在进入怀孕稳定期后子宫还不是太大的16~23周进行。手术基本上不会对怀孕和胎儿造成影响，所以无需担心。

子宫畸形

流产、早产的风险高，需慎重

子宫可能出现以下几种异常形态，大多都

不会出现先兆症状，所以有不少人是在怀孕之后才发现的。

子宫畸形容易导致先兆流产与早产、流产、早产。另外，因为受精卵和水肿胎儿的位置都会受到子宫形态的影响，所以子宫畸形还可能导致前置胎盘和倒产，或者致使分娩时子宫不能正常收缩，产生微弱阵痛和回旋异常等状况。

所以，在怀孕期间一定要住院仔细观察。为了防止流产、早产的出现，也可以实施"子宫颈管缝缩术"。

主要的子宫畸形症状

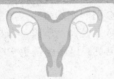

单颈双角子宫
只有子宫上部分开，呈双角形。

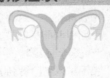

双颈双角子宫
从子宫上部到内部都分成两部分。

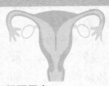

纵隔子宫
宫腔被隔成两部分。

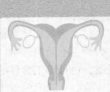

重复子宫
整个子宫都被隔成两部分。

🫀 感染病症

风疹

在怀孕满16周之前，要小心感染风疹

风疹又称"三日麻疹"，是由感染风疹病毒引起的病症，其典型症状是发烧、淋巴节结痛、关节酸痛、出疹子等。不过有的人即使感染了风疹也没有任何症状发生。

怀孕期间感染风疹，可能生出心脏畸形、白内障、耳聋等所谓"先天风疹综合征"（CRS）的婴儿。

尤其在怀孕满16周之前，孕妇感染风疹的几率较高。不过据研究表明，怀孕满16周之

后，基本上不会感染风疹。

如果怀孕初期通过检查发现风疹的抗体效价（免疫效果）不强，在怀孕期间，尤其在怀孕未满16周的时候，最好避免到人多的地方去。若家人都未得过风疹，为了避免风疹病毒的入侵，最好提前做好预防接种。

若孕妇怀的是第一胎，并且确认没有抗体，分娩后需立刻进行预防接种。

流感

虽然不会母子感染，但怀孕期间容易恶化

流感是由感染流感病毒引起的，主要表

现为突发39℃以上的高烧、关节疼痛、头痛等。退烧后会开始流鼻涕和咳嗽。

虽然不会直接影响到婴儿的健康，但怀孕期间得上流感极易恶化。若在怀孕早期流感恶化，会对胎儿造成严重的影响。

所以，当出现了疑似流感的症状时，一定要尽早到医院就诊。若看的是内科，则须告诉医生正在妊娠期间。

因为流感的预防接种是注射去除病原性的灭活疫苗，所以一般不会对胎儿造成影响，但接种之前最好跟主治医生慎重商量（在美国一般建议妊娠期间接种）。最好做到外出后及时漱口、洗手，增加室内湿度，保证充足的睡眠和均衡的营养等。另外，感冒流行时，尽量避免到人多的地方去。

B型肝炎、C型肝炎

B型肝炎需分娩后即刻处理，预防感染

B型肝炎和C型肝炎分别是由感染B型肝炎病毒和C型肝炎病毒而引起的疾病，都有可能从肝炎转化成肝硬化，甚至肝癌。还有一些人即使感染了病毒，却没有出现明显病症，这些人就被称为"病毒携带者"。

即使孕妇自身携带有这些肝炎病毒，也不会通过胎盘传染给婴儿。但是，若是B型肝炎，则有可能在分娩时通过血液发生感染。现在，如果怀孕期间通过检查发现妈妈感染了B型肝炎病毒，那么在婴儿出生后就需立刻注射含有B型肝炎病毒抗体的免疫球蛋白，同时从1个月后开始定期注射B型感染病毒的疫苗，预防感染。

C型肝炎病毒虽没有B型肝炎病毒那么强的感染力，但是，如果母体是C型肝炎患者或病毒携带者，在分娩后必须立刻对婴儿进行血液检查，然后根据检查结果采取相应的对策。

弓形虫病

怀孕期间初次接触猫或食用生肉，可能感染弓形虫病

弓形虫是一种广泛寄生于猫和人等哺乳类、鸟类之中的原生动物。通常情况下，即使受到了感染也不会出现任何症状，但若怀孕期间初次得这种病的话，则有可能使婴儿也受到感染。所以，这种病经常导致流产、早产，或者导致患有脑炎、脑膜炎、眼睛和血液异常等所谓"先天性弓形虫病"婴儿的出生。

需要注意的是，为了避免感染，以前没养过宠物的孕妇，怀孕期间最好不要尝试养猫等宠物，也不要接触外面的宠物，即使已经养了宠物，也不要过于频繁地接触它们，碰过它们之后要认真洗手等。另外，食用生肉等也可能造成感染，所以怀孕期间最好不要食用生马肉片或生拌牛肉等生肉，肉类要经过充分的加热后再食用。

一般情况下，怀孕初期都要通过检查来确认孕妇是否感染过弓形虫病。若为阳性，则需进一步详查，必要时要服用抗生素进行治疗。

怀孕期间，为了防止感染弓形虫病，尽量避免食用生拌牛肉、生马肉片等。

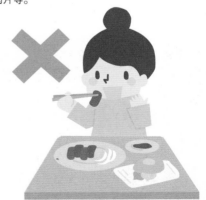

成人T细胞白血病

妈妈呈阳性时，需咨询哺乳方法

　　成人T细胞白血病是由病毒感染而引起的一种血癌。大部分人即使受到了感染，但终生都不会发病，不过极少数人到40~60岁之后会出现白血病。

　　目前，受到重视的感染途径主要包括输血、性交和通过母乳产生的母子感染。如果怀孕期间通过检查发现结果呈阳性，则必须对哺乳方法引起足够的重视。"完全喂养奶粉""喂养杀死了病毒的母乳（先放入零下20℃的环境中冷冻20分钟，然后再放入56℃的水中加热30分钟）""只在产后初期（3~6个月）母乳的免疫成分较高时喂养母乳"等，与主治医生进行商讨之后再从中选择。

检查出成人T细胞白血病呈阳性时，母乳喂养方法要与主治医生商讨后再进行。

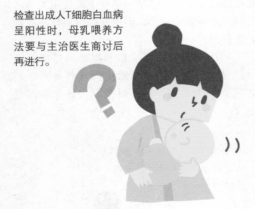

GBS、GAS

产道感染可以引起脑炎发生的GBS

　　GBS是一种被称为"B型链球菌（溶血性链球菌）"的细菌，常见于阴道、尿道和外阴部等，约10%~20%的女性均携带此菌。

　　很多人即使感染此菌也不会发病，但若不治疗，等分娩后，2%的婴儿都会感染此菌。

　　主要病症为，出生后不久突发肺炎和脑膜炎等，若不及时治疗则会危及生命。所以，一般怀孕33~37周时都需到医院检查，以确认是否感染GBS。

　　确诊为GBS感染者的孕妇需接受抗生素治疗。不过，因为GBS是一种常在菌群，即使提前获得了治疗，在分娩时还是可能出现阳性结果，所以最好在开始分娩时使用抗生素。另外，口服的抗生素药效不大，所以最好打点滴。

GAS极少出现重症患者，但怀孕期间需注意

　　GAS即名为"A型链球菌"的细菌，通称的链球菌就是指这种细菌。一旦感染就会引起38~39℃的高烧，同时伴随咽喉肿痛。有时也会导致身体上起疹子或者舌头肿得像草莓。

　　GAS是一种常见细菌，大人和小孩儿都经常感染。但是，怀孕期间感染的话，比较严重的是可能会引发"重症链球菌感染"，不过这种情况比较少见。

　　主要临床表现为突发高热、上吐下泻、足部等肌肉肿痛、子宫内感染从而突然出现强烈的阵痛等，这时就会危及胎儿的生命。

　　当然，这种重症患者并不仅限于孕妇，不过孕妇需特别注意。使用抗生素就能有效对抗GAS。所以，出现疑似病症时一定要尽早就诊，避免漏诊。

外阴阴道念珠菌病

怀孕期间多发。分娩前坚持将药片放入阴道

　　念珠菌是一种真菌，常见于口腔、咽喉、阴道等部位。因生病而导致抵抗力下降时，阴道就容易大量繁殖念珠菌并造成炎症，这就是

"外阴阴道念珠菌病"。怀孕期间激素水平发生变化也可能导致该病的发生。主要症状为外阴瘙痒、有较多白色豆腐渣状的白带等。不过，也有不少人在怀孕期间即使阴道内有大量念珠菌繁殖，也不会出现明显症状。所以，即使没有出现瘙痒，但若感觉白带有异常，也最好及时咨询主治医生。

外阴阴道念珠菌病患者在分娩前一定要坚持治疗，否则分娩时将会导致婴儿因产道感染而患"鹅口疮"，即口腔内大量繁殖念珠菌而引发的炎症。

所以，一定要坚持使用抗真菌药物（放入阴道的药片）来进行治疗。另外，念珠菌还可以通过性交感染，因此，难以治愈或者病情复发时，可能导致夫妻间发生交叉感染（相互感染）。这种情况下，爸爸也需要使用抗真菌药膏来一起治疗。

STD（性传播疾病）

性传播疾病是指以性接触为主要传播方式的疾病。接下来介绍的都是在妊娠期间需要特别注意的性病种类，但不管是哪种性病，夫妻二人共同接受治疗最为重要。

●沙眼衣原体

由沙眼衣原体所导致的传染病，是最近急速增加的性病之一，

感染沙眼衣原体后，男性最常见的症状是排尿疼痛及瘙痒，女性则表现为白带增多。但大约有50%的男女在感染后都没有自觉症状，

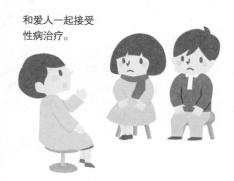

和爱人一起接受
性病治疗。

因此常被忽略，最终导致子宫和输卵管等出现炎症。

沙眼衣原体感染不仅会成为宫外孕和流产、早产的原因，如果直至生产前都没有治愈，还有可能经由产道传染给胎儿，引发结膜炎、肺炎等病症。

现在，大多数妇产医院都会在妊娠初期的检查中确认孕妇是否有被感染，如果检查结果呈阳性的话，就需要夫妻二人共同接受抗生素治疗了。

●梅毒

由梅毒螺旋体感染所引起的慢性传染病，主要通过性行为传播，造成人体皮肤和黏膜受损。

梅毒的症状首先表现为在被感染处形成一些又小又硬的疙瘩，这些疙瘩在形成后就会慢慢糜烂。然后在感染大概3个月后，全身还会出现一些红色斑点。而如果妈妈被感染的话，就会经由胎盘传染给胎儿，引发流产或者侵犯胎儿手足、皮肤及内脏器官，导致胎儿罹患"先天梅毒"。

母子保健法规定，梅毒检查应在妊娠初期进行。而如果检查结果呈阳性的话，就要抓紧时间使用抗生素治疗。

●淋病

由淋菌所致的传染病，可引起尿道炎症等。男性感染后会出现排尿疼痛、化脓等自觉症状。女性虽然也会有掺杂着脓液的白带流出，但自觉症状较少，容易被忽视。

如果淋病未经治疗就妊娠分娩，分娩时脓液感染到胎儿的眼睛后，就会引起新生儿出现视觉障碍。所以，如果准爸爸妈妈们发现有可疑症状时，就要尽早接受检查，而一经确诊，就需立刻开始抗生素治疗。

●尖锐湿疣

由人类乳头瘤病毒感染引起的性传播疾病。无论男女，一经感染，就会在生殖器至肛门处形成许多尖状湿疣。恶化后还有可能引起

排尿、排便疼痛。但由于感染初期时不疼不痒、没有任何感觉，所以经常容易被忽视。

如果感染尖锐湿疣的孕妇在生产前不加治疗，就会在生产时经产道传染给胎儿，有时会引起胎儿喉头处出现喉乳头状瘤。而如果对尖锐湿疣置之不理，则有可能最终导致宫颈癌的发生。

尖锐湿疣的治疗除了使用外用药物外，还可以通过电灼和激光将较大的湿疣切除。如果在生产前无法痊愈，就必须进行剖宫产。

●滴虫性阴道炎

由阴道毛滴虫引起的一种阴道炎。主要通过性交直接传播，也可经公共浴室、马桶等间接传播。感染后会出现白带增多和外阴瘙痒的症状。其中，白带中掺杂着脓性液体，呈稀薄泡沫状并伴有强烈的恶臭。

妊娠期间，由于阴道自净能力的衰退，滴虫性阴道炎的发病率也有所增加。滴虫性阴道炎虽然不会感染到胎儿或者给胎儿造成直接危害，但炎症严重时则有可能成为流产、早产的诱因。所以，发现症状时最好能够尽早就诊并接受治

疗，治疗时可使用内服药或阴道药剂等。

●生殖器疱疹

由单纯疱疹病毒感染所引起的性传播疾病。最初主要通过性交直接感染，治愈后仍然潜伏于体内，并在身体抵抗力衰弱时再次病发。特别是妊娠期间复发情况较多，一定要引起注意。

其临床症状首先表现为外阴疼痛，然后渐渐生成水疱，水疱破裂后引发溃疡，进而导致疼痛变得更加剧烈。特别是在初发感染的情况下，症状尤其明显。此外，生殖器疱疹还可能会通过口淫导致口唇部出现相同症状。

如果患有生殖器疱疹的孕妇在生产前未能治愈，就有可能在分娩时经产道传染给胎儿，导致胎儿出现脑炎、肺炎等病症，严重者甚至会引起胎儿死亡、新生儿疱疹综合征以及产生严重后遗症。

生殖器疱疹的治疗可以注射抗病毒药物或使用口服药、外用软膏等。如果在生产前无法治愈，分娩时就需采取剖宫产的方式。

其他病症

过敏性体质

妊娠晚期避免过量食用鸡蛋和牛奶

人体免疫功能对花粉、特定食品、化学物质、螨虫、灰尘等外界刺激过分活跃，将其作为"异物"攻击的情况就是过敏性体质。过敏性体质主要表现为发疹等皮肤症状、鼻炎咳嗽等呼吸道症状以及结膜炎、呕吐、腹泻等。

一般情况下，如果父母是过敏性体质，婴

儿为过敏性体质的几率要大于普通婴儿。

但是，除了遗传因素之外，过敏性体质还会受到其他各种因素的影响。

目前，人们普遍认为，只要母亲在妊娠期间不接触过敏原（导致过敏的物质），就能有效预防胎儿为过敏性体质。但具体如何还没有可靠的事实证明。

不过，至少有一点可以肯定，像鸡蛋、牛奶、大豆这些代表性的食物过敏原，在妊娠期间，特别是妊娠晚期最好少吃。除了要避免过多食用这些食物，孕妇还要注意保持营养均衡的饮食生活。

哮喘

尽早控制以防恶化

目前对哮喘的规范治疗主要是通过使用类固醇药物和支气管扩张剂来控制哮喘，以防止病症恶化。而妊娠期间的哮喘治疗也同样符合这个原则。

不过，妊娠期间需要比平时更加谨慎、尽早应对以防止病情恶化。在避免过度劳累和压力的同时，还要注意向主治医生咨询，找到合适的治疗方法。

治疗哮喘的药物很多都可以在妊娠期间使用，而且不会给宝宝造成不好的影响，这一点无须担心。

此外，在确定妊娠以后，最好去看一下呼吸科医生，了解一下妊娠期间的哮喘控制方法。

值得注意的一点是，香烟会成为哮喘发作和恶化的重要诱因。所以，如果妈妈患有哮喘，家里人应该全面戒烟。一般孕妇家庭也应如此。

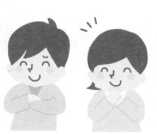

家中有孕妇，特别是孕妇患有哮喘的情况下，家人应全面戒烟。

心脏病

妊娠期间血液增多，心脏负担加重

妊娠之后，体内循环的血浆量（血液中的液体部分）达到平时的2倍之多。这种情况下，先不说心脏病患者，即便是健康的人也会出现心悸、气喘等症状。所以，对心脏病患者来说，妊娠是一个很大的负担。

一般情况下，患有心脏病的孕妇，除了妇产科外还应坚持看循环内科，并严格遵照医生的叮嘱，在妊娠期间限制盐分的摄入以及进行体重管理等。而在心脏负担最重的妊娠晚期，如果病情严重，则有可能会被建议住院治疗。

此外，在生产时，为了减轻产妇用力对心脏造成的负担，大多会采取吸引分娩或产钳分娩的方式。

胶原性疾病

孕期会有好转，但要注意产后恶化

胶原性疾病是指由全身细胞间的连接出现异常所导致的疾病。其临床症状主要有全身性红斑狼疮、风湿性关节炎等。一般通过持续使用类固醇药剂（副肾皮质类激素）进行治疗。

副肾皮质类固醇剂中很多都可以在妊娠期间使用。所以，通过使用这些药剂，在妊娠期间也可以有效控制胶原性疾病。而且，还有些人反而在妊娠期间出现了病情好转、不再用药的情况。

但是，妊娠期间病情好转的情况下，产后大多都会有恶化的迹象，这一点需要引起注意。所以，产后切记不可大意，应严格遵守医生的指示，继续坚持控制病情。

糖尿病

比孕前更加注意控制血糖

妊娠之后，糖尿病人最需要注意的就是通过饮食、运动疗法以及必要的药物疗法来控制血糖值。其中，药物疗法中多使用对胎儿无害的胰岛素等。

如果在妊娠期间血糖值突然升高或忽高忽低，不仅会引发妈妈的其他并发症（如血管疾病等），还有可能给胎儿造成不好的影响。

此外，糖尿病还有可能导致其他危险，比如早产、羊水过多症、体重高于4000g的巨大儿而引起难产等，而且妊娠高血压综合征的发病率也会提高。所以，孕妇在妊娠期间一定要遵守医生的指示，比孕前更加注意血糖的控制。

肾脏病

通过饮食疗法和生活管理来减轻肾脏负担

即使是健康的人，妊娠也会给肾脏带来很大负担。而对肾脏病人来说，妊娠所带来的负担则更加严重，很容易就会引发妊娠高血压综合征，所以在妊娠期间一定要认真进行病情管理。此外，如果妊娠期间肾脏情况恶化，则有可能引起胎儿发育迟缓以及流产、早产等，这一点还需要引起注意。

所以，为了确保母子的健康，孕妇在妊娠期间应严遵医嘱，切实做好饮食疗法和生活管理，并尽量避免过度劳累，注意劳逸结合。

甲状腺疾病

通过适当治疗来控制激素量

位于喉头前部的甲状腺会分泌出促进机体代谢的甲状腺激素。而如果甲状腺激素分泌过多就是"甲状腺功能亢进"、分泌过少则为"甲状腺功能减退"。

如果孕妇患有这类疾病又不加以适当治疗，前者就会导致低出生体重儿，后者则会有流产、早产的危险。

所以，为了防止甲状腺激素异常对胎儿产生不好的影响，妊娠期间应针对不同的病症分别用药。此外，妊娠期间，孕妇要注意定期接受检查和诊治，如果不幸罹患，就要听从医生的叮嘱，合理控制甲状腺激素水平。

妊娠后注意检查乳癌

在妊娠期间的癌症检查中，宫颈癌检查一般在妊娠初期进行，而且多数妇产医院都将宫颈癌检查列为孕妇必做的检查之一。由于宫颈癌是妊娠女性较为多发的癌症疾病，所以准妈妈们一定要积极地接受宫颈癌检查。

与此同时，在乳癌发病率急速增多的今天，越来越多的医院开始以妊娠为契机进行乳癌检查，以期尽早发现并及时治疗。并在此基础上进行妊娠初期的乳房视诊和触诊、对20～40岁的女性进行超声波乳房检查、主张孕妇自己检查等。乳癌检查最好在妊娠10周以前进行，因为在此期间乳房开始表现出妊娠后发生的变化。

乳癌和宫颈癌一样，如果能及时发现，基本上都可以治愈并继续妊娠。

不管怎样，孕妇在妊娠期间一定要坚持接受健康检查，并以此为契机，在产后每月进行一次乳癌的自我诊查。除此之外，每年到医疗机构进行专业的检查也很重要。

●乳癌的自我诊查

＊在月经结束时（停经后自行规定日期）进行。

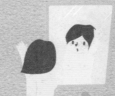

① 照
在正常的姿势和双手举起的姿势两种情况下，检查乳房是否有萎缩、痉挛、糜烂等症状。

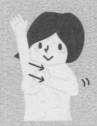

② 摸
上下从锁骨到肋骨下端、左右从腋窝到身体正中央，在此范围内，五指并拢，由外向内仔细触摸，检查是否有疙瘩或肿块。

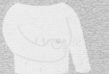

③ 挤
从乳头根部一点点向外挤，检查是否有异常分泌物。

第七部分

新生儿头3个月的
照料方法

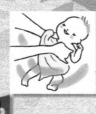

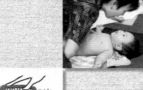

乐在其中的育儿生活

对于刚出生的宝宝，开始时连抱抱他都有些担心。不过，在每天照顾他的过程中，就会慢慢找到窍门，很快就会熟练起来。

在宝宝非常短暂的孩提时代，尽可能多多地爱护他吧！

　　宝宝出生后，妈妈就要开始给宝宝喂奶、换纸尿裤等，生活一下子碌了起来。这时，每天埋头于照顾宝宝的妈妈们可能会感到非常疲惫。虽然宝宝十分可爱，但一想到这样的日子不知道什么时候才能到头，妈妈们可能也会有些泄气吧！

　　但是，产后1年是宝宝成长最快的一段时间。宝宝能抬起头了、睡觉时会翻身了、会坐了、会吱吱呀呀地说话了……转眼工夫宝宝就长大了。所以，趁现在还有时间，妈妈们就好好享受和宝宝在一起的亲密时光吧！

　　此外，宝宝最喜欢的就是和妈妈"肌肤之亲"。和妈妈亲近之后，宝宝就会变得非常安静，所以一定要尽可能地多抱抱他哦！就是在给宝宝换纸尿裤或者喂奶的时候，也要将脸贴近他，并和他温柔地说话。因为宝宝在认真地看着你呢！

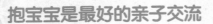

抱

抱宝宝是最好的亲子交流

　　把宝宝抱起来，让他感受到你的肌肤，这是亲子间最好的交流方式。宝宝只要被妈妈抱着就会异常的安静，而抱宝宝的妈妈更是散发着母性的光辉。如果妈妈经常抱着宝宝并和他说话，宝宝就会喜欢笑，而且情绪也比较安定。当然，不仅仅是妈妈，爸爸和爷爷奶奶也都要和宝宝多亲近亲近哦！

　　即便是第一次抱宝宝也没有关系。由于在出生后4个月内宝宝的脖子还直不起来，所以抱他的时候难免有些不安。但是，只要掌

握了支撑宝宝头部的诀窍，很自然地就能抱稳宝宝了。

　　而等到熟练之后，就可以慢慢地把支撑宝宝头部的那只手移开，尝试着用一只手抱宝宝，那样，另一只手就可以自由地活动了。虽然把一只手腾出来比较方便，但为了预防腱鞘炎，最好不要让宝宝总面朝一个方向，抱宝宝时注意两只手交换一下。

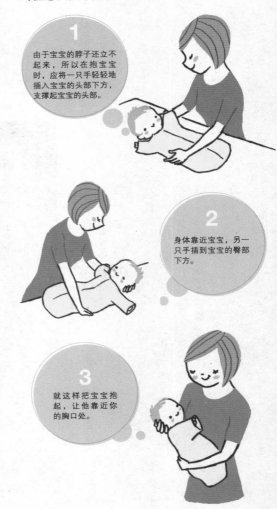

1 由于宝宝的脖子还立不起来，所以在抱宝宝时，应将一只手轻轻地插入宝宝的头部下方，支撑起宝宝的头部。

2 身体靠近宝宝，另一只手插到宝宝的臀部下方。

3 就这样把宝宝抱起，让他靠近你的胸口处。

授乳

"母乳"是宝宝健康的基础。授乳时不要急躁,让宝宝吃到满足为止

宝宝出生后,母乳育儿就正式起步了。母乳中含有丰富的免疫物质,可以保护宝宝免受疾病的侵袭。特别是产后两周内的初乳,除了免疫物质非常丰富外,还包含有宝宝健康所必需的各种营养元素。所以,如果条件允许,建议妈妈们一定要母乳喂养。

产后1~2个月内,大多数妈妈都是每隔2~3个小时哺乳一次。不过,也不用太在意时间,宝宝哭闹起来想要吃奶时,就让他尽情地吃吧。

母乳育儿在刚开始的时候可能会不太顺利,这是极其正常的。在哺乳的过程中,妈妈和宝宝都会变得熟练起来。另外,母乳育儿原本就是件幸福的事情,如果妈妈在授乳时保持

放松,不仅容易出乳,宝宝也容易吃得满足。所以,在授乳时,妈妈们一定要不急不躁,时刻保持悠闲的心情。

而如果妈妈们在母乳育儿方面遇到了什么困难,千万不要一个人烦恼,可以找专家商量一下,助产士和母乳咨询室等都可以为您提供意见。

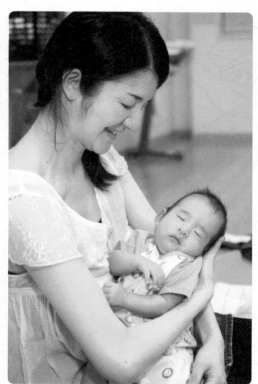

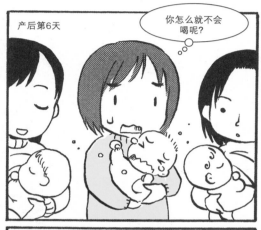

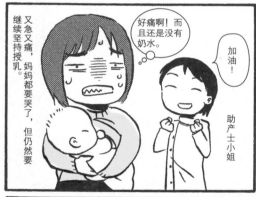

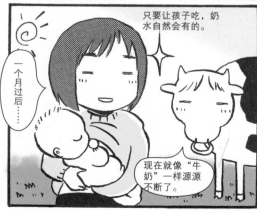

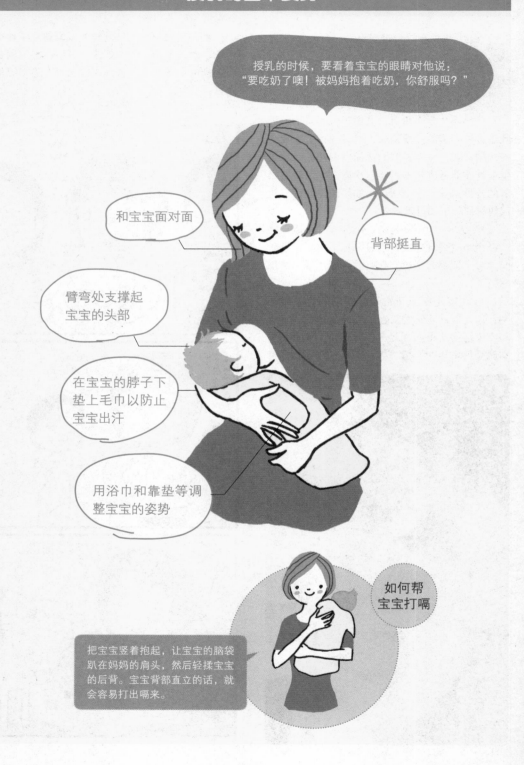

授乳的时候，要看着宝宝的眼睛对他说："要吃奶了噢！被妈妈抱着吃奶，你舒服吗？"

和宝宝面对面

背部挺直

臂弯处支撑起宝宝的头部

在宝宝的脖子下垫上毛巾以防止宝宝出汗

用浴巾和靠垫等调整宝宝的姿势

如何帮宝宝打嗝

把宝宝竖着抱起，让宝宝的脑袋趴在妈妈的肩头，然后轻揉宝宝的后背。宝宝背部直立的话，就会容易打出嗝来。

纸尿裤

脏了之后立即更换

新生儿时期的宝宝每天都会把纸尿裤弄脏10次以上，所以妈妈们一定要时不时地检查一下，一旦发现纸尿裤被弄脏了就要立刻更换。

最近市场上出现了一种新型的布尿裤，但就目前的情况来看，纸尿裤仍然是主流。而且，现在的纸尿裤透气性越来越好，即使被尿湿后也依然很干爽。但是，如果不及时更换，就会成为宝宝红屁股的原因。所以即便是纸尿裤也要经常更换。

特别是夏季天气较热的时候，一不小心宝宝就会被捂出红屁股。由于宝宝的皮肤比较敏感，所以出现红屁股的时候，要立刻用拧干的热毛巾帮宝宝擦一擦，或者在脸盆里倒上温水，给宝宝洗一下屁股，总之一定要保证宝宝屁股的清洁。

为了防止侧漏，在给宝宝更换纸尿裤的时候，要注意把防漏褶边拉出来。等更换完毕、把弄脏的纸尿裤处理之后，妈妈也不要忘了把手洗干净。

此外，在更换纸尿裤的时候，妈妈们还需要注意观察宝宝小便的多少、气味以及大便的情况等，以确定宝宝是否有异常。

更换纸尿裤的步骤

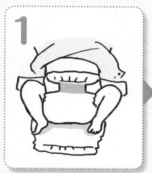

先不要将脏掉的纸尿裤脱掉。首先把干净的纸尿裤打开，铺在宝宝的屁股下。

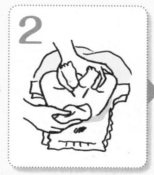

打开脏的纸尿裤，抬起宝宝的双腿，用拧干的纱布把宝宝的屁股擦拭干净。

继续抬起宝宝的双腿，然后慢慢地把脏的纸尿裤抽掉。

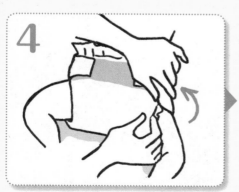

给宝宝穿上新的纸尿裤，在腰部两侧粘好。

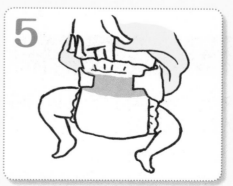

纸尿裤不要勒得过紧，应保持能插入两根手指的宽裕。

纸尿裤和布尿裤

　　选择纸尿裤还是布尿裤，应根据各个家庭的生活方式和预算情况来决定。

　　和布尿裤占主流的以往相比，现在的纸尿裤无论是从吸湿性还是从透气性上来说都要略胜一筹。而且，相较于直接贴在宝宝屁股上的布尿裤，纸尿裤对宝宝肌肤造成的压力也少了许多。但是，虽然纸尿裤不用清洗非常方便，但不得不说一次性的纸尿裤会对环境造成不好的影响。相反，可以多次清洗、反复使用的布尿裤则具有环保的优势。

　　另外，使用纸尿裤时，即使不能立刻更换，也不要拖延太长时间，以免使宝宝变成红屁股。而布尿裤则不行，一定要时时留意、勤加更换才可以。而且，在一次又一次更换尿裤的过程中，妈妈和宝宝之间的亲子关系也会随之加深。但是，如果旁边没人帮忙的话，可能会给妈妈带来不小的精神压力。

　　还有一些妈妈将纸尿裤和布尿裤一起使用，比如在家没事的时候就用布尿裤，在外出的时候用纸尿裤。不管怎样，纸尿裤和布尿裤各有优劣，妈妈们可以根据自己家里的生活方式自行选择。

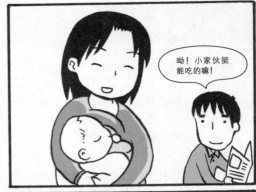

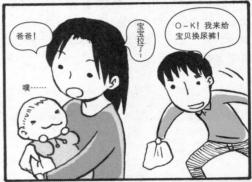

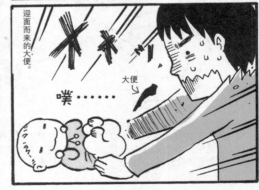

洗澡

宝宝非常容易出汗，应该每日洗澡保持清洁

　　一方面是宝宝新陈代谢活跃非常容易出汗，另一方面是宝宝大小便会把身体弄脏，所以妈妈们一定要坚持每天给宝宝洗澡。洗澡时间可以控制在5～7分钟，否则宝宝和妈妈都会

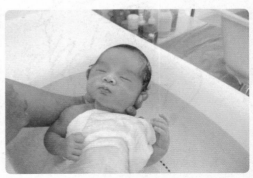

泡在水中"好舒服"！

感觉疲惫。另外，每天给宝宝洗澡最好保持在同一时间。

等宝宝一个月大之后，就可以和妈妈一起洗澡了。由于宝宝单独洗澡的时间非常短暂，

所以宝宝浴缸可以通过租借或用洗衣盆代替。不过，使用宝宝专用浴缸的话，宝宝会比较舒服，所以妈妈们最好能够准备一个。

✦ 洗澡的步骤 ✦

为避免水温变凉，洗澡前应准备好宝宝的外套、内衣和纸尿裤等。

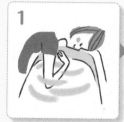

用右胳膊肘感觉一下水温，以38～40℃为宜。

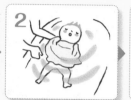

给宝宝脱掉衣服，在胸前垫上浴巾。左手支撑起宝宝的头部、右手托着宝宝屁股将宝宝抱起，并慢慢地将宝宝放入水中。

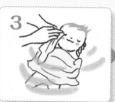

往宝宝身上轻轻地泼水。用湿纱布由内眼角向外眼角洗眼、从额头向下巴洗脸。另外嘴角也要洗一洗。

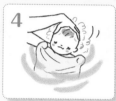

用纱布沾湿头部以后，把宝宝专用的香皂倒在手上，揉出泡沫后再在宝宝的头上轻轻揉洗。然后再把泡沫冲洗干净，拧干纱布拭去水分。

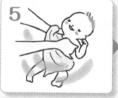

在右手上打上香皂，按照脖子、腋下的顺序给宝宝清洗身体。洗手臂时，从上至下，反复揉搓。

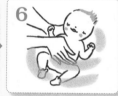

将宝宝的身体轻轻泡入水中，将泡沫冲洗干净，胳膊和腿也采用同样方法。

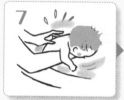

右手从宝宝腋下插入，用手臂支撑起宝宝，使其面部朝下。用左手清洗宝宝的后颈、背部和屁股。然后恢复到原来的姿势，泡入水中。

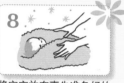

将宝宝放在事先准备好的毛巾上，轻轻地擦拭宝宝身体，然后给宝宝穿上纸尿裤并擦干头部。

睡觉

 ### 选择向阳的地方，但要避免阳光直射

宝宝睡觉的地方要选择在向阳、不透风处。而阳光直射的时候则要注意遮阳。

婴儿床的特征就是不会受到地面尘土的影响，如果放置太多的布偶，反而会不卫生，所以注意不要在婴儿床上放置太多杂物，特别是

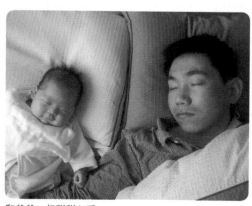

和爸爸一起甜甜入睡。

在铺有褥子的情况下，一定要经常打扫房间。

另外，由于俯睡会增加"婴儿猝死综合征（SIDS）"的危险，所以妈妈们应注意不要让宝宝趴着睡。此外，也不要选择特别软和的褥子，最好选择稍微硬一些的材质。

护肤

宝宝皮肤容易干燥，应注意保湿护理

由于宝宝的皮肤要比大人娇嫩许多，而且皮脂较少，皮肤的保湿功能还比较薄弱，非常容易干燥。所以，如果感觉宝宝的手、腿脚、肚子、背等处干干的，就给他涂抹一些保湿霜吧！精心做好这些保湿工作，对预防宝宝出现干燥肌以及改善症状都是非常有效的。另外，由于宝宝的皮肤非常敏感，所以建议选择药店出售的凡士林，保湿效果非常好。

除了对付干燥肌外，宝宝洗澡时所用的香皂、洗面液等也最好选择天然素材。但是，给宝宝洗澡时一定不可以用海绵等使劲揉搓，因为这样会破坏宝宝的角质层。所以，应该在充分揉出泡沫之后再给宝宝清洗。

最后，在清洗完毕时还要注意把泡沫冲洗干净。

此外，洗完澡之后，妈妈们还应给宝宝清理一下耳鼻等细微处的灰尘。由于这些部位非常敏感，所以清理时一定不可勉强。只需轻轻地将可以看见的脏物清除即可。另外，在脐带未干之前，还要注意做好脐带的消毒工作。

头发的护理

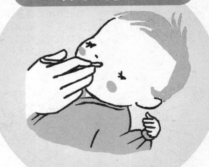

轻轻扶起宝宝的脑袋，
用梳子小心梳理宝宝未干的头发。

鼻子的护理

用婴儿专用的棉棒轻轻地
清除可以看见的脏物。

耳朵的护理

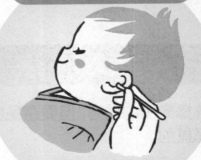

用大人用的棉棒拭去耳郭处的水分，
注意不要插入到耳朵内。

空气浴

让宝宝慢慢适应外部空气

出生3周之后，就开始让一直呆在房间里的宝宝慢慢地接触一下外部空气吧！首先从"空气浴"开始，把窗户打开，让宝宝呼吸一下新鲜的空气。等宝宝慢慢适应之后，就可以挑一个天气暖和的日子，抱着宝宝在阳台上坐坐，或者到院子里走走，大概5~10分钟即可。

等到宝宝出生一个月之后，就基本上可以推着婴儿车带宝宝外出了。但外出时要注意避开人群，刚开始的时候可以选择在自家附近转转。

此外，外出时还要注意避免紫外线直射。比如，可以给宝宝戴上帽子或者把婴儿车的罩子放下来等，不管怎样，一定要做好防晒措施。

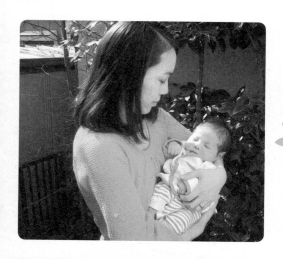

温度调节

时刻注意调节室内温度

由于刚出生的宝宝还不能有效地调节自己的体温，所以妈妈们一定要注意室内温度的调节。

比如，夏季早晚比较凉爽的时候，请尽量不开空调，等到白天妈妈感到"热"时再打开

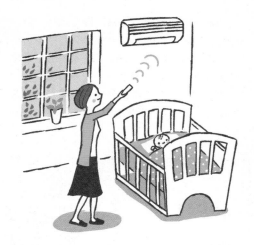

空调降温。而如果宝宝容易出汗，白天只穿一件贴身衣也没关系。不过要注意不可以让空调或者风扇对着宝宝直吹。冬天，如果房间内有暖气的话，就给宝宝穿得薄一些。但外出时一定给宝宝多穿几件，以避免宝宝感染风寒。

此外，由于宝宝对外界的杂菌抵抗力较弱，所以妈妈们还要注意保持房间内的清洁。

奶粉

不要过于神经质，必要时合理添加奶粉

母乳是宝宝最好的营养，爱子心切的妈妈们希望完全靠母乳喂养的心情也是可以理解的，但如果哺乳后宝宝仍然啼哭不止，或者哺乳没过30分钟宝宝又哭了起来，那就可能是母乳不足。这种情况下，在做婴儿健康检查时就会发现宝宝体重偏轻，而医生可能会建议妈妈们在今后的喂养中适当添加一些奶粉。

这时，可能有些妈妈们会感觉自己作为一个母亲受到了否定而沮丧不堪，然而在沮丧过后反而更加执著于母乳喂养、拒绝使用奶粉。其实，妈妈们是没有必要完全拘泥于母乳喂养的。那样的话，由于宝宝一直无法得到满足，反而会影响到宝宝的健康发育。

虽然产后妈妈的身体开始慢慢恢复，但每天频繁的授乳，再加上对宝宝的精心照顾，妈妈们很容易感到疲劳，如此不断累积的压力也会成为母乳不足的原因之一。这种情况下，就可以适当增加一些奶粉，不仅宝宝得到了满足可以安静下来，妈妈们也可以因此恢复正常的

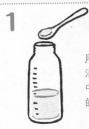

1 用专用的小勺往消过毒的哺乳瓶中加入一定数量的奶粉。

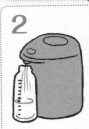

2 根据要泡的奶量，取70℃以上的温开水倒入哺乳瓶中，注意不要烫伤。

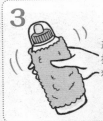

3 盖上瓶盖轻轻摇晃，直至奶粉彻底溶化。

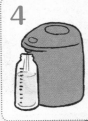

4 确定奶量的多少，如果不够，再加入一些开水，然后轻轻摇匀。

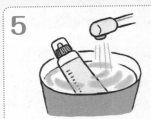

5 将调好的哺乳瓶放入凉水中凉至适当温度（和体温差不多）。也可以滴几滴于手腕内侧，感觉一下奶温是否合适。

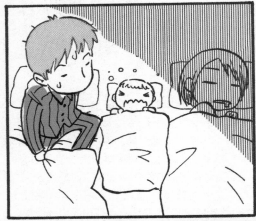

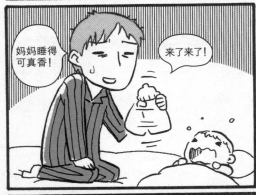

妈妈睡得可真香！

来了来了！

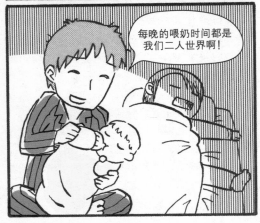

每晚的喂奶时间都是我们二人世界啊！

生活节奏。所以在出现母乳不足的问题时，与其一个人焦急苦恼，还不如去医院找医生商量一下对策呢。

但是，奶瓶和乳房不同，宝宝能够很轻松地从奶瓶中吸到乳汁。所以，给宝宝喂奶粉时最好确定好时间和数量，以防止宝宝喝多，否则以后宝宝可能就不愿意吮吸母乳了。

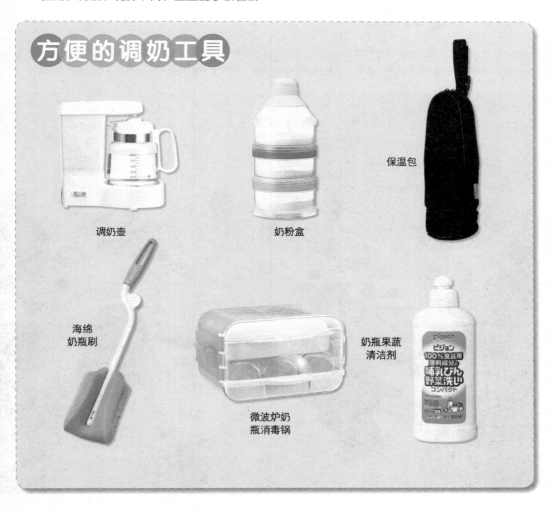

方便的调奶工具

调奶壶

奶粉盒

保温包

海绵
奶瓶刷

微波炉奶
瓶消毒锅

奶瓶果蔬
清洁剂

婴儿按摩：增进妈妈和宝宝的肌肤之亲

无论是身体层面还是精神层面，婴儿按摩都对宝宝有着很好的影响。现在已有越来越多的妈妈们开始给自己的宝宝做婴儿按摩。婴儿按摩不仅好处多多，而且简单易学，所以，还没有做的妈妈们，赶快加入到我们的队伍吧！

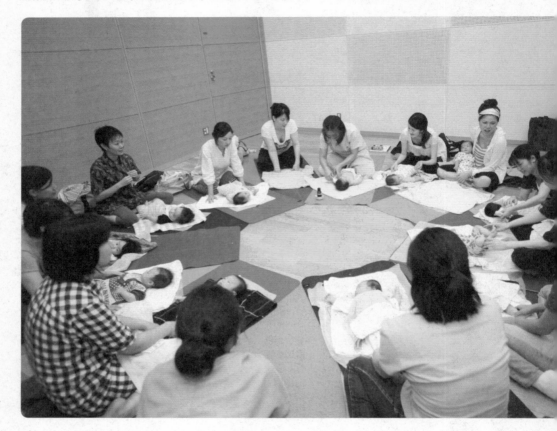

婴儿按摩对宝宝和妈妈有很多好处

　　宝宝只要被妈妈柔软而温暖的手抚摸一下就会充满了安全感。而像婴儿按摩这种肌肤与肌肤的直接接触，不仅可以增进母子之间的"信赖关系"和安全感，对宝宝的身心发育也有着很好的影响。除此之外，婴儿按摩还可以帮助宝宝顺利排便、安然入睡等，对提高宝宝的代谢功能和内脏功能效果极好。

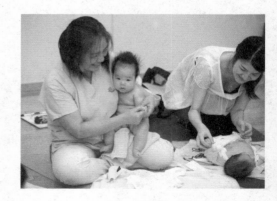

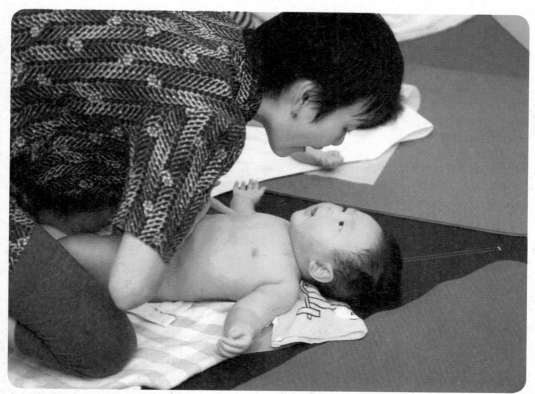

生产的妈妈们聚集起来举办的婴儿按摩教室。在给宝宝做皮肤过敏测试的过程中，妈妈们轮番做自我介绍。

按摩的时候

物品准备

植物精油、浴巾
（参照右边本文部分）

注意事项

- 室温保持在27℃左右。
- 摘下戒指和手表等。
- 修剪指甲。
- 宝宝身体不舒服时不要做。
- 一定要使用纯植物精油（市场上出售的某些矿物精油对宝宝来说刺激性太强，不可使用）。
- 多余的精油用毛巾轻轻拭去。

婴儿按摩时一定要使用纯天然的植物精油，如霍霍巴油、甜杏仁油、芝麻油等。

另外，婴儿按摩时要动作缓慢、轻柔、认真。如果时间不宽裕的话，也不用勉强。在多次按摩之后，宝宝就能慢慢地感觉到什么地方最舒服。

❋ 一边和宝宝温柔地说话一边按摩

开始按摩的时候要和宝宝打声招呼，温柔地对他说"要开始了哦"。然后一边按摩一边和宝宝说话，这样宝宝和妈妈的心情都可以变得平静下来。长期下去，妈妈还可以慢慢了解到宝宝的心情和身体情况，不仅减少了压力，还增添了几分育儿的信心。

但是，像这样和宝宝亲肤交流的悠闲时间是非常短暂的。由于婴儿按摩在自己家中也可以简单地做到，所以平时没有机会和宝宝亲近的爸爸们也可以尝试一下哦！

按摩的方法

不用太在意顺序，可以从容易做的地方开始。
一边和宝宝说话一边按摩，通过你温暖的双手向宝宝传递对他的爱意吧！

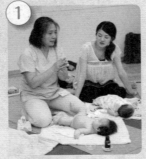

1 往手中倒入一小勺精油。

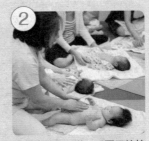

2 温柔地对宝宝说："要开始按摩了哦！"然后从宝宝的胸前开始，两手在宝宝的胸前画心形。

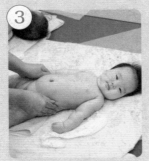

3 从腋窝向下，慢慢地按摩宝宝的侧身。

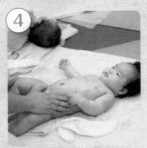

4 腹部按摩时，以肚脐为中心，按顺时针方向推进。

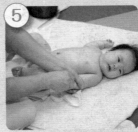

5 一只手抓住宝宝的手指不动，另一只手抓住宝宝的手腕并开始向上按摩，按摩时稍微用力，但返回时不要用力。

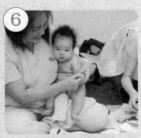

6 伸开宝宝的手指，从指尖开始一根一根地向内按摩宝宝的指关节。

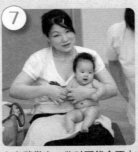

7 宝宝稍微大一些时可能会不太安分，这时也可以把他抱在膝上进行按摩。

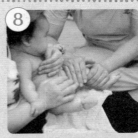

8 按摩腿脚时和手臂一样，从脚踝处向大腿方向按摩。然后使宝宝膝盖弯曲，按摩宝宝膝盖的部位。

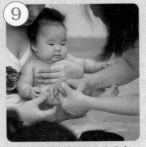

9 手指稍微用力地揉捏宝宝脚底，然后一根一根地按摩脚趾。

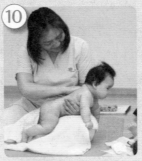

10 用一只手托起宝宝，另一只手按摩宝宝背部。

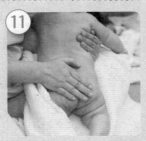

11 按摩屁股时稍加用力，两边先后进行。按摩结束后，把宝宝抱到怀里。

宝宝头3个月的成长与健康

产后头3个月，宝宝成长得非常快，每天都在发生变化。为了帮助宝宝健康成长，妈妈们有必要了解一下宝宝身体机能的变化、威胁宝宝的疾病以及宝宝的健康管理等。

🌸 宝宝出生3个月体重翻倍

刚出生的宝宝皮肤薄薄透透的，连抱他的时候都有些不安。但随着日子一天天过去，宝宝的小身子也变得结实了，喝的奶水增加了许多。到宝宝3个月时，体重就变成了出生时的2倍。宝宝成长得如此神速，难怪连每天照顾他的妈妈都觉得吃惊不已。

接下来就向大家介绍一下这3个月里宝宝的成长与健康。妊娠期间的准妈妈们看过之后也就可以放心了！另外，产后未满1个月的宝宝在医学上被称为"新生儿"，而1岁之前的宝宝则被称作"婴儿"。

出院检查

为了检查宝宝的身体状况以及是否患有其他疾病，在宝宝出院时，小儿科医生或者妇产科医生会为宝宝做健康检查。这时，妈妈们如果有什么不放心的，都可以向医生咨询。

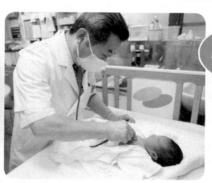

心音听诊

用听诊器听取心音和肺音，检查是否有杂音或紊乱现象。

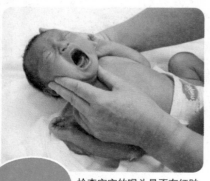

口腔检查　检查宝宝的喉头是否有红肿、鹅口疮（口腔细菌）等。

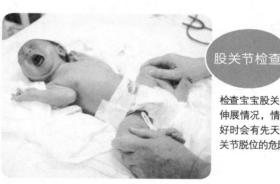

股关节检查

检查宝宝股关节的伸展情况，情况不好时会有先天性髋关节脱位的危险。

此外，出院检查时还要检查囟门（头顶柔软的部分）、肚脐、生殖器等。

新生儿时期的
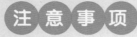

掉头发

宝宝的发根还比较脆弱，所以仅仅是在枕头上蹭一下就会有头发脱落。但大概半年过后，宝宝的头发就会自然长出来了。

吐奶

由于连接宝宝食道和胃的"贲门"还比较松弛，所以宝宝咳嗽一下就可能会有奶水吐出。但只要宝宝吐过奶后仍然很精神就不用担心。

肚脐潮湿

产后1周左右，宝宝的脐带会干燥脱落。而脐带刚刚脱落时，可能会有潮湿或者出血现象，妈妈们可以在给宝宝洗澡后，用沾有酒精的纱布擦拭一下。

有胎记

宝宝屁股和背上的胎记被称为"蒙古斑"，很多宝宝都会出现，但大概在宝宝2岁左右时就会自然消失。除此之外，宝宝身上可能还会出现草莓状毛细血管瘤（在手臂、腹部等处出现的红色斑点）以及在眼睑上出现的中心性红斑（鲑鱼红斑）等，在宝宝2~5岁时会自行消退。

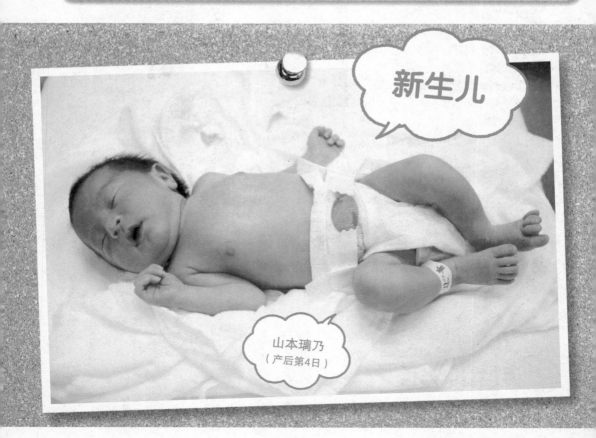

新生儿特有的原始反射

刚出生的宝宝体重约为3000g，身长约为50cm。而且一般都是肚子鼓鼓的、两腿弯曲、两手握拳。虽然眼睛还看不见，但眼珠却会转动。另外，细心的妈妈可能还会发现，宝宝在出生3~4天后会出现体重减少的倾向，但这都是正常的生理现象，完全不用担心。而且在产后不久，宝宝还会展现出他特有的"原始反射"（参照下图）能力，不过3~4个月后这种能力就会消失。

此外，在产后2~3天，可能还会发现宝宝的皮肤和白眼珠有些发黄，出现了黄疸症状，但这也都是正常的生理现象，大多经过1周左

什么是生理性黄疸?

胎儿在母体腹中时，血液中的红细胞数量较多，然而在出生后这些红细胞会遭到破坏，再加上新生儿的肝脏功能还未发育成熟，无法应对这些变化，所以随着血液中红细胞被破坏时产生的黄色胆红素不断增多，宝宝的皮肤看起来也会呈黄色。事实上，大部分出生不久的新生儿都有可能出现不同程度的黄疸症状。

右就会自然消失，宝宝会重新恢复活力。

新生儿的原始反射

新生儿的原始反射包括莫罗反射、抓握反射、寻乳反射等。大多都会在出生3~4个月后逐渐消失。

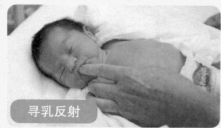

寻乳反射

用手指轻点新生儿的脸颊时，他就会转过脸来，并像是在吃奶一样蠕动口唇。正是因为这种天生的反射能力，新生儿在出生后就立刻学会了寻找乳头、吮吸乳汁。

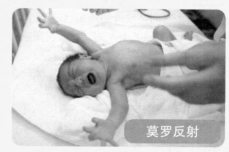

莫罗反射

比如突然将新生儿放下时，他就会像受到惊吓一样两手大大张开，然后又迅速向内缩回。

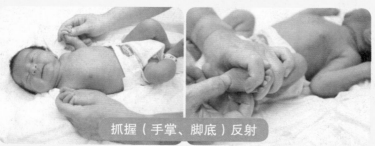

抓握（手掌、脚底）反射

碰触新生儿的手掌时，他会不由自主地握住，就像小猴子想要抓住猴妈妈一样。而碰触脚底时也会出现同样的反射。

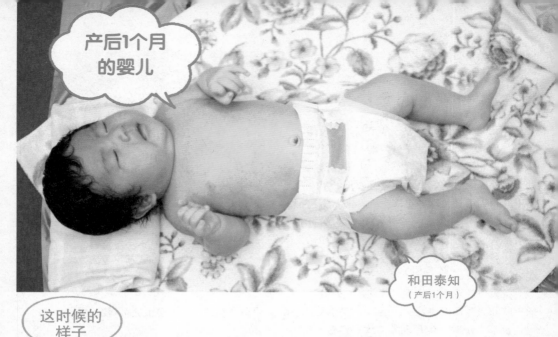

产后1个月
的婴儿

和田泰知
（产后1个月）

这时候的
样子

1月之间宝宝体重增加了1kg

宝宝开始发胖，体重以每天30g的速度增加，到产后1个月时体重就增加了1kg，身高增加了3~4cm。而新生儿时期的皮肤脱皮现象到这时也基本上得到了改善。但此时宝宝的汗腺比较发达，经常容易出汗。视力方面也在一点一点增强，有时会盯着亮光或者鲜艳的颜色一动不动。这个时候的宝宝，每天主要的工作就是吃奶和睡觉。而且喜欢被抱着，所以爸爸妈妈们一定要多抱抱他哦！

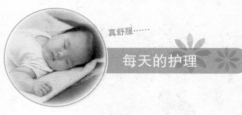

真舒服……

每天的护理

脂溢性湿疹的护理

由于宝宝在母体腹中时受到了雌性激素的影响，从新生儿时期到产后3个月之前皮脂分泌异常活跃，很容易就会产生湿疹。

湿疹的发病部位主要是在颈部、脸颊和额头等处。洗澡时可以用香皂将其小心清除。但如果有糜烂、渗水现象，就请到小儿科或皮肤科就诊。

开始外出

宝宝满月之后，就可以在天好的日子带他外出了。比如，夏天选择早晚天气凉爽时、冬天选择在白天暖和的时间。刚开始的时候不要走得太远，可以在家附近转上一圈。另外，为了避免宝宝受到紫外线的伤害，外出时还要给宝宝带个帽子，手、脚等露在外面的部位也要遮上。妈妈们也可以借此机会转换一下心情。

接受满月健康检查

宝宝满月后，就带他去医院检查一下身体健康状况吧！这次的检查中，一般会查看宝宝是否患有先天性疾病以及哺乳情况、体重的增加情况、大小便情况等。满月检查可以在生产的医院进行，也可以在附近的小儿科室进行。但就以往的事例来看，满月检查的医生大多都会成为今后宝宝经常就诊的主治医生。另外，满月检查的费用需要自己承担。

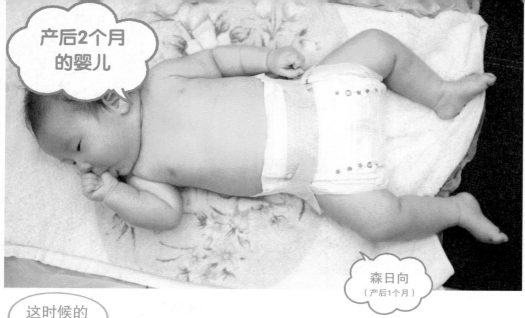

产后2个月
的婴儿

森日向
（产后1个月）

这时候的
样子

举止越来越有样了

　　手脚到处乱动、踢被子等，宝宝活跃的程度连妈妈都感到惊奇。这时的宝宝听力和视力都有了很大的发展。如果被别人抱着，听到妈妈的声音后就会扭头，而且眼睛还会不停地瞅着妈妈。除此之外，宝宝还喜欢含手指，有时还会非常可爱地发出几声咿呀之语。

　　另外，这个时期可能还会出现宝宝不愿意吃奶的情况，这就证明宝宝开始按照自己的意志决定要不要吃奶了。所以，如果宝宝不愿意吃就不要勉强，等他想吃的时候再喂他吃吧！

什么是婴儿猝死综合征（SIDS）？

婴儿猝死综合征是指一直以来都非常健康的婴儿突然意外死亡的情况。其原因一般被认为是控制呼吸中枢的脑部出现了某种异常，但育儿环境也会成为诱发婴儿猝死的重要因素。比如，父母或其他家人抽烟或者婴儿俯睡等。鉴于以上情况，为了减少风险，家里一定要禁烟，不要让婴儿俯睡。

此外，即使宝宝正在熟睡，也要时不时地去看一看他。

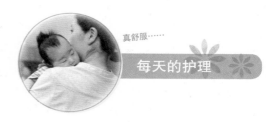

真舒服……

每天的护理

母乳不足时的对策

母乳喂养时可能会遇到很多问题，比如母乳不足的情况下，已经授乳了30多分钟，但宝宝还是不能满足。这时就应该和妇产科医生或者助产士商量一下，必要时可以增加一些奶粉作为补充。然而，有时可能会有一些妈妈明明母乳不足，还要坚持母乳喂养而不愿意增加奶粉，那样反而会影响宝宝的发育。所以妈妈们一定不要太拘泥于母乳喂养。

用大人的浴缸洗澡

宝宝2个月后，洗澡时就可以由婴儿浴缸升级到大人浴缸了。但是，给宝宝洗澡时需要注意，每天最好保持在同一时间段，而且不要让宝宝泡太长时间。在更衣处准备好换洗的衣物之后，如果宝宝是和妈妈一起洗澡的话，就可以让爸爸先把宝宝抱出来，然后给宝宝擦拭干净并穿好衣服。

大便次数可能减少

如果宝宝只吃母乳，到2～3个月时就会有大便次数减少的情况。这是因为宝宝肠道的消化吸收能力好了起来，不再像以往那样制造很多大便了。所以，只要宝宝精神不错，3～4天排便一次也没有关系。

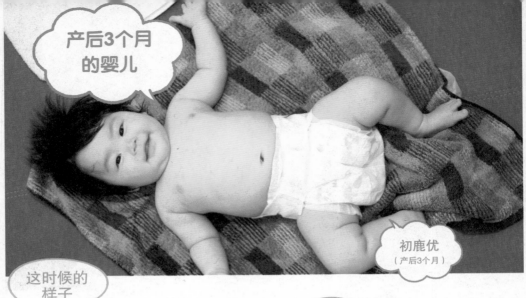

产后3个月
的婴儿

这时候的
样子

初鹿优
（产后3个月）

宝宝成长的速度惊人

　　产后3个月，宝宝的体重增加到刚出生时的2倍，肌肉也变得发达起来。全身胖乎乎的，越来越讨人喜欢。而且视力也比以前好了许多，有时会盯着爸爸妈妈的脸，一边依依呀呀地发声，一边朝着爸爸妈妈笑。手脚也变得越来越灵活，经常会抓起玩具往嘴里送。到3个月末时，发育比较快的宝宝还能够把脖子立起来。另外，3个月左右时，有的宝宝每到傍晚时就会无缘无故地哭闹，这种现象被叫做"三月疝痛"，但具体什么原因目前还不清楚。如果宝宝只是哭闹的话，可以查看一下宝宝的纸尿裤，脏了就马上更换一下，然后再抱抱他。

接受3～4个月
健康检查

3～4个月健康检查主要是为了确认婴儿是否有出现满月检查时无法发现的先天性异常，以及婴儿的发育情况和精神状况。而婴儿能否立起脖子、抓玩具的方式等平时的一举一动都会成为判断的重要依据，所以，在健康检查前妈妈们要留心观察婴儿，并向医生准确地传达信息。

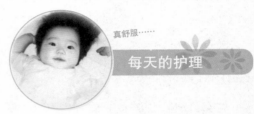

真舒服……

每天的护理

入浴后没有必要喝果汁

以前的人们普遍认为，婴儿在入浴后应该喝点稀释的果汁，然而近几年来就不再这样做了。因为果汁中所含糖分较多，长此以往，婴儿便会习惯甜味的东西，将来就会有导致肥胖的危险。所以，在婴儿入浴后，是不一定非要喝果汁的，妈妈们可以喂他吃点母乳，没有的话，也可以让宝宝喝点温开水或者麦茶等。

外出时间不要太长，保证安全最重要

宝宝3个月大时，用婴儿车推着或者抱着他外出，对很多妈妈来说都是一件非常开心的事情。但无论怎样，安全总是最重要的，妈妈们要时刻想着自己"带着孩子呢"。推婴儿车时，一定要走人行道，并避开不平坦的地方。由于此时婴儿的抵抗力还比较弱，所以像公共交通工具、商场等人多拥挤的地方，还是不要带宝宝去为好。

有感冒症状时……

婴儿从妈妈体内接受的免疫力在刚出生时最强，之后便慢慢减弱，到产后6个月时就完全没有了。而产后3个月左右时，虽然婴儿感冒的情况还比较少，但免疫力弱的话也不是没有可能。所以，如果宝宝出现了流鼻水、咳嗽等感冒症状，一定要尽早到小儿科就诊。如果宝宝有自己的主治医生就更好了。

预防接种的基础知识

婴儿接种了各种疫苗之后，患传染病的概率大幅度减小。然而，你知道这些疫苗预防哪些病毒吗？你知道这些疫苗应当何时接种吗？掌握这方面的知识是非常重要的。接种疫苗后要做好相应的记录。

儿童计划疫苗接种是根据危害儿童健康的一些传染病，利用安全有效的疫苗接种，按照规定的疫苗接种程序进行预防疫苗接种，提高儿童免疫力，以达到预防相应传染病的目的。

计划内疫苗（一类疫苗）是国家规定纳入计划免疫，属于免费疫苗，是婴儿出生后必须接种的。计划免疫包括两个程序：一个是全程足量的基础免疫，即在1周岁内完成的初次接种；二是以后加强免疫，即根据疫苗的免疫持久性，即人群的免疫水平和疾病流行情况适时地进行复种。这样才能巩固免疫的效果，达到预防疾病的目的。

 ## 疫苗接种时间表

接种时间	接种疫苗	次数	可预防的传染病
出生时	乙肝疫苗	第1次	乙型病毒性肝炎
	卡介苗	第1次	结核病
1月龄	乙肝疫苗	第2次	乙型病毒性肝炎
2月龄	脊灰疫苗	第1次	脊髓灰质炎（小儿麻痹）
3月龄	脊灰疫苗	第2次	脊髓灰质炎（小儿麻痹）
	无细胞百白破疫苗	第1次	百日咳、白喉、破伤风
4月龄	脊灰疫苗	第3次	脊髓灰质炎（小儿麻痹）
	无细胞百白破疫苗	第2次	百日咳、白喉、破伤风
5月龄	无细胞百白破疫苗	第3次	百日咳、白喉、破伤风
6月龄	乙肝疫苗	第3次	乙型病毒性肝炎
	流脑疫苗	第1次	流行性脑脊髓膜炎
8月龄	麻疹疫苗	第1次	麻疹

接种时间	接种疫苗	次数	可预防的传染病
9月龄	流脑疫苗	第2次	流行性脑脊髓膜炎
1岁	乙脑减毒疫苗	第1次	流行性乙型脑炎
	甲肝疫苗	第1次	甲型病毒性肝炎
1.5岁	无细胞百白破疫苗	第4次	百日咳、白喉、破伤风
	麻风腮疫苗	第1次	麻疹、风疹、腮腺炎
2岁	乙脑减毒疫苗	第2次	流行性乙型脑炎
	甲肝疫苗（与前剂间隔6~12个月）	第2次	甲型病毒性肝炎
3岁	A+C流脑疫苗	加强	流行性脑脊髓膜炎
4岁	脊灰疫苗	第4次	脊髓灰质炎（小儿麻痹）
6岁	无细胞百白破疫苗（白破）	加强	百日咳、白喉、破伤风
	麻风腮疫苗	第2次	麻疹、风疹、腮腺炎
	乙脑减毒疫苗	第3次	流行性乙型脑炎

计划外疫苗（二类疫苗）是自费疫苗。可根据婴儿自身情况，各地区不同状况及家长经济状况而定。如果选择注射二类疫苗，应在不影响一类疫苗情况下进行选择性注射。要注意接种过活疫苗（麻疹、乙脑、脊灰糖丸）要间隔4周才能接种死疫苗（百白破、乙肝、流脑及所有二类疫苗）。

体质虚弱的婴儿可考虑接种的疫苗	
流感疫苗	对7个月以上、患有哮喘、先天性心脏病、慢性肾炎、糖尿病等抵抗疾病能力差的婴儿，一旦流感流行，容易患病并诱发旧病发作或加重，家长应考虑接种。
肺炎疫苗	肺炎是由多种细菌、病毒等微生物引起，单靠某种疫苗预防效果有限，一般健康的婴儿不主张选用。但体弱多病的婴儿，应该考虑选用。
流行高发区应接种的疫苗	
B型流感嗜血杆菌混合疫苗（HIB疫苗）	世界上已有20多个国家将HIB疫苗列入常规计划免疫。5岁以下孩子容易感染B型流感嗜血杆菌。它不仅会引起小儿肺炎，还会引起小儿脑膜炎、败血症、脊髓炎、中耳炎、心包炎等严重疾病，是引起严重细菌感染的主要致病菌。
轮状病毒疫苗	轮状病毒是3个月~2岁婴幼儿病毒性腹泻最常见的原因。接种轮状病毒疫苗能避免孩子严重腹泻。
狂犬病疫苗	发病后的死亡率几乎100%，还未有一种有效的治疗狂犬病的方法，凡被病兽或带毒动物咬伤或抓伤后，应立即注射狂犬疫苗。若被严重咬伤，如伤口在头面部、全身多部位咬伤、深度咬伤等，应联合用抗狂犬病毒血清。
即将要上幼儿园的孩子考虑接种的疫苗	
水痘疫苗	如果孩子抵抗力差应该选用；对于身体好的孩子可用可不用，不用的理由是水痘是良性自限性"传染病"，列入传染病管理范围。即使孩子患了水痘，产生的并发症也很少。

接种疫苗的禁忌

（1）卡介苗禁忌：早产的婴儿、低出生体重的婴儿（出生体重小于2500克）、难产的婴儿应该慎种。正在发热、腹泻、严重皮肤病的婴儿应缓种。结核病，急性传染病，心、肾疾患，免疫功能不全的婴儿禁种。

（2）脊髓灰质炎三价混合疫苗禁忌：服苗前一周有腹泻的婴儿，或一天腹泻超过4次者，发热、急性病的婴儿，应该暂缓接种。有免疫缺陷症的婴儿，正在使用免疫抑制剂（如激素）的婴儿禁用。对牛奶过敏的婴儿可服液体疫苗。

（3）百白破疫苗禁忌：发热、急性病或慢性病急性发作期的婴儿应缓种。中枢神经系统疾病(如癫痫)，有抽风史的婴儿，严重过敏体质的婴儿禁用。

（4）麻疹疫苗禁忌：患过麻疹的婴儿不必接种。正在发热或有活动性结核的婴儿，有过敏史（特别是对鸡蛋过敏）的婴儿禁用。注射丙种球蛋白的婴儿，间隔1个月后才可接种。

（5）乙型脑炎疫苗禁忌：发热、急性病或慢性病急性发作期的婴儿应缓种。有脑或神经系统疾患，过敏体质的婴儿禁种。

（6）流行性脑脊髓膜炎疫苗禁忌：脑及神经系统疾患（癫痫、癔症、脑炎后遗症、抽搐等），过敏体质，严重心、肾疾病，活动性结核病的婴儿禁用。发热、急性疾病的婴儿可缓种。

（7）乙肝疫苗禁忌：肝炎，发热，急性感染，慢性严重疾病，过敏体质的婴儿禁用。

（8）甲肝疫苗禁忌：发热、急性病或慢性病发作期的婴儿应缓种。免疫缺陷，正在接受免疫抑制剂治疗的婴儿，过敏体质的婴儿禁用。

有些家长明知婴儿有接种禁忌症，但仍心存侥幸，接种前不向医务人员说明情况，这样接种疫苗是十分危险的。有的家长在婴儿发热的时候，给婴儿接种了乙型肝炎疫苗，最后导致婴儿出现了严重的器官畸形，所以希望家长们在婴儿疫苗接种的问题上要慎之又慎，万一出了问题，到时候就追悔莫及了。

TITLE：［これで安心妊娠と出産大事典（978-4415107653）］
BY：［千国宏文・赤川元・仁科秀則］
Copyright ©SEIBIDO SHUPPAN, 2009
Original Japanese language edition published by SEIBIDO SHUPPAN Co.,Ltd.

Chinese translation rights arranged with SEIBIDO SHUPPAN Co.,Ltd.,Tokyo through Nippon Shuppan Hanbai Inc.

本书由日本成美堂出版株式会社授权北京书中缘图书有限公司出品并由河北科学技术出版社在中国范围内出版本书中文简体字版本。
版权所有，翻印必究
著作权合同登记号：冀图登字 03-2013-057

图书在版编目（CIP）数据

安心孕产大百科 / (日) 千国宏文主编；杜晓静译
. -- 石家庄：河北科学技术出版社，2014.3
　　ISBN 978-7-5375-6172-3

　Ⅰ.①安… Ⅱ.①千… ②杜… Ⅲ.①妊娠期 – 妇幼保健 – 基本知识②产褥期 – 妇幼保健 – 基本知识 Ⅳ.① R715.3

中国版本图书馆 CIP 数据核字 (2014) 第 024394 号

安心孕产大百科

[日] 千国宏文　赤川元　仁科秀则　主编　杜晓静　译

策划制作：北京书锦缘咨询有限公司（www.booklink.com.cn）
总 策 划：陈　庆
策　　划：李　伟
责任编辑：胡庆华
版式设计：季传亮

出版发行　河北科学技术出版社
地　　址　石家庄市友谊北大街330号（邮编：050061）
印　　刷　北京利丰雅高长城印刷有限公司
经　　销　全国新华书店
成品尺寸　170mm×240mm 1/16
印　　张　18
字　　数　390千字
版　　次　2014年6月第1版
　　　　　2014年6月第1次印刷
定　　价　49.80元